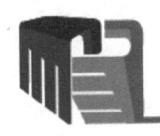

"十四五"职业教育国家规划教材

供中等职业教育护理、药剂、中医、医学检验技术、康复技术、口腔修复工艺、医学影像技术等相关专业使用

临床医学概要

（第4版）

主　编　马建强
副主编　于淑娟　郝　强　解志宏　周雅清
编　者　（按姓氏汉语拼音排序）
　　　　崔英辉（朝阳市卫生学校）
　　　　郝　强（安徽省淮南卫生学校）
　　　　胡　莎（长治卫生学校）
　　　　李　硕（沈阳市中医药学校）
　　　　李　妍（晋中市卫生学校）
　　　　李小云（吕梁市卫生学校）
　　　　马　燕（石河子大学护士学校）
　　　　马建强（桐乡市卫生学校）
　　　　钱裕君（桐乡市卫生学校）
　　　　解志宏（大连铁路卫生学校）
　　　　于淑娟（通化市卫生学校）
　　　　张舒恬（玉林市卫生学校）
　　　　周雅清（黑龙江省林业卫生学校）

科学出版社
北　京

内 容 简 介

本教材主要介绍临床常见疾病的诊断及防治，分为三部分——诊断学基础、临床常见疾病和临床常用技术。为突出专业性及实用性，本次再版增加了临床常用技术及新型冠状病毒肺炎等相关内容，删除了皮肤科及五官科疾病等内容。为加强课程思政，增加了医者仁心模块，对学生进行医德医风教育，提升学生的职业荣誉感。

本教材采用案例引导的编写模式，将工作情景与专业理论相结合，突出职业教育特色，有利于学生明确学习目标、提高解决实际问题的能力。本教材章节中设置考点，帮助学生明确学习重点；章末的自测题引导学生对学习效果进行自我评估；链接模块帮助学生拓展专业视野。

本教材可供中等职业教育护理、药剂、中医、医学检验技术、康复技术、口腔修复工艺、医学影像技术等相关专业使用，也可作为教师参考书。

图书在版编目（CIP）数据

临床医学概要/马建强主编．—4版．—北京：科学出版社，2021.10
"十四五"职业教育国家规划教材
ISBN 978-7-03-070648-5

Ⅰ．临… Ⅱ．马… Ⅲ．临床医学–中等专业学校–教材 Ⅳ．R4

中国版本图书馆 CIP 数据核字（2021）第 232175 号

责任编辑：邱 波 王昊敏／责任校对：杨 赛
责任印制：吴兆东／封面设计：涿州锦晖

版权所有，违者必究。未经本社许可，数字图书馆不得使用

科 学 出 版 社 出版
北京东黄城根北街16号
邮政编码：100717
http://www.sciencep.com

北京华宇信诺印刷有限公司印刷
科学出版社发行 各地新华书店经销

*

2008年5月第 一 版 开本：850×1168 1/16
2021年10月第 四 版 印张：17 1/2
2025年8月第三十二次印刷 字数：404 000
定价：69.90元
（如有印装质量问题，我社负责调换）

前　言

党的二十大报告指出"人民健康是民族昌盛和国家强盛的重要标志。把保障人民健康放在优先发展的战略位置，完善人民健康促进政策。"贯彻落实党的二十大决策部署，积极推动健康事业发展，离不开人才队伍建设。"培养造就大批德才兼备的高素质人才，是国家和民族长远发展大计。"教材是教学内容的重要载体，是教学的重要依据、培养人才的重要保障。本次教材修订旨在贯彻党的二十大报告精神，坚持为党育人、为国育才。

本学科是医药卫生类专业的职业基础模块课程。为服从并服务于专业培养目标，突出科学性与实用性，本教材编写共分三部分。第一部分（第1~4章）为诊断学基础，介绍问诊、常见症状、体格检查、辅助检查、诊断方法与病历书写等诊断学基础知识；第二部分（第5~17章）为临床常见疾病，包括各系统疾病及外科感染、肿瘤、常见传染性疾病和理化因素所致疾病，重点介绍疾病的病因及发病机制、临床表现、辅助检查、诊断及鉴别诊断、防治要点的基本知识；第三部分（第18~19章）为临床常用技术，介绍心肺复苏、止血等临床应急技术和生命体征测量、无菌技术等一般技术。

本教材采用案例引导的编写模式，将工作情景与专业理论相结合，突出职业教育特色，有利于学生明确学习目标、提高解决实际问题的能力。本教材章节中设置考点，帮助学生明确学习重点；章后的自测题引导学生对学习效果进行自我评估；链接模块帮助学生训练临床思维，拓展专业视野。医者仁心模块引导学生始终把人民群众生命安全和身体健康放在首位，尊重患者，善于沟通，提升综合素养和人文修养，着力培养学生"敬佑生命、救死扶伤、甘于奉献、大爱无疆"的医者精神。

参加本教材编写的人员全部来自教学及临床一线，他们不仅有丰富的专业教学经验，更有丰富的临床实践阅历。编写过程中，我们努力使教材内容与临床实践相一致；把握适当的深度和广度；简明扼要，概念清楚；将知识的分享与学生分析问题、解决问题能力的培养相结合，力争做到教师好用，学生好学。

本教材在编写过程中，学习并引用了许多医学界前辈和同行的学术成果，也得到了各编者所在单位的大力支持，谨此一并致谢。

由于水平有限，本教材若存在疏漏之处，敬希读者不吝赐教。

马建强

2023年8月

配 套 资 源

欢迎登录"中科云教育"平台，**免费**数字化课程等你来！

本教材配有图片、视频、音频、动画、题库、PPT 课件等数字化资源，持续更新，欢迎选用！

"中科云教育"平台数字化课程登录路径

电脑端

- 第一步：打开网址 http://www.coursegate.cn/short/M0A4N.action
- 第二步：注册、登录
- 第三步：点击上方导航栏"课程"，在右侧搜索栏搜索对应课程，开始学习

手机端

- 第一步：打开微信"扫一扫"，扫描下方二维码

- 第二步：注册、登录
- 第三步：用微信扫描上方二维码，进入课程，开始学习

PPT 课件：请在数字化课程各章节里下载！

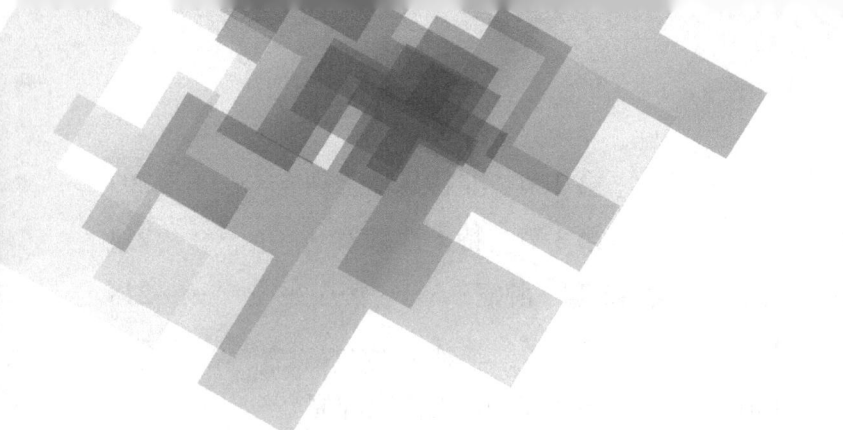

目 录

第 1 章　问诊 ································ 1
　　第 1 节　问诊的内容、方法及技巧 ··· 1
　　第 2 节　常见症状 ························ 4
第 2 章　体格检查 ························ 18
　　第 1 节　基本检查法 ···················· 18
　　第 2 节　一般检查 ······················· 21
　　第 3 节　头颈部检查 ···················· 25
　　第 4 节　胸部检查 ······················· 29
　　第 5 节　腹部检查 ······················· 38
　　第 6 节　脊柱与四肢检查 ············· 41
　　第 7 节　神经系统检查 ················ 43
第 3 章　实验室及其他辅助检查 ······· 46
　　第 1 节　三大常规检查 ················ 46
　　第 2 节　血液的其他检查 ············· 48
　　第 3 节　常用肝、肾功能检查 ······· 50
　　第 4 节　医学影像检查 ················ 51
　　第 5 节　心电图检查 ···················· 54
第 4 章　诊断方法与病历书写 ·········· 57
　　第 1 节　临床诊断步骤与思维方法 ··· 57
　　第 2 节　病历书写 ······················· 58
第 5 章　呼吸系统疾病 ···················· 62
　　第 1 节　急性上呼吸道感染 ·········· 62
　　第 2 节　急性气管 - 支气管炎 ······· 63
　　第 3 节　肺炎 ······························ 65
　　第 4 节　慢性阻塞性肺疾病 ·········· 67
　　第 5 节　支气管哮喘 ···················· 70

　　第 6 节　慢性肺源性心脏病 ·········· 73
　　第 7 节　原发性支气管肺癌 ·········· 75
　　第 8 节　慢性呼吸衰竭 ················ 77
第 6 章　循环系统疾病 ···················· 82
　　第 1 节　高血压病 ······················· 82
　　第 2 节　冠状动脉粥样硬化性心
　　　　　　 脏病 ······························ 84
　　第 3 节　心力衰竭 ······················· 88
　　第 4 节　深静脉血栓形成 ············· 91
第 7 章　消化系统疾病 ···················· 94
　　第 1 节　慢性胃炎 ······················· 94
　　第 2 节　消化性溃疡 ···················· 95
　　第 3 节　肝硬化 ··························· 98
　　第 4 节　胆囊炎、胆石症 ············· 101
　　第 5 节　急性胰腺炎 ···················· 104
　　第 6 节　急性阑尾炎 ···················· 106
第 8 章　泌尿生殖系统疾病 ············· 110
　　第 1 节　尿路感染 ······················· 110
　　第 2 节　泌尿系统结石 ················ 114
　　第 3 节　肾炎 ······························ 116
　　第 4 节　肾衰竭 ··························· 119
　　第 5 节　良性前列腺增生 ············· 123
　　第 6 节　输卵管妊娠 ···················· 125
　　第 7 节　盆腔炎症 ······················· 127
第 9 章　血液系统疾病 ···················· 131
　　第 1 节　缺铁性贫血 ···················· 131

第 2 节　白血病 …………………… 133

第 10 章　内分泌系统和营养代谢性疾病 …………………………… 137
第 1 节　甲状腺功能亢进症 ……… 137
第 2 节　糖尿病 …………………… 140
第 3 节　痛风 ……………………… 143
第 4 节　肥胖症 …………………… 145
第 5 节　维生素 D 缺乏性佝偻病 … 147

第 11 章　神经系统疾病 …………… 151
第 1 节　脑炎、脑膜炎 …………… 151
第 2 节　急性脑血管疾病 ………… 153
第 3 节　脑损伤 …………………… 162
第 4 节　脊髓损伤 ………………… 166
第 5 节　癫痫 ……………………… 167
第 6 节　帕金森病 ………………… 170
第 7 节　阿尔茨海默病 …………… 171

第 12 章　精神心理疾病 …………… 176
第 1 节　精神分裂症 ……………… 176
第 2 节　双相障碍 ………………… 178
第 3 节　抑郁障碍 ………………… 179

第 13 章　运动系统疾病 …………… 182
第 1 节　骨折 ……………………… 182
第 2 节　关节脱位 ………………… 190
第 3 节　关节炎 …………………… 194
第 4 节　骨质疏松症 ……………… 197
第 5 节　颈肩腰腿痛 ……………… 199

第 14 章　外科感染 ………………… 206
第 1 节　概述 ……………………… 206

第 2 节　非特异性感染 …………… 207
第 3 节　特异性感染 ……………… 213

第 15 章　肿瘤 ……………………… 218
第 1 节　概述 ……………………… 218
第 2 节　常见体表肿瘤 …………… 221

第 16 章　传染性疾病 ……………… 224
第 1 节　概述 ……………………… 224
第 2 节　新型冠状病毒肺炎 ……… 227
第 3 节　肺结核 …………………… 229
第 4 节　乙型病毒性肝炎 ………… 231
第 5 节　艾滋病 …………………… 233

第 17 章　理化因素所致疾病 ……… 236
第 1 节　中毒 ……………………… 236
第 2 节　中暑 ……………………… 240
第 3 节　淹溺 ……………………… 242
第 4 节　电击 ……………………… 243
第 5 节　烧伤 ……………………… 245

第 18 章　临床应急技术 …………… 251
第 1 节　心肺复苏 ………………… 251
第 2 节　止血 ……………………… 253
第 3 节　固定、搬运及转移 ……… 256

第 19 章　临床基本技术 …………… 261
第 1 节　生命体征测量 …………… 261
第 2 节　无菌技术 ………………… 264
第 3 节　清创术 …………………… 268
第 4 节　换药术 …………………… 269

参考文献 ……………………………… 272
自测题参考答案 ……………………… 273

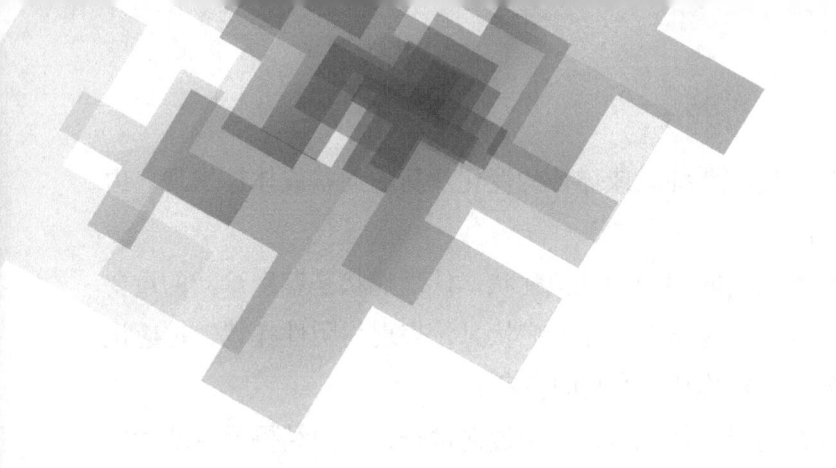

第 1 章 问 诊

第 1 节 问诊的内容、方法及技巧

问诊是医生通过对患者或相关人员的系统询问获取病史资料，为诊断提供依据。问诊是采集病史的主要手段。病史采集是通过医生与患者的问答，了解疾病或健康问题的发生、发展与患者需求等信息的过程。

> **案例 1-1**
> 患者，男，54 岁，因胸痛 3 天就诊。
> **问题：** 1. 对该患者应如何采集病史？
> 　　　　 2. 如何交谈可顺利获取真实准确的病史资料？

一、内 容

（一）一般资料

一般资料包括患者的姓名、性别、年龄（实足年龄）、民族、职业、婚姻、籍贯、文化程度、工作单位、家庭住址、电话号码、入院日期、入院诊断，以及记录日期、病史陈述者及可靠程度等。若病史陈述者不是患者本人，应注明与患者的关系。

（二）主诉

主诉是患者感受到最痛苦、最明显的症状或体征及其持续时间，也是本次就诊的最主要原因。主诉要简明扼要，并按症状或体征发生的先后顺序记录，如"咽痛、发热 2 天""活动后心慌气短两年，加重伴双下肢水肿 1 周"。记录主诉尽可能用患者自己的语言，不用诊断名词，如"糖尿病两年"应记录为"多尿、多饮、多食、消瘦两年"。

考点 主诉的概念

（三）现病史

现病史是病史的主体部分，围绕主诉详细描述疾病的发生、发展、演变及诊治的全过程。包括以下内容。

1. **起病情况与患病时间** 起病情况包括起病的环境、起病急缓、有无相关的病因或诱因，如"晨起后如厕时突然意识丧失"。患病时间指起病到就诊或入院的时间。

2. **主要症状特点** 包括主要症状发生的部位、性质、程度、持续时间、缓解或加重的因素等，如"胸骨后压榨性疼痛 3～5 分钟，休息后缓解"。

3. **病情发展与演变** 包括患病过程中主要症状或体征的变化及新的症状或体征出现。由此可判定病情的发展程度及有无并发症。

4. **伴随症状** 指在主要症状基础上又同时出现的其他症状。伴随症状是鉴别诊断的重要依据。当患者没有出现某一疾病按一般规律应出现的伴随症状时，表现为阴性症状，也应记录在现病史中，以备进一步观察，作为诊断及鉴别诊断的参考。

5. **诊治经过** 是指患者患病后曾在何时、何地就诊，做过何检查，有何结果及诊断为何种疾病；已接受治疗者，应询问治疗方法，所用药名称、剂量和疗效等。

6. **一般情况** 患病后的饮食、睡眠、大小便、精神状态、体重等情况有无变化。这些内容对全面评估患者病情和预后，以及采取何种治疗、护理措施是不可缺少的。

> **考点** 现病史的内容

（四）既往史

既往史包括患者既往的健康状况和曾经患过的疾病（包括各种传染病）、外伤手术史、预防接种史，以及对药物、食物和其他接触物的过敏史等。要特别注意询问与现病史有密切关系的疾病史。记录顺序一般按年月的先后排列。不要和现病史混淆。

（五）系统回顾

1. **呼吸系统** 有无咳嗽及其性质、程度、频率、与气候变化和体位改变的关系，有无咳痰及痰的性状、量、颜色、黏稠度和气味，有无咯血及其性状、量及颜色，有无呼吸困难及其诱因、性质、程度和出现的时间，有无胸痛及其部位、范围、性质、与呼吸咳嗽和体位的关系，有无压痛、发热、盗汗及体重减轻等。

2. **循环系统** 有无胸痛及其部位、性质、程度、持续时间、诱因、缓解方式和放射部位，有无夜间阵发性呼吸困难，有无心悸及其发生的时间和诱因，有无水肿及其出现的部位和时间，有无腹胀、肝区疼痛、消化不良、头晕及晕厥，有无高血压及糖尿病等。

3. **消化系统** 有无食欲改变、反酸、恶心、呕吐、腹痛、腹泻、腹胀及吞咽困难，呕吐发生的诱因、时间及呕吐物的性质、量、颜色和气味，腹痛发生的时间、部位、性质、程度及缓解方式，大便次数、性状、颜色、气味及排便时有无腹痛和里急后重等。

4. **泌尿系统** 有无尿频、尿急、尿痛及排尿困难，尿量、颜色、透明度情况，有无尿潴留或尿失禁，有无咽炎、高血压、出血、水肿、重金属接触或中毒病史等。

5. **造血系统** 有无头晕、乏力，皮肤黏膜有无苍白、黄染、出血点及瘀斑，有无肝、脾、淋巴结肿大及骨骼疼痛，有无特殊化学药物及放射性物质接触史，家族成员有无出血病史等。

6. **内分泌与代谢系统** 有无畏寒、怕热、多汗、食欲异常、烦渴、多尿及水肿，有无性格、智力、性器官发育及其他第二性征、性功能改变，有无体重、皮肤和毛发的改变，有无产后出血及血压变化等。

7. **神经系统** 有无头痛、失眠、嗜睡、记忆力减退、视力障碍、意识障碍、昏厥、痉挛、瘫痪、感觉及运动异常和定向障碍等。

8. **肌肉、骨骼系统** 有无肌肉麻木、疼痛、痉挛、萎缩及瘫痪，有无关节肿痛、运动障碍、外伤、骨折、关节脱位及形态异常，有无脊柱形态异常、疼痛及活动受限等。

9. 精神状态　有无情绪、思维、智能、自知力改变，有无幻觉、焦虑、躁狂、抑郁、悲观、自杀行为等。

（六）个人史

1. 社会经历　包括出生地、居住地（尤其是疫区和地方病流行区）、居留时间、受教育程度、经济和社交状况、职业及工作条件等。

2. 生活方式与嗜好　包括生活习惯、作息时间、烟酒嗜好的时间及摄入量，有无吸毒史及毒物种类，有无不洁性生活及性病史等。

（七）婚姻史

婚姻史包括已婚或未婚、结婚年龄、配偶健康状况、性生活情况、夫妻关系等。如丧偶，应询问配偶死亡的年龄、原因及时间。

（八）月经史

月经史包括月经初潮年龄、月经周期、行经期、月经量、颜色，有无血块、痛经与白带，末次月经日期或绝经年龄。记录格式如下：

$$初潮年龄 \frac{行经期（天）}{月经周期（天）} 末次月经时间（或绝经年龄）$$

（九）生育史

生育史包括妊娠与生育次数，人工或自然流产次数，有无早产、手术产或死胎等。

（十）家族史

家族史包括父母、兄弟姐妹及子女的健康与疾病情况，特别是与患者类似的疾病及与遗传有关的疾病要重点询问。对已死亡的直系亲属要询问死亡的原因和年龄。

考点　问诊的内容

二、方法及技巧

1. 营造轻松舒适的环境，体现医生的职业素养及人文关怀。接触患者一般从礼节性的交谈开始，先进行自我介绍，讲明自己的职责，取得患者的信任。交谈时态度和蔼、亲切，有爱心和耐心，语言通俗易懂，避免用医学术语。注意保护患者隐私。

2. 尽量倾听患者本人述说病史，保证病史的可靠性。患者自己对疾病感受最真实，资料最可靠。如果患者自己不能表述，如小儿或因病表述不清，可询问其家属或了解病情的人，待病情好转再询问患者加以补充。

3. 询问循序渐进，由浅入深，系统全面。询问应先从患者感受最明显并容易回答的问题开始，再围绕主诉由浅入深进行全面系统交谈，获取问诊的全部资料。如"您好，您感觉哪里不舒服？"让患者轻松进入交谈状态，明确就诊的原因，然后再询问相关的细节问题，如主要症状特点、诱因及影响因素等。如"胸痛多长时间了？""能说出是怎样的痛吗？""发病前有什么诱因吗？"等。

4. 认真分析，核实资料准确性，避免暗示、诱导性询问。为确保所获病史资料的准确性，在问诊过程中要边听患者叙述边观察患者,并随时分析、综合、归纳患者所陈述的各种症状间的内在联系,分清主次,辨明因果。对含糊不清、存有疑问的内容要及时核实。当患者回答问题不确切时,应耐心启发,避免暗示性诱导提问,如"您是下午发热吗?""您的大便是黑色的吗?"以免患者随声附和,导致信息错误,使获得的资料缺乏真实性。正确的提问应是"您一天中什么时候发热?""您的大便是什么颜色?"。

5. 病情危重者应扼要询问,迅速抢救,病情稳定后再补充问诊。病情危重者应以抢救生命为主,先简明扼要地询问和重点检查,迅速进行抢救,待病情稳定后,再详细地补充问诊,避免延误治疗。

第2节 常见症状

症状是患者主观的异常感觉,如发热、胸痛、腹泻等。体征是患者自己发现的或医生检查发现的患者体格上的异常现象,如包块、杂音、脾大等。广义的症状包括体征,如水肿。

一、发 热

案例 1-2

患者,女,13岁,因发热2天就诊。查体:体温39.2℃,颜面绯红,右侧扁桃体充血、Ⅱ度肿大,表面有脓苔。血常规示白细胞$12.0×10^9$/L。

问题: 1. 该患者发热的原因是什么?
2. 发热的程度如何?
3. 可能出现的热型是哪种?

体温受下丘脑体温调节中枢调控,通过神经、体液因素使产热和散热过程呈动态平衡。正常体温通常在一定范围内波动,腋窝温度36.0~37.0℃,口腔温度36.3~37.2℃,直肠温度36.5~37.7℃。不同个体间体温略有差异,并受昼夜节律、年龄、性别、活动程度及机体内外环境的影响而有所波动,但24小时内波动范围多不超过1℃。当机体产热增多、散热减少时,体温升高超过正常范围,称为发热。

(一)病因

发热的病因可分为感染性和非感染性两大类。

1. **感染性病因** 指各种病原体感染引起发热。感染性发热是发热最常见的类型,常见的病原体包括病毒、细菌、支原体、衣原体、螺旋体、寄生虫、真菌等,其中以细菌感染最多见。

2. **非感染性病因** 指除感染性病因外其他发热的病因。①组织创伤及坏死:如手术后、烧伤、心肌梗死或组织坏死等。②变态反应:如风湿热、药物热等。③内分泌与代谢性疾病:如甲状腺功能亢进症、重度脱水等。④皮肤散热障碍:如慢性心力衰竭、广泛性皮肤病等。⑤体温调节中枢功能障碍:如中暑、脑出血等。⑥自主神经功能紊乱:如精神紧张、月经前期等,属于功能性发热。

考点 发热的病因

（二）发病机制

发热的发病机制尚未完全阐明，大多认为是致热原作用于体温调节中枢，使调定点上移，通过神经体液调节，使产热大于散热所致。致热原分为外源性致热原（包括各种病原体及其产物、炎性渗出物及无菌性坏死组织、抗原-抗体复合物、某些类固醇致热原等）和内源性致热原（又称白细胞致热原，如白介素、肿瘤坏死因子、干扰素等）。

（三）临床表现

1. **临床分度** 以口腔温度为标准，发热分为：低热 37.3～38.0℃，中等度热 38.1～39.0℃，高热 39.1～41.0℃，超高热 41.0℃以上。

2. **临床表现** ①体温上升期：表现为疲乏、肌肉酸痛、畏寒或寒战等。体温升高为发热的早期阶段。②高热期：表现为皮肤潮红、灼热，呼吸深快，心率快等。③体温下降期：表现为出汗、皮肤温度降低。

3. **热型及临床意义** 体温数值各点连接起来形成的体温曲线呈现的形态称为热型。不同的疾病热型有所不同。常见的热型有：①稽留热：体温持续在 39～40℃以上达数天或数周，24 小时内波动范围不超过 1℃（图 1-1）。见于肺炎链球菌肺炎、伤寒等。②弛张热：体温多在 39℃以上，24 小时内波动范围超过 2℃，最低时仍高于正常（图 1-2）。见于败血症、化脓性感染等。③间歇热：体温骤升骤降，高热期与无热期反复交替出现（图 1-3）。见于疟疾、急性肾盂肾炎等。④波状热：体温渐升至 39℃或以上，数天后又渐降至正常，数天后又渐升渐降，如此反复（图 1-4）。见于布鲁氏菌病。⑤不规则热：发热无一定规律。见于结核病、风湿热等。

考点 发热的临床分度及常见热型

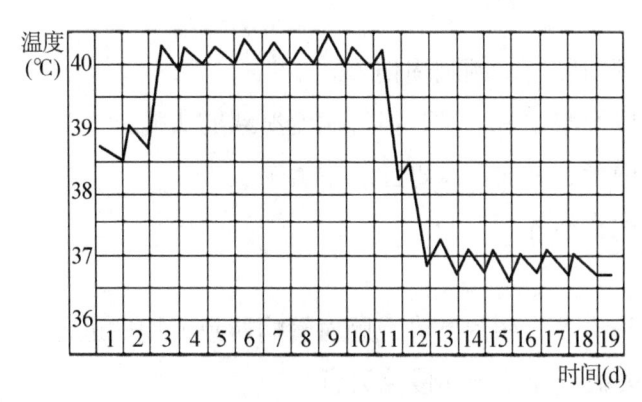

图 1-1　稽留热

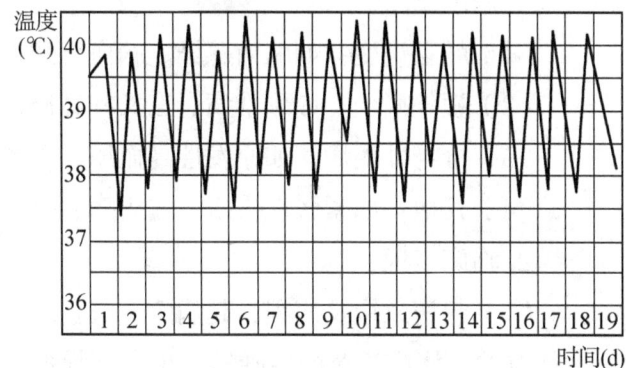

图 1-2　弛张热

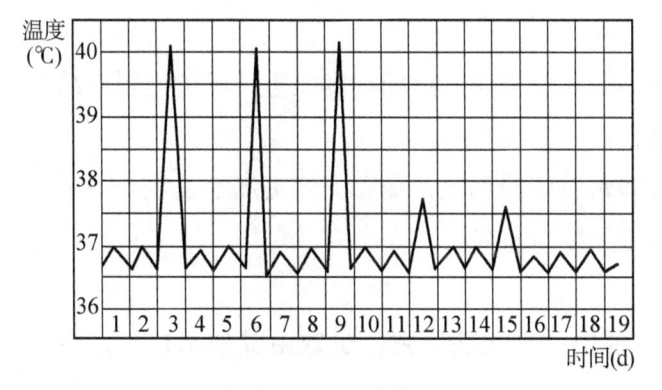

图 1-3　间歇热

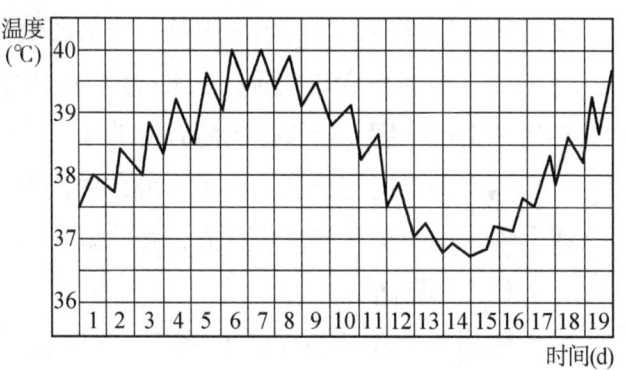

图 1-4　波状热

> **链接**
>
> **发热门诊**
>
> 发热门诊是医院门诊部在防控急性传染病期间根据上级指示设立的，专门用于排查疑似传染病患者、诊疗发热患者的专用诊室。发热门诊分3区2通道，分别为清洁区（如医务人员值班室、带浴室的专用卫生间、男女更衣室、储藏室等）、半污染区（如医务人员办公室、治疗室、护士站等）、污染区（如挂号收款处、候诊区、诊室、隔离留观室、化验室、放射室或CT室、输液室、药房、污物处理间等）、医务人员通道和患者通道。目前，全国二级以上综合医院已建设完成发热门诊7000多个，体温超过正常者均需到发热门诊就诊。

二、疼 痛

疼痛是一种不愉快的情绪体验、伴随现有的或潜在的组织损伤。各种理化因素、缺氧、炎症、组织坏死等刺激感觉神经纤维产生痛觉冲动，通过传入神经传至大脑皮质的痛觉中枢引起疼痛。病变部位疼痛的传导路径不同，疼痛的定位不同。躯体神经多定位准确，疼痛部位即是病变所在。而内脏由自主神经传导，多定位不准，如阑尾炎首发症状可能是上腹部或脐周痛。内脏病变也可在与内脏病变相当的脊髓节段支配区体表产生疼痛，称为牵涉痛。这是由于内脏与体表的传入神经进入脊髓同一节段并在后角发生联系，内脏痛觉冲动通过脊髓传至体表感觉神经所致，如胆囊炎时出现右肩背部疼痛。

（一）头痛

头痛是指额、顶、颞及枕部的疼痛。

1. 病因

（1）颅脑病变：如颅内感染、脑血管病、颅内肿瘤、颅脑损伤等。

（2）颅外病变：如颈椎病、三叉神经痛，以及眼、耳、鼻、齿等病变所致的头痛。

（3）全身性疾病：如原发性高血压、酒精中毒、贫血、尿毒症、中暑等。

（4）其他：如紧张性头痛、偏头痛、癔症性头痛等。

2. 临床表现

（1）起病急缓及病程：起病急、病程短的头痛多为颅内感染或脑血管病所致；慢性进行性加重的头痛应注意颅内肿瘤；焦虑、紧张、失眠可导致长期慢性头痛。

（2）头痛部位及范围：偏头痛多是一侧头痛；高血压多是前额或整个头痛；眼源性头痛多是浅在性疼痛，多局限于眼眶、前额或颞部。

（3）头痛程度与性质：三叉神经痛、偏头痛及脑膜刺激的疼痛程度最重，脑肿瘤引起的疼痛多是轻中度，血管性头痛有搏动性，神经痛多呈尖锐刺痛。

（4）头痛时间与相关因素：颅内肿瘤的头痛常在清晨加剧，鼻窦炎的头痛常发生于清晨或上午。偏头痛常与情绪有关，女性偏头痛还与月经周期有关。

（二）胸痛

胸痛是指颈部与胸廓下缘之间的疼痛，主要由胸部疾病所致，少数由其他部位的病变所致。

1. 病因

(1) 胸壁及胸廓疾病：如皮下蜂窝织炎、带状疱疹、肋软骨炎、肋间神经炎、肋骨骨折等。

(2) 呼吸系统疾病：如自发性气胸、胸膜炎、胸膜肿瘤、肺炎、支气管肺癌等。

(3) 心血管疾病：如心绞痛、急性心肌梗死、心肌炎、急性心包炎、主动脉夹层、肺动脉栓塞、心脏神经症等。

(4) 纵隔疾病：如纵隔炎症、纵隔肿瘤、反流性食管炎、食管裂孔疝、食管癌等。

(5) 其他：如膈下脓肿、多发性骨髓瘤等。

2. 临床表现

(1) 胸痛部位：胸壁疾病痛点局限、有压痛；带状疱疹疼痛剧烈，沿一侧肋间神经分布；心绞痛和心肌梗死胸痛多在胸骨后中上段或心前区，可向左肩、左前臂尺侧放射；食管疾病多为胸骨后疼痛；胸膜炎疼痛多位于侧胸部等。

(2) 胸痛性质：带状疱疹呈灼痛或刀割样痛，食管炎呈烧灼样痛，心肌梗死呈压榨样痛伴窒息或濒死感，纤维素性胸膜炎呈尖锐刺痛并与呼吸幅度相关，主动脉夹层呈撕裂样剧痛等。

(3) 影响因素：胸膜炎的胸痛可因深呼吸与咳嗽而加剧，心绞痛可因劳累、情绪激动而诱发，反流性食管炎疼痛可因饱餐而诱发。

(三) 腹痛

腹痛是指腹壁及其内部组织器官的疼痛，多由腹部脏器疾病引起，腹外疾病及全身性疾病也可引起。

1. 病因

(1) 腹壁皮肤组织损伤：如腹壁挫伤、带状疱疹等。

(2) 胃、肠、腹膜疾病：如胃肠炎、溃疡病、胃肠痉挛、肠梗阻、肠扭转、肠套叠、胃肠肿瘤、阑尾炎、结肠炎、腹膜炎等。

(3) 肝、胆、胰腺疾病：如肝淤血、肝脓肿、肝癌、胆囊炎、胆结石、胆管癌、胰腺炎、胰腺癌、肝脾破裂等。

(4) 肾、输尿管、膀胱疾病：如肾盂肾炎、输尿管结石、尿潴留等。

(5) 子宫、卵巢病变：如异位妊娠破裂、卵巢肿物蒂扭转。

(6) 中毒与代谢疾病：如毒蕈中毒、糖尿病酮症酸中毒、尿毒症等。

2. 临床表现

(1) 腹痛部位：胃、十二指肠、胰腺疾病疼痛多在中上腹，胆囊、肝脏疾病疼痛在右上腹，阑尾炎疼痛多在右下腹麦氏点，小肠疾病疼痛多在脐部或脐周，结肠疾病疼痛多在下腹或左下腹，膀胱、盆腔及子宫附件病变疼痛在下腹，急性弥漫性腹膜炎疼痛在全腹等。

(2) 腹痛性质、程度和规律：胃、十二指肠溃疡多呈节律性疼痛，胃肠穿孔呈刀割样或烧灼样剧痛，泌尿系统结石多呈阵发性绞痛，隐痛或钝痛多为慢性疾病等。

(3) 腹痛的诱发因素：高脂饮食可诱发胆囊炎或胆石症发作，急性胃扩张和胰腺炎患者常有酗酒、暴饮暴食史，十二指肠溃疡多是空腹痛，腹部外伤后剧痛伴血压下降可能是肝脾破裂等。

三、咳嗽与咳痰

咳嗽、咳痰是呼吸系统疾病的常见症状。咳嗽是人体清除呼吸道内分泌物或异物的反射性保护动作。借助咳嗽排出气道内的异物及分泌物称为咳痰。当呼吸道受炎症、过敏或理化因素刺激时，出现黏膜充血、水肿、分泌物增多，黏液与组织坏死物及吸入的尘埃混合成为痰液，通过支气管黏膜上皮纤毛摆动及延髓咳嗽中枢作用引起咳嗽与咳痰。

（一）病因

1. 呼吸道疾病　①感染：急性上呼吸道感染、慢性支气管炎、支气管扩张等；②肿瘤：支气管肺癌等；③变态反应：支气管哮喘等；④其他：呼吸道异物、吸入刺激性气体等。

2. 肺疾病　如肺炎、肺结核、慢性阻塞性肺气肿、肺脓肿等。

3. 胸膜疾病　如胸膜炎、自发性气胸等。

4. 心血管系统疾病　如心功能不全引起的肺淤血、肺水肿、肺栓塞等。

5. 中枢神经因素　如脑炎、脑膜炎等。皮肤受冷刺激或三叉神经支配的鼻黏膜及舌咽神经支配的咽部受刺激时，可反射性引起咳嗽。

（二）临床表现

1. 咳嗽性质　干性咳嗽是指咳嗽无痰或痰量很少，见于急性咽喉炎、支气管炎早期、胸膜炎等；湿性咳嗽是指咳嗽伴有痰液，见于慢性支气管炎、支气管扩张、肺炎及肺脓肿等。

2. 咳嗽音色　咳嗽声音嘶哑见于喉炎、喉结核、喉癌等；咳嗽呈金属音调，见于纵隔肿瘤、主动脉瘤或支气管肺癌压迫支气管。

3. 痰的性状　分为泡沫痰、黏液痰、脓性痰或混合痰。慢性支气管炎患者咳白色泡沫痰，急性支气管炎患者多为黄色黏稠脓性痰，支气管扩张、肺脓肿患者咳大量脓臭痰，肺炎链球菌肺炎患者咳铁锈色痰，急性肺水肿患者咳粉红色泡沫痰，肺结核、肺癌、支气管扩张患者多有血痰。

4. 咳嗽时间与规律　咳嗽突然发生，见于吸入刺激性气体、呼吸道急性炎症、气管异物等；长期慢性咳嗽见于慢性支气管炎、支气管扩张、肺结核等；阵发性咳嗽见于百日咳、支气管内膜结核等；晨起咳嗽或体位改变时咳嗽加剧见于慢性支气管炎或支气管扩张等；夜间咳嗽频繁见于左心功能不全等。

考点　痰的性状与病因

四、咯　血

咯血是指喉部及喉以下的呼吸器官出血，经咳嗽由口腔排出。

（一）病因

1. 气管疾病　见于支气管扩张症、支气管内膜结核。

2. 肺部疾病　见于肺癌、肺结核、肺炎、肺梗死等。

3. 心血管疾病　见于二尖瓣狭窄肺淤血、急性左心衰竭等。

4. 其他 见于白血病、血小板减少性紫癜、血友病、流行性出血热、子宫内膜异位症等。

考点 咯血的常见病因

（二）发病机制

1. **肺毛细血管壁通透性增高** 如肺炎、肺淤血等。
2. **支气管黏膜下血管及肺血管壁破裂** 如支气管扩张症、肺结核、肺癌等。
3. **止血凝血功能障碍** 如白血病、血友病等。

（三）临床表现

1. **年龄** 青壮年咯血多见于肺结核、支气管扩张症、二尖瓣狭窄等，40岁以上长期吸烟者咯血应高度警惕支气管肺癌的可能。
2. **咯血量** 一般认为24小时内咯血量少于100ml为小量咯血，100～500ml为中量咯血，大于500ml或一次咯血量100～500ml为大咯血。大咯血主要见于慢性纤维空洞性肺结核、支气管扩张症、慢性肺脓肿等。
3. **颜色和性状** 支气管扩张症、肺结核、出血性疾病咯血的颜色为鲜红色；铁锈色痰见于肺炎链球菌肺炎；砖红色胶冻样痰见于肺炎克雷伯菌肺炎；粉红色泡沫痰见于急性左心衰竭等。

考点 咯血的性状及临床意义

五、发　绀

发绀是由于组织缺氧使皮肤黏膜呈现青紫的现象。通常在皮肤较薄、色素较少和毛细血管丰富的末梢部位如口唇、鼻尖、耳垂、颊部及甲床等处发绀明显。

考点 发绀的概念

（一）病因

1. **呼吸系统疾病** ①呼吸道阻塞：喉头水肿、气管异物等。②肺部疾病：阻塞性肺气肿、肺淤血、肺水肿等。③胸膜疾病：气胸、大量胸腔积液等。
2. **心血管系统疾病** ①先天性发绀型心脏病：法洛四联症等。②心包疾病：大量心包积液、缩窄性心包炎等。③血管疾病：肺栓塞、肺动静脉瘘等。
3. **异常血红蛋白血症** 如高铁血红蛋白血症、硫化血红蛋白血症等。

（二）发病机制

1. **血中还原型血红蛋白增多** 血液中还原型血红蛋白量＞50g/L时，组织缺氧出现发绀。
2. **血中存在异常血红蛋白** 服用某些化学制剂或药物如亚硝酸盐、磺胺类药物及食用含有亚硝酸盐的变质蔬菜等，血液中血红蛋白分子的二价铁被三价铁取代，失去结合氧的能力，形成高铁血红蛋白血症，高铁血红蛋白含量超过30g/L即可出现发绀；服用硫化物或便秘者，肠内形成大量硫化物，被人体吸收后作用于血红蛋白，形成硫化血红蛋白血症，硫化血红蛋白含量超过5g/L也可出现发绀。

（三）临床表现

1. **中心性发绀** 多由心肺疾病引起，表现特点是全身性发绀、皮肤温暖。
2. **周围性发绀** 指末梢循环障碍，氧被过多消耗，导致外周毛细血管中还原血红蛋白增多引起的发绀。特点是多发生在肢体末端、鼻尖、耳垂等，皮肤冰冷，加温或按摩发绀可消退。

3. **高铁血红蛋白血症** 表现特点为起病急、病情重、氧疗效果差。静脉注射亚甲蓝、硫代硫酸钠或大剂量维生素C可使发绀消退。

4. **硫化血红蛋白血症** 表现特点与高铁血红蛋白血症相似，但发绀持续时间可长达数月或更长时间。

> **考点** 中心性发绀与周围性发绀的鉴别

六、呼吸困难

呼吸困难是指患者主观感觉空气不足、呼吸费力；客观上表现为用力呼吸，严重时有鼻翼扇动、张口耸肩、端坐呼吸、发绀，常伴有呼吸的频率、节律及幅度的改变。

（一）病因

1. **呼吸系统疾病** ①呼吸道阻塞：喉头水肿、气管异物、支气管哮喘、支气管肺癌等。②肺部疾病：肺部感染、阻塞性肺气肿、肺淤血、肺水肿、肺不张等。③胸膜疾病：气胸、胸腔积液等。

2. **心血管系统疾病** 如心力衰竭、心脏压塞、肺栓塞等。

3. **中毒性疾病** 如一氧化碳中毒、吗啡类药物中毒、有机磷杀虫药中毒等。

4. **神经精神类疾病** 如脑出血、脑肿瘤、脑炎、脑外伤、癔症等。

5. **其他** 如重度贫血、呼吸肌麻痹、膈肌活动受限等。

（二）发病机制

呼吸过程是指在延髓呼吸中枢的调控下进行肺通气，肺换气，气体在血液中运输及组织换气。其中任何环节发生障碍均可产生呼吸困难。

1. **气道阻塞** 如喉头水肿等。

2. **气体弥散障碍** 如肺淤血等。

3. **呼吸中枢功能障碍** 如脑出血等。

4. **红细胞减少或携氧能力降低** 如重度贫血、一氧化碳中毒等。

（三）临床表现

1. **肺源性呼吸困难** 指由呼吸系统疾病引起的呼吸困难，常分三种类型。①吸气性呼吸困难：由大气道阻塞所致，以吸气费力为主，特点是吸气时胸骨上窝、锁骨上窝、肋间隙明显凹陷，称为三凹征（图1-5）。②呼气性呼吸困难：由小气道梗阻所致，以呼气费力为主，表现为呼气时间延长。③混合性呼吸困难：吸气、呼吸均费力，表现为呼吸频率加快、幅度变浅。

2. **心源性呼吸困难** 主要见于左心衰竭肺淤血、肺水肿时换气功能发生障碍。特点是活动时加重，休息时减轻，平卧时加重，坐位时减轻，患者常采取端坐位呼吸。急性左心衰竭时，患者可出现夜间阵发性

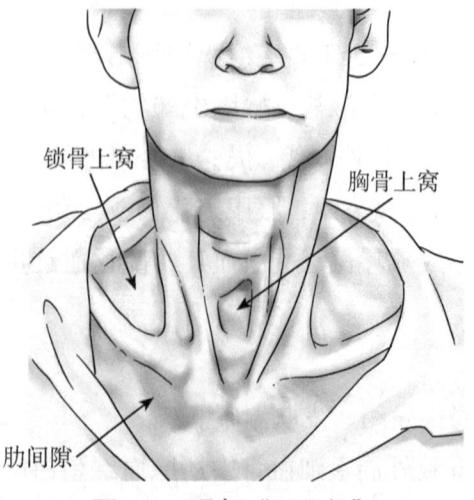

图1-5 吸气"三凹征"

呼吸困难，多在睡眠中突然因气急而憋醒，被迫坐起，重者咳粉红色泡沫痰，双肺可闻及湿啰音等。

3. 中毒性呼吸困难　表现为呼吸增快或减慢。如尿毒症、糖尿病酮症酸中毒时，患者表现为呼吸深长而规则，称酸中毒大呼吸；吗啡、巴比妥类药物中毒时，呼吸中枢受抑制，呼吸浅慢，或伴有节律异常，如潮式呼吸及间停呼吸。

4. 神经精神性呼吸困难　颅脑损伤波及呼吸中枢常表现为呼吸深慢且伴有节律改变。癔症多呼吸浅快（可达 60～100 次/分）。

考点　不同原因所致呼吸困难的表现特点

七、恶心与呕吐

恶心是上腹部不适、紧迫欲吐的感觉，常为呕吐的前奏。呕吐是胃或部分小肠内容物经食管、口腔排出体外的现象。

（一）病因

1. 消化系统疾病　①胃、十二指肠疾病：急性胃炎、消化性溃疡、幽门梗阻等。②肠道疾病：肠梗阻、急性阑尾炎等。③腹膜疾病：急性腹膜炎等。④肝胆胰腺疾病：急性肝炎、肝硬化、胆囊炎、急性胰腺炎等。

2. 颅脑疾病　如脑炎、急性脑血管病、高血压脑病、颅内占位等。

3. 精神因素　如癔症、神经性厌食症等。

4. 其他　如内耳迷路病变、眼源性呕吐、妊娠呕吐、药物副作用等。

（二）发病机制

来自消化道、大脑皮质、内耳前庭及化学感受器触发带的传入冲动作用于延髓呕吐中枢引起呕吐。

（三）临床表现

1. 呕吐时间　早孕反应多为晨起呕吐，幽门梗阻多在晚上或夜间呕吐。

2. 呕吐与进食的关系　精神性呕吐者进食即吐；餐后较久或数餐后呕吐，见于幽门梗阻者。

3. 呕吐特点　颅内高压多呈喷射性呕吐，前庭障碍性呕吐多与头部位置有关。

4. 呕吐物性质　呕吐物有发酵腐败气味见于胃扩张或幽门梗阻，有粪臭味多是低位小肠梗阻，呕吐物呈咖啡色见于上消化道出血等。

八、呕血与便血

呕血与便血是消化道出血的常见症状。血液经胃从口腔呕出称呕血。血液经肠道排出称便血。

（一）病因

1. 上消化道疾病　①食管疾病：如食管静脉曲张破裂、食管癌等。②胃、十二指肠疾病：如消化性溃疡、急性胃黏膜病变、胃癌等。③肝、胆及胰腺疾病：如肝硬化门静脉高压食管胃底静脉曲张破裂、肝癌、出血性胆管炎、胰腺癌等。

2. 下消化道疾病 ①小肠疾病：如肠结核、肠套叠、出血坏死性肠炎等。②结肠疾病：如溃疡性结肠炎、结肠癌等。③直肠肛管疾病：如直肠癌、直肠息肉、痔疮、肛裂等。

3. 全身性疾病 如出血性血液病、流行性出血热、维生素K缺乏等。

其中，消化性溃疡呕血最常见，其次是食管或胃底静脉曲张破裂和急性胃黏膜病变。

考点 呕血的常见病因

（二）临床表现

1. 出血颜色　取决于出血量及血液在胃肠内停留的时间。呕血多是上消化道出血，颜色可呈鲜红、暗红或咖啡色；便血颜色与出血位置高低有关，上消化道出血多是黑便，下消化道出血可呈鲜红或暗红色。

2. 出血量　黑便提示出血量多在60ml以上，呕血提示胃内积血达250～300ml。一次出血少于400ml多无症状；出血量在800～1000ml，可有头晕、乏力、出汗、面色苍白、四肢厥冷、心慌、脉搏增快等急性失血表现；出血量大于1000ml，可出现休克如血压下降、脉搏细弱、呼吸急促等急性循环衰竭表现。

3. 出血性状　血色鲜红并黏附于粪便表面或在排便后出血，提示为肛门或肛管疾病出血；急性细菌性痢疾多是黏液脓血便；阿米巴痢疾多是暗红色果酱样脓血便；急性出血性坏死性肠炎呈洗肉水样便，伴腥臭味。

考点 呕血的临床表现

九、腹　泻

腹泻是指排便次数增多，粪便稀薄，或带有黏液、脓血及未消化的食物。正常人每日排便1～2次，为黄色成形软便，无异常成分。

（一）病因

1. 急性腹泻　①急性肠道感染：急性肠炎、细菌性痢疾等。②食物中毒：进食毒蕈、鱼胆、发芽马铃薯等。③变态反应：腹型过敏性紫癜、变态反应性肠炎等。④急性传染病：伤寒、副伤寒、霍乱等。

2. 慢性腹泻　①消化系统疾病：慢性萎缩性胃炎、慢性胆囊炎、慢性胰腺炎、肠结核、溃疡性结肠炎等。②全身性疾病：甲状腺功能亢进症、尿毒症等。③神经功能紊乱：肠易激综合征、功能性腹泻等。④药物引起的不良反应，如二甲双胍、甲状腺素、硫酸镁等所引起的腹泻。

（二）发病机制

1. 渗出性腹泻　肠黏膜水肿渗出，如各种肠炎。
2. 渗透性腹泻　肠内渗透压增高，如乳糖酶缺乏或服用甘露醇等。
3. 吸收不良性腹泻　消化液不足或吸收减少，如慢性胰腺炎、小肠切除术后等。
4. 动力性腹泻　肠蠕动过快，如甲状腺功能亢进症、胃肠功能紊乱等。
5. 分泌性腹泻　胃肠黏膜分泌过多的液体，如霍乱、胃泌素瘤等。

（三）临床表现

1. 起病及病程　急性腹泻起病急，病程短，排便次数每日可达10次以上，粪便稀薄，含有致病微生物、黏液、脓血等，多为感染或食物中毒所致。慢性腹泻起病缓慢，病程超过两个月，多见于慢性感染、吸收不良、消化功能障碍等。

2. 粪便性质　急性细菌性痢疾和溃疡性结肠炎呈黏液脓血便，急性出血性坏死性肠炎呈洗肉水样便伴腥臭味，胰腺炎粪便常含有大量脂肪及泡沫，动力性腹泻粪便较稀，霍乱呈米泔水样便等。

3. 与腹痛的关系　急性腹泻常有腹痛；小肠炎多为脐周痛；结肠炎多是下腹痛，便后疼痛缓解等。

4. 水电解质酸碱失衡及营养不良　急性腹泻严重者常伴有水、电解质丢失，导致酸碱失衡；慢性腹泻时间过久容易导致营养不良、消瘦、贫血等。

考点 腹泻的发病机制和临床表现

十、水　肿

水肿是指组织间隙内液体积聚过多。液体在体腔内积聚称积液，如胸腔积液、腹水、心包积液等。一般情况下，水肿不包括内脏器官水肿，如脑水肿、肺水肿等。

（一）病因

1. 肾脏疾病　如肾小球肾炎、肾病综合征、肾衰竭等。
2. 心脏疾病　如充血性心力衰竭、缩窄性心包炎等。
3. 肝脏疾病　如肝硬化、肝癌等。
4. 营养不良　如神经性厌食、胃肠疾病、妊娠呕吐、神经精神类疾病等。
5. 药物因素　如糖皮质激素、胰岛素等。
6. 风湿性疾病　如类风湿关节炎、皮肌炎、系统性硬皮病等。
7. 炎症、创伤、静脉或淋巴回流受阻　如局部感染、外伤、静脉血栓、丝虫病等。
8. 其他　如甲状腺功能减退症、经前期紧张综合征、过敏等。

（二）发病机制

在正常人体中，血管内液体不断地从毛细血管小动脉端滤出到组织间隙成为组织液，此过程与毛细血管滤过压及组织胶体渗透压相关；同时组织液不断地从毛细血管小静脉端回吸收入血管中，此过程与血浆胶体渗透压和组织压相关。正常情况下，两者保持动态平衡。当组织液的生成大于回吸收时，即发生水肿。产生水肿的主要因素有：水钠潴留、毛细血管通透性增高、毛细血管静水压增高、血浆胶体渗透压降低、淋巴回流受阻等。

（三）临床表现

1. 全身性水肿　是指液体在组织间隙呈弥漫性分布。

（1）肾源性水肿：如肾小球肾炎、肾病综合征等所致水肿。水肿特点是晨起时眼睑及颜面水肿，逐渐发展为全身性水肿。肾病综合征水肿显著，常伴胸腔积液、腹水、心包积液等。

（2）心源性水肿：如右心衰竭所致水肿。水肿特点是首先发生在身体下垂部位，逐渐发展为全身性水肿，严重者可伴有体腔积液。

（3）肝源性水肿：如肝硬化肝功能失代偿期所致水肿。水肿特点是以腹水为主要表现，也可先出现踝部水肿，逐渐向上蔓延，但头面部及上肢常无水肿。

（4）营养不良性水肿：见于慢性消耗性疾病、蛋白质丢失过多等所致低蛋白血症、维生素 B_1 缺乏等。水肿特点是常从足部开始逐渐蔓延至全身，常伴有消瘦、体重减轻等。

（5）其他原因所致全身性水肿：如甲状腺功能减退症时，患者出现的黏液性水肿呈非凹陷性水肿；经前期紧张综合征出现的水肿；应用肾上腺糖皮质激素、雌激素、胰岛素等所致的药物性水肿等。

2.局部性水肿　是指液体积聚在局部组织间隙内。局部性水肿分为炎症性水肿、静脉阻塞性水肿、淋巴性水肿等，与局部静脉、淋巴回流受阻或毛细血管通透性增高有关。局部性水肿见于局部炎症、血栓性静脉炎、丝虫病所致的象皮腿等。

考点　全身性水肿的表现特点

十一、眩　晕

眩晕是指患者对自身平衡及外界环境物体产生的运动性错觉。

（一）病因

1.耳源性眩晕　如前庭神经炎、迷路炎、梅尼埃病、晕动症等。

2.中枢性眩晕　如椎基底动脉供血不足、脑干及小脑病变等。

3.其他　如严重的贫血、低血糖、屈光不正等。

（二）发病机制

正常人体空间位像的维持是视觉、本体觉和前庭器官感觉信息传入中枢神经，人体进行整合做出位置判断，再通过运动神经传出，调整位置，维持平衡。其中任一环节异常，都会产生错觉，出现眩晕。

（三）临床表现

1.耳源性眩晕　眩晕较严重，天旋地转，不敢睁眼，常有恶心、呕吐，可有水平性眼球震颤及耳鸣、听力减退等。乘坐车船眩晕为生理性的，呈一过性眩晕、恶心、呕吐等。

2.中枢性眩晕　眩晕相对较轻，可有垂直性眼球震颤、复视、偏瘫、共济失调等。

十二、晕　厥

晕厥是指一过性脑供血不足或缺氧所致的短暂性意识丧失状态。

（一）病因

1.血管舒缩障碍　如直立性低血压所致晕厥、血管迷走神经性晕厥等。

2.心源性因素　如心律失常、左心室流出道梗阻等所致晕厥。

3.脑源性因素　如癫痫、脑血管病等所致晕厥。

4.其他　如重度贫血、低血糖、癔症等所致晕厥。

（二）临床表现

1.血管舒缩障碍性晕厥　多发生于站立体位，伴肌无力、出汗等，可自主恢复，无后遗症。

2.心源性晕厥　多突然发生，患者常有心脏病病史，可伴有心悸、胸痛等。

3.脑源性晕厥　可有偏瘫、语言障碍或抽搐、咬舌等。

4. 其他晕厥　低血糖导致的，有饥饿或胰岛素应用史；癔症导致的，有精神刺激因素等。

十三、意识障碍

意识障碍是指人对周围环境及自身状态的识别和觉察能力出现障碍。

（一）病因

1. 颅内疾病　如脑炎、脑膜炎、脑血管病、脑肿瘤、脑外伤、癫痫等。
2. 颅外疾病　①躯体疾病所致的脑损害：如糖尿病酮症酸中毒、低血糖昏迷、肝性脑病、肺性脑病、阿-斯综合征、败血症等。②理化因素所致的脑损害：如一氧化碳中毒、催眠药中毒、中暑等。

（二）发病机制

人的意识是由双侧大脑皮质和脑干的网状结构功能决定的。任何原因导致大脑皮质弥漫性损害和（或）脑干网状结构上行系统被阻断，均可产生意识障碍。

（三）临床表现

1. 嗜睡　是最轻的意识障碍。患者处于睡眠状态，可被轻度刺激和声音唤醒，醒后能正确回答问题，反应迟钝，停止刺激后很快再入睡。
2. 意识模糊　程度较嗜睡重，对时间、地点、人物等定向力发生障碍，可有错觉、幻觉、思维混乱等。
3. 昏睡　接近于人事不省的睡眠，强烈刺激可唤醒，醒后不能正确回答问题。
4. 昏迷　是最严重的意识障碍，任何刺激不能唤醒。按程度不同分为以下3种。

（1）浅昏迷：意识大部分丧失，无自主运动，对声、光刺激无反应，对疼痛刺激有防御反应，角膜反射、瞳孔对光反射、眼球运动、吞咽反射等可存在。

（2）中度昏迷：对各种刺激均无反应，对剧烈疼痛刺激可有防御反应，角膜反射减弱，瞳孔对光反射迟钝，眼球无转动。

（3）深昏迷：意识完全丧失，全身肌肉松弛，对任何刺激均无反应，深、浅反射均消失。

5. 谵妄　是以中枢神经系统兴奋性增高为主的急性脑功能失调，表现为意识模糊、定向力丧失、感觉错乱（幻觉、错觉）、躁动不安、言语杂乱等。谵妄多发生于急性感染高热期、代谢障碍、中枢性疾病、某些药物中毒等。

考点　意识障碍的临床表现

自测题

A₁/A₂型题

1. 关于病史采集下列哪项是错误的
　A. 最好询问患者本人
　B. 先问感受最明显、最易回答的问题
　C. 问诊要全面，危重患者应详细询问后再处理
　D. 问诊应注意保护患者隐私
　E. 避免使用医学术语及诱导问诊

2. 家族史问诊的意义是

A. 分析病因　　B. 辨别病情
   C. 排除遗传病　D. 指导治疗
   E. 推断预后
3. 下列主诉内容哪项正确
   A. 发热、咳嗽、腹泻
   B. 腹痛数小时
   C. 患慢性肝炎 2 年
   D. 劳累后心悸 2 年，加重伴双下肢水肿
   E. 转移性右下腹痛 2 小时
4. 现病史内容不包括
   A. 主要症状特点
   B. 起病情况与患病时间
   C. 伴随症状
   D. 病情发展与演变
   E. 习惯与嗜好
5. 月经史不包括
   A. 末次月经、闭经或绝经日期
   B. 月经周期与经期
   C. 初潮年龄
   D. 妊娠与生育次数
   E. 月经量、色，有无痛经及白带
6. 下列疾病最易出现发热的是
   A. 上呼吸道感染　B. 心肌梗死
   C. 肺炎链球菌肺炎　D. 脑出血
   E. 甲状腺功能亢进症
7. 能直接作用于体温调节中枢的物质是
   A. 细菌
   B. 病毒
   C. 抗原-抗体复合物
   D. 坏死物质
   E. 白细胞致热原
8. 关于疼痛的描述，下列哪项不正确
   A. 牵涉痛说明内脏神经定位不准
   B. 偏头痛常与情绪有关
   C. 带状疱疹都是沿神经分布的
   D. 消化性溃疡疼痛多有节律性
   E. 胆囊炎时常出现右肩背部疼痛
9. 关于腹痛部位，下列叙述哪项错误
   A. 胆囊炎疼痛多在右上腹
   B. 胃、十二指肠溃疡疼痛多在上腹部
   C. 急性胰腺炎疼痛多在中上腹
   D. 小肠疾病疼痛多在脐周
   E. 急性阑尾炎疼痛在左下腹麦氏点
10. 下列哪一疾病最易出现干咳
    A. 慢性支气管炎
    B. 肺炎链球菌肺炎
    C. 肺脓肿
    D. 结核性胸膜炎
    E. 急性肺水肿
11. 急性肺水肿患者痰的特征是
    A. 白色泡沫痰　　B. 粉红色泡沫痰
    C. 铁锈色痰　　　D. 草绿色脓臭痰
    E. 血痰
12. 可引起三凹征的疾病是
    A. 急性喉炎　　　B. 急性支气管炎
    C. 支气管哮喘　　D. 肺气肿
    E. 大叶性肺炎
13. 夜间阵发性呼吸困难主要见于
    A. 支气管哮喘　　B. 肺炎链球菌肺炎
    C. 肺气肿　　　　D. 左心功能不全
    E. 气胸
14. 中心性发绀的特点是
    A. 多出现在四肢末梢
    B. 按摩可消失
    C. 加温可消失
    D. 皮肤温暖
    E. 以上都不正确
15. 呕血最常见的病因是
    A. 急性胃黏膜病变
    B. 消化性溃疡
    C. 胃癌
    D. 急性出血性胃炎

E. 肝硬化食管胃底静脉曲张破裂

16. 呕吐物有粪臭味的疾病是
    A. 急性胰腺炎　　　B. 急性胆囊炎
    C. 幽门梗阻　　　　D. 低位肠梗阻
    E. 腹膜炎

17. 慢性腹泻病程超过
    A. 2 周　　　　　　B. 1 个月
    C. 2 个月　　　　　D. 6 个月
    E. 1 年

18. 呕吐伴眩晕、眼球震颤者，见于
    A. 急性胃炎　　　　B. 急性胆囊炎
    C. 脑炎　　　　　　D. 脑出血
    E. 前庭器官病变

19. 患者晨起眼睑水肿，逐渐蔓延至全身，见于下列哪种疾病
    A. 右心衰竭　　　　B. 肝硬化失代偿期
    C. 肾小球肾炎　　　D. 过敏
    E. 营养不良

20. 中度昏迷与深昏迷最有价值的鉴别是
    A. 对各种刺激有无反应
    B. 能否被唤醒
    C. 有无自主运动
    D. 深浅反射是否消失
    E. 有无大小便失禁

（于淑娟）

第 2 章
体格检查

体格检查是指检查者运用自己的感官和借助简单的检查工具（如血压计、体温计、听诊器、压舌板等），客观地了解和评估人体健康状况的方法。

第 1 节　基本检查法

体格检查的基本方法有五种：视诊、触诊、叩诊、听诊和嗅诊。

一、视　诊

视诊是运用视觉观察被检查者全身或局部状态的检查方法。特殊部位的检查需借助某些仪器（如耳镜、鼻镜、内镜等）进行。

二、触　诊

触诊是通过手直接触摸被检查者体表后的感觉进行判断的检查方法。触诊适用范围较广，可遍及全身各部位，多用于腹部检查。

（一）触诊方法

触诊方法分浅部触诊法和深部触诊法。

1. 浅部触诊法　将右手轻放在被检查部位，利用掌指关节及腕关节的协同动作，以滑动或旋转的方式轻压触摸（图 2-1），可触及深度 1～2cm。浅部触诊法适用于体表浅在病变的检查，常用于检查局部有无压痛、搏动、包块、抵抗感等。

2. 深部触诊法　检查时用单手或双手重叠，由浅入深，逐渐加压，可触及深度常在 2cm 以上，有时可达 4～5cm。深部触诊法主要用于腹部

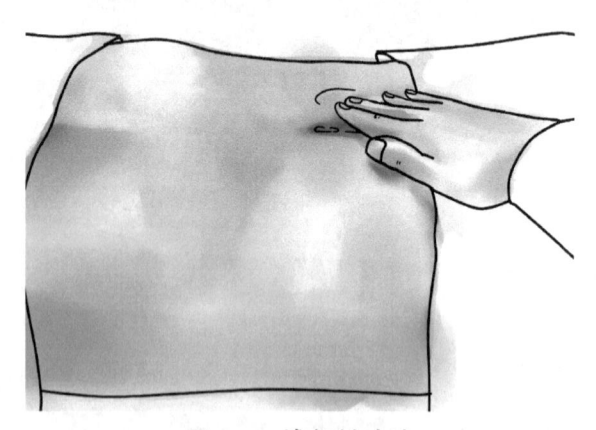

图 2-1　浅部触诊法

检查。根据检查目的和手法不同，常用的有以下几种。

（1）深部滑行触诊法：常用于检查腹腔脏器和深部肿块。检查时嘱被检查者微张口平静呼吸，使腹肌松弛，检查者用右手并拢的示指、中指、环指末端逐渐深压，触向腹腔的脏器或肿块，并在触及的脏器或肿块上做上、下、左、右滑动触摸（图 2-2）。

（2）双手触诊法：多用于肝、脾、肾和腹腔肿物的检查。检查者将右手置于被检查部位，左手置于被检查脏器或肿块的背部，并将其推向右手方向，起固定作用，使被检查脏器或肿块更接近体表以利于右手触诊（图2-3）。

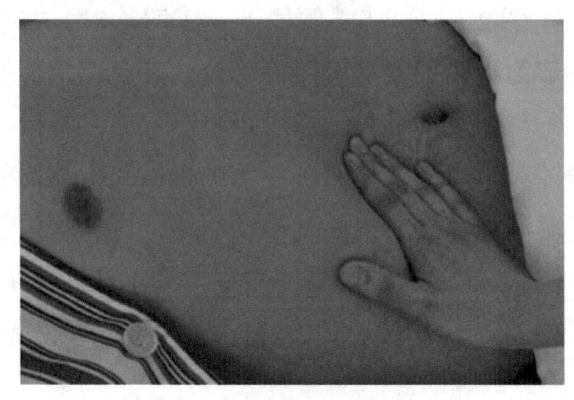

图2-2　深部滑行触诊法

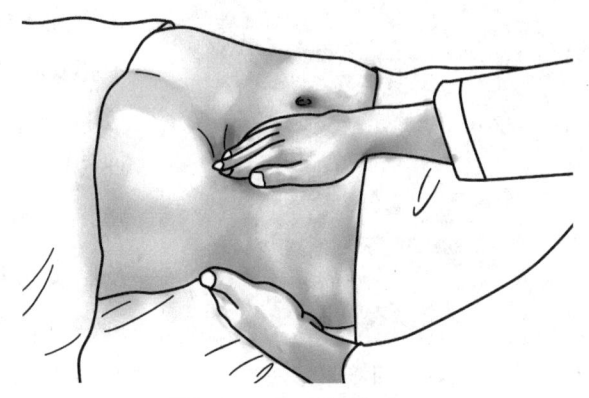

图2-3　双手触诊法

（3）深压触诊法：用于探测腹腔的深在病变。检查者以一个或两个手指指端在腹壁上垂直逐渐深压，以确定腹腔压痛点，如阑尾压痛点、胆囊压痛点等。检查反跳痛时，在深压的基础上迅速将手抬起，同时询问被检查者是否感觉疼痛加剧或观察被检查者面部是否出现痛苦表情（图2-4）。

（4）冲击触诊法：一般只用于大量腹水难以触及肝、脾者。检查时将右手示指、中指、环指并拢，与被检查部位成70°～90°，做数次连续急速而有力的冲击，在冲击腹壁时会出现腹腔内脏器在指端浮沉的感觉。

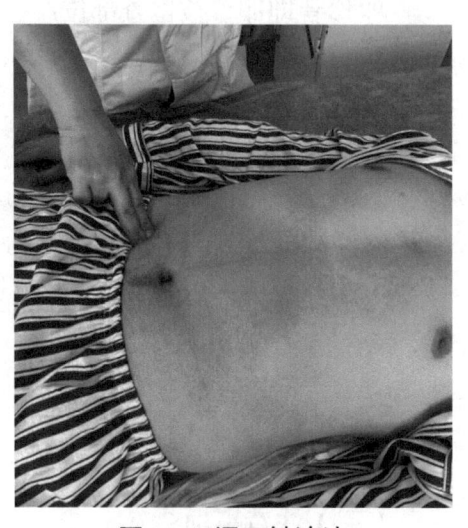

图2-4　深压触诊法

（二）注意事项

1. 检查室应温暖，光线适宜。
2. 触诊前说明检查目的和配合动作。
3. 安置被检查者体位，腹部触诊取屈膝仰卧位。做下腹部触诊前，嘱被检查者提前排尿、排便。充分暴露被检查部位，腹肌放松。
4. 检查者面向被检查者，站于其右侧，手要温暖，动作轻柔、规范，由浅入深，从健侧逐渐触向患侧。
5. 检查者边检查、边观察、边思考，结合解剖部位和毗邻关系，明确病变性质及来源。

三、叩　诊

叩诊是用手指叩击被检查部位表面，使之震动而产生声响，根据震动和声响特点判断脏器状态的检查方法。

（一）叩诊方法

1. 直接叩诊法　适用于胸部和腹部面积较广泛的病变，如气胸、胸腔积液、腹水等。用右手示指、中指和环指的掌面，直接拍击被检查部位，借指下的震动感和拍击的声响来判断病变情况。

2. 间接叩诊法　是最常用的叩诊方法，常用于胸部和腹部检查（图2-5）。其要领如下：①叩诊时，左手中指第二指节为板指，紧贴于叩诊部位，其余四指及手掌略抬高，不与体表接触；②右手指自然弯曲，中指指端为"叩诊锤"，指端垂直叩击左手中指第二指节的前端；③叩击时利用腕关节的活动带动叩指，避免肘关节及肩关节运动；④叩击动作轻柔、灵活、短促、富有弹性，每一部位叩击2~3下；⑤叩击后，右手中指应立即抬起，以免影响叩诊音的判断。

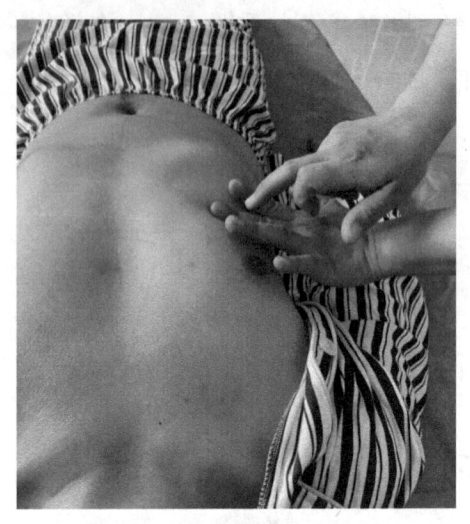

图2-5　间接叩诊法

（二）叩诊音

叩诊音即叩诊被检查部位产生的声响。各类叩诊音的特点、分布及异常状态的临床意义见表2-1。

表2-1　叩诊音特点、分布及异常状态的临床意义

叩诊音	音调	强度	时间	正常存在部位	异常状态的临床意义
鼓音	低	强	长	胃泡区及腹部	气胸、肺空洞
过清音	低	强	长	无	肺气肿
清音	较低	较强	较长	正常肺	无
浊音	较高	较弱	较短	心、肝被肺覆盖的部分	肺炎、肺不张
实音	高	弱	短	心、肝未被肺覆盖的部分	胸腔积液、肺实变

（三）注意事项

1. 环境安静，以免影响叩诊音的判断。
2. 充分暴露被检查部位，嘱被检查者放松肌肉。
3. 叩击力量均匀适中，注意对称部位叩诊音的比较。
4. 叩诊不同部位，采取不同的叩诊方法和体位。胸部叩诊取坐位或卧位，腹部叩诊取仰卧位。

四、听　　诊

听诊是检查者用耳或借助听诊器听取被检查者身体各部位发出的声音，来判断是否正常的检查方法。

（一）听诊方法

1. 直接听诊法　用耳郭直接贴在被检查者的体表进行听诊，此方法多在没有听诊器应急时采用。

2. 间接听诊法　采用听诊器进行听诊。此方法主要用于心血管、肺部、腹部的听诊。听诊器由耳件、听件、软管三部分构成。听件分为钟型和膜型，钟型听件用于听取低调声响，如心脏杂音；膜型听件用于听诊高调声响，如呼吸音、肠鸣音等。

（二）注意事项

1. 听诊时环境要安静、温暖。
2. 使用听诊器前注意检查耳件方向是否正确、各部位连接是否紧密、管腔是否通畅；听件要紧贴被检查部位。
3. 根据病情，嘱被检查者采取坐位或卧位。
4. 听诊时集中注意力，排除其他声响的干扰。

五、嗅　　诊

嗅诊是检查者通过嗅觉判断被检查者异常气味与疾病关系的检查方法。临床意义如下。

1. **呼吸气味**　浓烈的酒味见于饮酒后，刺激性大蒜味提示有机磷杀虫药中毒，烂苹果味见于糖尿病酮症酸中毒，肝臭味见于肝性脑病，氨味见于尿毒症。
2. **痰液味**　痰液呈恶臭味提示支气管扩张或肺脓肿。
3. **尿液味**　尿液呈浓烈的氨味见于尿潴留、膀胱炎及尿毒症。
4. **呕吐物味**　呈酸臭味，见于幽门梗阻；肠梗阻的患者呕吐物呈粪臭味。

第2节　一般检查

> **案例 2-1**
>
> 患者，女，65岁。劳累后出现心悸、气短6年，1周前因受凉咳嗽、心悸、气短症状加重入院。查体：体温37.6℃，脉搏89次/分，呼吸28次/分，血压110/75mmHg。口唇青紫，颈静脉怒张，双下肢水肿。
>
> **问题：**1. 该患者出现了哪些异常征象？
> 　　　　2. 全身一般检查包括哪些内容？

全身一般检查是体格检查的第一步，内容包括：生命体征、发育与体型、营养状态、意识状态、面容与表情、体位、步态等。方法以视诊为主，辅以触诊、听诊。

一、生命体征

生命体征是评价生命活动存在与否及其质量的重要指标，包括体温（T）、脉搏（P）、呼吸（R）和血压（BP），是体格检查必查项目之一（测量方法详见第19章第1节）。

1. **体温异常的意义**　①发热：体温高于正常时称为发热。可分为感染性发热和非感染性发热。②体温过低：体温低于正常为体温过低。见于休克、急性大出血、重度营养不良、甲状腺功能低下、年老体弱以及在低温环境中暴露过久等。
2. **脉搏异常的意义**　①脉搏增快：脉率超过100次/分。见于情绪激动、紧张、运动、发热、贫血、甲状腺功能亢进症、快速型心律失常、心力衰竭、休克等。②脉搏减慢：脉率少于 60 次 / 分。见于颅内压增高、阻塞性黄疸、甲状腺功能减退症、缓慢型心律失常等。③水冲脉：表现为脉搏急促有力，骤起骤落。常见于主动脉瓣关闭不全、动脉导管未闭、严重贫血、甲状腺功能亢进症等。④奇脉：指平静吸气时脉搏明显减弱或消失。见于大量心包积液或缩窄性心包炎。⑤交替脉：脉搏节律正常，而脉搏强度出现一强一弱的交替改变，是左心衰竭的重要体征之一。

3. 呼吸异常的意义　①呼吸过快：平静状态下成人呼吸超过 20 次 / 分，常见于心肺疾病、贫血、发热和甲状腺功能亢进症。②呼吸过缓：呼吸少于 12 次 / 分，常见于颅内压增高、麻醉剂或镇静剂过量等。③酸中毒大呼吸：又称库斯莫尔（Kussmaul）呼吸。当有严重的代谢性酸中毒时，出现深长而稍快的呼吸，见于糖尿病酮症酸中毒和尿毒症酸中毒等。④潮式呼吸：表现为呼吸由浅慢逐渐变为深快，然后由深快转为浅慢，直至呼吸暂停片刻，又开始上述周期性呼吸，其节律如潮水涨落，故称潮式呼吸。⑤间停呼吸：表现为规律而深度相同的几次呼吸后，突然停止呼吸，短时间后又开始规律而深度相同的呼吸，如此周而复始。潮式呼吸、间停呼吸多见于中枢神经系统疾病，如脑炎、脑膜炎、颅内压增高及某些中毒。

4. 血压异常的意义　年龄、性别、体质、运动、气温、紧张、情绪激动等因素均可影响血压。①高血压：在安静、清醒的条件下用标准测量方法，未使用降压药，至少 3 次非同日测量，收缩压≥ 140mmHg 和（或）舒张压≥ 90mmHg 为高血压；如果仅收缩压达到标准则称为收缩期高血压。绝大多数是原发性高血压，约 5% 为继发性高血压，如慢性肾炎、肾动脉狭窄等所致高血压。②低血压：血压低于 90/60mmHg 称为低血压。多见于急性心肌梗死、休克、极度衰弱等。低血压与体位变化有关者称直立性低血压。③血压不对称：正常双侧上肢血压差在 5～10mmHg。若两上肢血压相差大于 10mmHg 即为血压不对称，见于血管闭塞性脉管炎、多发性大动脉炎、先天性动脉畸形等。④脉压减小：脉压为收缩压与舒张压之差，正常成人脉压为 30～40mmHg。脉压低于 30mmHg 称为脉压减小，常见于缩窄性心包炎、心包积液、主动脉瓣狭窄、严重心力衰竭等。

考点　生命体征的内容

二、发育与体型

（一）发育

发育通常以年龄、智力和体格成长状态（包括身高、体重及第二性征）进行综合评价。影响发育的因素有遗传、内分泌、营养代谢、生活条件及体育锻炼等。

1. 成人发育正常的指标　胸围约等于身高的一半；双上肢展开的长度约等于身高；坐高约等于下肢的长度。

2. 发育异常　病态发育与内分泌的关系最为密切。在发育成熟前，垂体功能亢进，生长激素分泌过多，可出现体格异常高大，称为巨人症；垂体功能减退，可导致体格异常矮小，称为侏儒症；在新生儿期，甲状腺功能减退时，可导致体格矮小和智力低下，称为呆小症。

（二）体型

体型是指身体发育的外观显现，包括骨骼、肌肉与脂肪分布的状态等。成人体型可分为以下三种（表2-2）。

表 2-2 成人体型的分类和特点

体型	特点
无力型（瘦长型）	体高肌瘦、颈细长、肩窄下垂、胸廓扁平，腹上角小于90°
正力型（匀称型）	身体各个部分匀称适中，腹上角90°左右
超力型（矮胖型）	体格粗壮、颈粗肩宽、胸廓宽厚，腹上角大于90°

三、营养状态

营养状态与食物的摄入、消化、吸收及代谢等因素密切相关。评价营养状态最简便、迅速的方法是观察皮下脂肪充实的程度，最常选择前臂屈侧或上臂背侧下1/3处。临床上，根据皮肤、皮下脂肪、毛发、肌肉的发育情况将营养状态分良好、中等、不良三个等级。

四、意识状态

意识是大脑功能活动的综合表现。正常人意识清晰，反应敏锐精确，定向力正常，语言流畅、准确，表达能力良好，思维和情感活动正常。当疾病影响大脑功能活动，人体对周围环境及自身状态的识别和觉察能力出现障碍时称为意识障碍（详见第1章第2节常见症状）。

五、面容与表情

常见异常面容见图2-6。

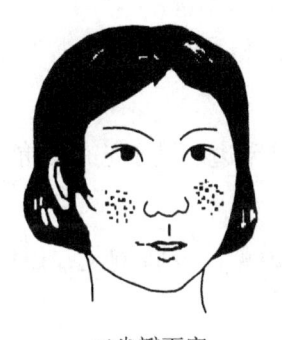

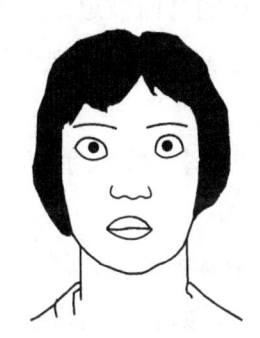

二尖瓣面容　　　　甲状腺功能亢进症面容　　　　黏液性水肿面容

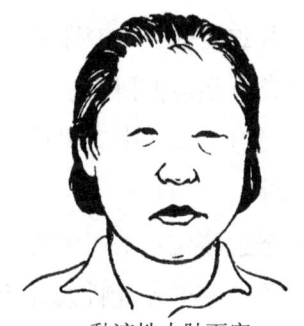

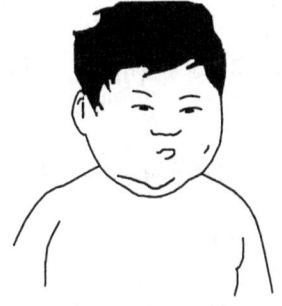

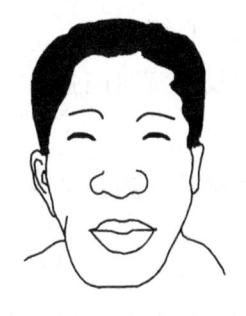

满月面容　　　　肢端肥大症面容

图 2-6　常见异常面容

1. 急性病容　表情痛苦，面色潮红，呼吸急促，鼻翼扇动，唇周有疱疹。多见于急性感染性疾病，如肺炎链球菌肺炎、疟疾、流行性脑脊髓膜炎等。

2. 慢性病容　面容憔悴，面色晦暗，目光暗淡，表情抑郁，体弱无力。见于慢性消耗性疾病，如恶性肿瘤等。

3. 贫血面容　面色苍白，唇舌色淡，神情倦怠。见于各种原因所致贫血。

4. 二尖瓣面容　面色晦暗、两颊暗红、口唇发绀。见于风湿性心瓣膜病二尖瓣狭窄。

5. 甲状腺功能亢进症面容　面容惊愕，眼球突出，眼裂增宽，目光炯炯有神，表情兴奋易怒。见于甲状腺功能亢进症。

6. 黏液性水肿面容　面色苍白，颜面水肿，目光呆滞，反应迟钝，毛发稀疏。见于甲状腺功能减退症。

7. 满月面容　面如满月，皮肤发红，常伴痤疮和胡须生长。见于库欣综合征及长期应用糖皮质激素者。

8. 肢端肥大症面容　头颅增大，面部变长，下颌前突，眉弓、两颧隆起，唇舌肥厚，耳鼻增大。见于肢端肥大症。

六、体　位

体位是指身体所处的状态。

1. 自主体位　是指身体活动自如，不受限制。自主体位见于正常人、轻症及疾病早期患者。

2. 被动体位　是指自己不能调整或变换身体的位置，见于瘫痪、极度衰竭或意识丧失者。

3. 强迫体位　是指患者为减轻疾病痛苦而被迫采取的某种特殊体位。

（1）强迫卧位：一侧胸膜炎和大量胸腔积液呈强迫患侧卧位，脊柱疾病呈强迫俯卧位，急性腹膜炎呈强迫仰卧位。

（2）强迫坐位：患者采取半坐位或端坐位，双手置于两膝或床边。见于心肺功能不全者，如左心衰竭。

（3）强迫蹲位：患儿在活动过程中，突然停止活动，采用蹲踞位或膝胸位，以缓解呼吸困难和心悸。见于先天性发绀型心脏病，如法洛四联症。

（4）强迫停立位：在行走时因突发心前区疼痛，迫使患者立即停止行走，以缓解由心脏缺血缺氧导致的疼痛。见于心绞痛。

（5）角弓反张位：颈及脊背肌肉强直，头部后仰，胸腹前凸，背过伸，躯干呈弓形。见于破伤风、小儿脑膜炎等。

（6）辗转体位：患者辗转反侧，坐卧不安。见于肾绞痛、胆石症、胆道蛔虫病等。

七、步　态

1. 蹒跚步态　走路时身体左右摇摆似鸭步。见于佝偻病、大骨节病、进行性肌营养不良或先天性双侧髋关节脱位等。

2. 醉酒步态　行走时躯干重心不稳，步态紊乱如醉酒状。见于小脑疾病、酒精中毒及巴比妥中毒等。

3. 慌张步态　小步急速前行，身体前倾，难以止步。见于帕金森病等。

4. 剪刀步态　行走时下肢过度内收，两腿交叉呈剪刀状。见于小儿脑瘫与截瘫患者。

5. 共济失调步态　起步时双目向下注视，一脚高抬，骤然垂落，两脚间距很宽，以防身体倾斜，闭目时不能保持平衡。见于脊髓受损患者等。

6. 跨阈步态　行走时抬高下肢才可起步，患足下垂。见于腓总神经麻痹。

第3节　头颈部检查

一、头部检查

（一）头发

需注意头发的颜色、疏密度，是否脱发，脱发的类型和特点。头发的颜色、曲直和疏密度可因种族遗传因素及年龄而异。脱发可由斑秃、伤寒、甲状腺功能减退症等疾病所致，也可见于抗癌药物治疗、放射治疗等。

（二）头颅

1. 大小及外形　头颅的大小以头围来测量，测量软尺自眉间绕到颅后通过枕骨粗隆一周的长度。新生儿头围约34cm，随年龄增长缓慢增加，成人≥53cm。头颅大小异常或畸形是某些疾病的体征（图2-7）。

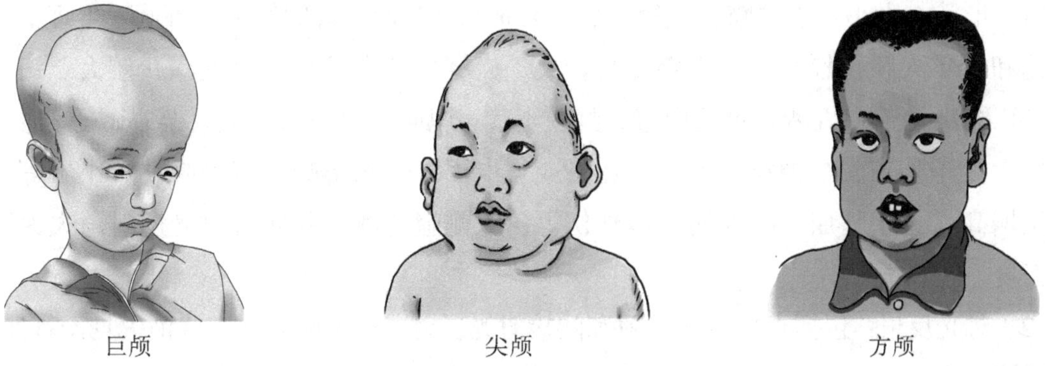

巨颅　　　　　　　　尖颅　　　　　　　　方颅

图2-7　常见异常头颅

（1）巨颅：额、顶、颞、枕部突出膨大呈圆形，颈部静脉充盈，对比之下颜面较小。见于脑积水，由于颅内压增高，压迫眼球，出现双目下视、巩膜外露的表情，称为落日现象。

（2）尖颅：也称塔颅。矢状缝与冠状缝过早闭合导致头顶部尖突高起似塔状。见于先天性疾病尖颅并指（趾）畸形。

（3）方颅：前额左右突出，头顶平坦呈方形。见于小儿佝偻病、先天性梅毒。

（4）小颅：小儿囟门多在12～18个月闭合，过早闭合可形成小颅畸形，影响颅脑发育，常伴智力障碍。

2. 头部运动异常　头部活动受限，见于颈椎疾病；头部不随意颤动见于帕金森病；与颈动脉搏动一致的点头运动，见于严重主动脉瓣关闭不全。

（三）眼

1. 眼睑　检查时注意有无眼睑水肿、睑内翻、上睑下垂、眼睑闭合障碍等。

2. 结膜　苍白见于贫血；充血发红伴血管充盈，见于结膜炎；出现大片结膜下出血，见于高血压、动脉硬化；颗粒与滤泡见于沙眼。

3. 眼球

（1）下陷：双侧下陷见于严重脱水、老年人、消瘦，单侧下陷见于霍纳（Horner）综合征。

（2）突出：双侧眼球突出见于甲状腺功能亢进症，单侧眼球突出多由局部炎症或眶内占位性病变所致。

（3）震颤：是指双侧眼球发生一系列有规律的快速往返运动。自发的眼球震颤见于耳源性眩晕、视力严重低下、小脑疾病等。

4. 角膜　视诊角膜透明度，有无云翳、白斑、软化、溃疡、新生血管等。角膜软化见于维生素A缺乏、婴幼儿营养不良等。角膜边缘及周围出现类脂质沉着的灰白色浑浊环，多见于老年人，称为老年环。

5. 巩膜　正常为瓷白色，黄疸时巩膜黄染最明显。中年后内眦部出现不均匀黄色斑块，为脂肪沉着所致。

6. 瞳孔　视诊注意其大小、形状、位置，双侧是否等大、等圆，对光反射、调节及集合反射等是否正常。瞳孔缩小受动眼神经的副交感神经支配，瞳孔扩大受交感神经支配。

（1）形状与大小：正常瞳孔直径2.5～4.0mm，圆形，双侧等大、等圆。生理情况下，婴幼儿和老年人瞳孔较小，青少年瞳孔较大。光亮处瞳孔较小，暗处瞳孔较大。病理情况下，瞳孔缩小见于有机磷杀虫药中毒、虹膜炎症、吗啡、氯丙嗪、毛果芸香碱等药物中毒；瞳孔扩大见于外伤、视神经萎缩、阿托品或可卡因等药物影响；双侧瞳孔大小不等，提示颅内压增高，见于脑疝、脑肿瘤、脑外伤等；双侧瞳孔散大并伴有对光反射消失为濒死状态的表现。

（2）对光反射：包括直接对光反射和间接对光反射。对光反射迟钝或消失见于昏迷患者，提示病情危重。

（3）集合反射和调节反射：嘱被检查者注视1米外的目标（如检查者的示指），将目标逐渐移近眼球（距离眼球5～10cm处）。正常人双眼球内聚，即为集合反射；瞳孔逐渐缩小，即为调节反射。当动眼神经功能损害时，集合反射和调节反射均消失。

考点　瞳孔缩小和扩大的临床意义

（四）耳

应注意耳郭的外形、大小、位置和对称性，外耳道皮肤有无红肿、溢液。耳郭皮下痛性结节见于痛风。外耳道有脓性分泌物，伴全身症状，见于化脓性中耳炎。当化脓性中耳炎引流不畅时，可蔓延为乳突炎。

（五）鼻

1. **外形和颜色** 鼻梁部皮肤出现红色斑块，高出皮面并向两侧面颊部扩展成蝴蝶状，见于系统性红斑狼疮；鼻尖和鼻翼处皮肤发红，并伴有毛细血管扩张和组织肥厚，见于酒渣鼻；呼吸时鼻翼扇动，见于伴有呼吸困难的高热性疾病（如大叶性肺炎）、支气管哮喘发作。

2. **鼻腔** 检查时注意鼻中隔有无偏曲或穿孔，鼻腔是否通畅、有无出血、有无分泌物，鼻黏膜有无肿胀、肥厚、糜烂、溃疡。

3. **鼻窦** 为鼻腔周围含气的骨质空腔，有窦口与鼻腔相通。当引流不畅时，易发生鼻窦炎，出现鼻塞、流涕、头痛和鼻窦区压痛。鼻窦共有四对，分别为上颌窦、额窦、筛窦、蝶窦。蝶窦不能在体表进行检查。

（六）口腔

1. **口唇** 正常人口唇红润有光泽。检查时注意口唇颜色、有无疱疹、口角有无糜烂和歪斜。口唇苍白见于贫血、主动脉瓣关闭不全；发绀见于心、肺功能不全；口唇疱疹多为单纯疱疹病毒感染所引起，见于流行性脑脊髓膜炎、大叶性肺炎等；口角歪斜见于面神经麻痹。

2. **口腔黏膜** 正常口腔黏膜呈粉红色，有光泽。在相当于第二磨牙的颊黏膜处出现针头大小的白色斑点，周围绕以红晕，称麻疹黏膜斑，又称科氏斑（Koplik spot），是麻疹的早期特征。

3. **牙齿和牙龈** 正常牙齿呈乳白色或淡黄色，质坚韧，牙龈呈粉红色，与牙颈部紧密贴合。检查时应注意牙齿的色泽、形状，有无缺齿、龋齿、义齿及残根等。牙龈有无水肿、出血、溃疡、色素沉着等。

4. **舌** 正常人舌质淡红、柔软、湿润，伸舌居中、活动自如、无震颤。检查时注意舌质、舌苔及舌的活动状态。异常舌的特点及临床意义见表 2-3。

表 2-3 异常舌的特点及临床意义

类型	特点	临床意义
草莓舌	舌乳头肿胀、鲜红，似草莓	猩红热、长期发热者
地图舌	舌面出现黄色上皮细胞堆积而成的隆起部分，状如地图	维生素 B_2 缺乏
干燥舌	重度干燥时舌面出现纵沟，舌体缩小	严重脱水、放射治疗后
镜面舌	舌面光滑呈粉红色或红色、舌乳头萎缩、舌体变小	缺铁性贫血、慢性萎缩性胃炎
牛肉舌	舌面绛红，如生牛肉	烟酸缺乏

5. **咽及扁桃体** 正常人扁桃体不显露，检查时注意扁桃体的大小，有无充血、红肿、分泌物等。

（1）检查方法：被检查者取坐位，头部稍后仰，张大口发"啊"音，检查者用压舌板在舌前 2/3 与后 1/3 交界处迅速下压，见软腭上抬，在照明配合下，可见软腭、腭垂、腭弓、扁桃体、咽后壁等。

（2）临床意义：咽部黏膜充血、红肿、分泌增多，见于急性咽炎。咽部黏膜充血、表面粗糙，并伴有淋巴滤泡呈簇状增殖，见于慢性咽炎。急性扁桃体炎时，腺体增大、红肿，在扁桃体隐窝内可见黄白色分泌物。

（3）扁桃体肿大分度：一般分为三度（图2-8），不超过咽腭弓者为Ⅰ度；超过咽腭弓未超过咽后壁中线者为Ⅱ度；达到或超过咽后壁中线者为Ⅲ度。

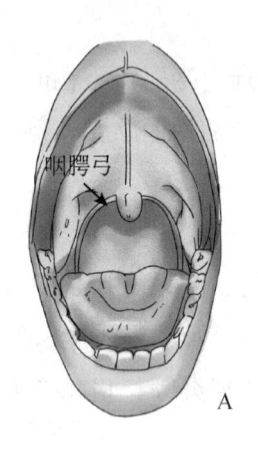

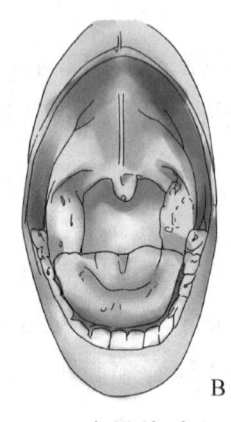

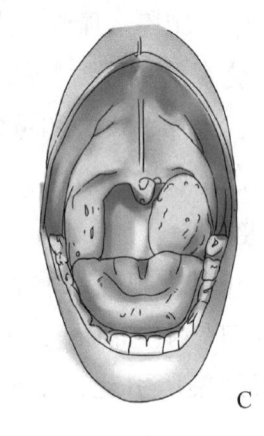

图 2-8 扁桃体肿大分度
A. Ⅰ度；B. Ⅱ度；C. Ⅲ度

考点 扁桃体肿大的分度

二、颈部检查

（一）颈部的外形和运动

正常颈部两侧对称，伸屈、转动自如。颈部向一侧偏斜，称为斜颈，见于先天性颈肌挛缩或斜颈；颈部运动受限伴疼痛，见于颈椎疾病、软组织炎症、颈肌扭伤等。颈项强直，见于各种脑膜炎、蛛网膜下腔出血等。

（二）颈部血管

1. 颈静脉　正常人取立位或坐位时，颈外静脉常不显露，去枕平卧时稍充盈，充盈水平仅限于锁骨上缘至下颌角距离的下2/3以内。如取45°的半卧位，颈静脉充盈度超过正常水平，或坐位、立位时可见颈静脉充盈，称为颈静脉怒张，提示体循环静脉压增高，见于右心衰竭、上腔静脉阻塞综合征、心包积液、缩窄性心包炎等。

2. 颈动脉　正常静息状态下看不见颈动脉搏动，仅在剧烈活动后因心排血量增加，可见微弱搏动。若在静息状态下出现明显的颈动脉搏动，提示脉压增大，见于严重贫血、甲状腺功能亢进症、高血压、主动脉瓣关闭不全等。

（三）甲状腺

甲状腺位于甲状软骨下方及环状软骨的两侧，正常时看不到，亦不易触及。

1. 检查方法　视诊可观察甲状腺的大小和对称性。触诊可检查甲状腺大小、质地、是否对称，有无表面结节、压痛、震颤等。当触及甲状腺肿大时，用听诊器直接放在甲状腺上，甲状腺功能亢进时可闻及连续性嗡鸣样血管杂音。

2. 甲状腺肿大的分度及临床意义　甲状腺肿大分为三度。看不到肿大但能触及者为Ⅰ度；能触及且能看到，但在胸锁乳突肌以内者为Ⅱ度；超过胸锁乳突肌外缘者为Ⅲ度。甲状腺肿大常见于单纯性甲状腺肿、甲状腺功能亢进症、甲状腺癌等。

考点　甲状腺肿大的分度

（四）气管

正常人气管居于颈前正中部。检查时嘱被检查者取坐位或仰卧位，检查者将右手示指和环指分别置于被检查者两侧胸锁关节上，中指于胸骨上窝触及气管，观察中指与示指和环指之间的距离（图2-9）。正常人两侧距离相等，说明气管居中。单侧甲状腺肿大、一侧胸腔积液、气胸、纵隔肿瘤时，气管向健侧移位；胸膜粘连、肺不张时，气管向患侧移位。

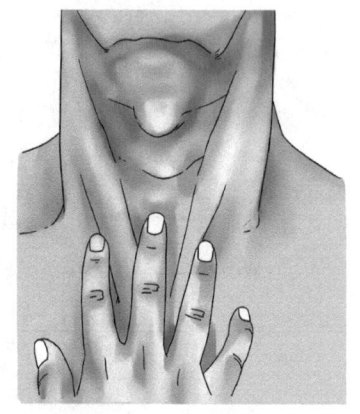

图 2-9　气管检查

第 4 节　胸 部 检 查

胸部指颈部以下和腹部以上的区域。胸部检查包括胸廓、胸壁、乳房、肺和胸膜、心脏等的检查。胸廓由12块胸椎、12对肋骨、胸骨及锁骨组成（图2-10）。检查时注意环境安静、光线充足、温度适宜。被检查者取坐位或卧位，充分暴露胸部，按视、触、叩、听顺序进行检查。先检查前胸部及两侧胸部，然后检查背部，注意左右对比。

一、胸部体表标志

胸部体表标志用于标记胸部正常和异常体征的部位与范围（图2-10）。

（一）骨骼标志

骨骼标志包括胸骨角、剑突、肋间隙、脊柱棘突、肩胛下角及腹上角。

（二）自然陷窝与人工分区

胸部自然陷窝与人工分区包括胸骨上窝、锁骨上窝、锁骨下窝、腋窝、肩胛上区、肩胛下区及肩胛间区。

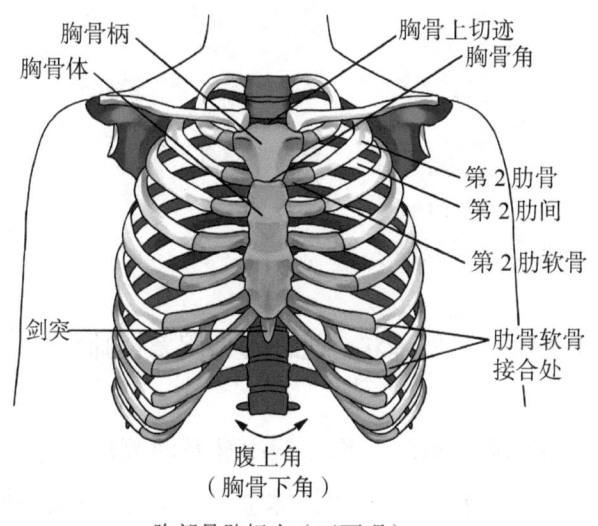

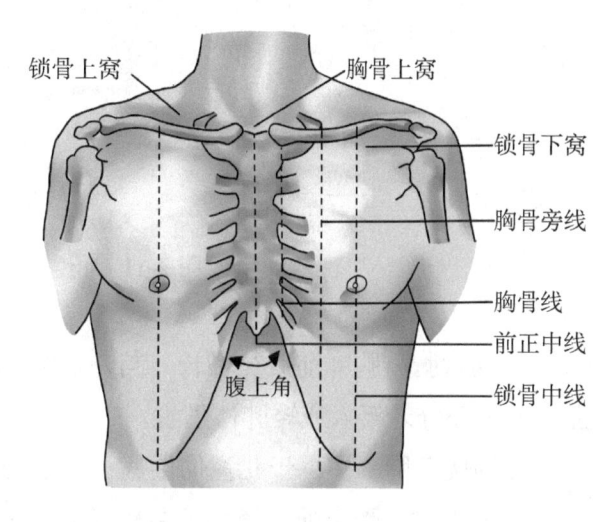

胸部骨骼标志（正面观）　　　　胸部自然陷窝及划线（正面观）

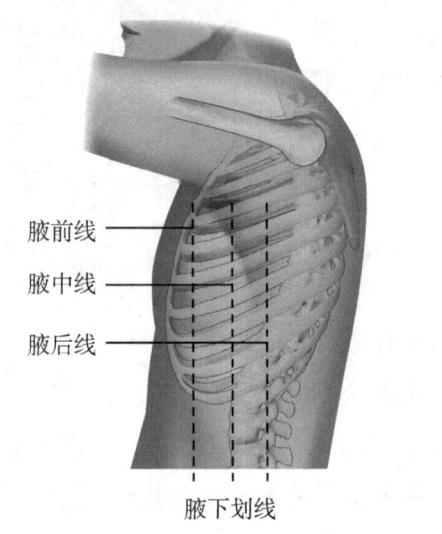

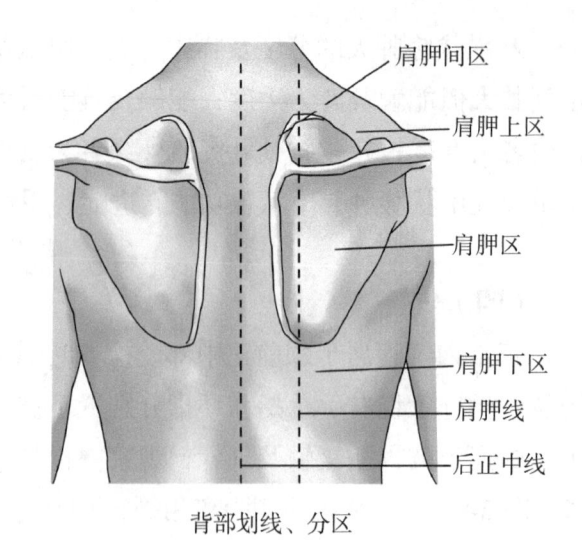

图 2-10 胸部体表标志及划线、分区

二、胸壁、胸廓及乳房检查

(一) 胸壁

检查有无胸壁静脉曲张、皮下气肿及胸壁压痛。白血病、骨髓瘤患者胸骨下段有明显压痛和叩击痛。

(二) 胸廓

正常胸廓两侧对称，成人胸廓前后径短于左右径，两者之比约 2 : 3，呈椭圆形。常见胸廓外形改变见图 2-11。

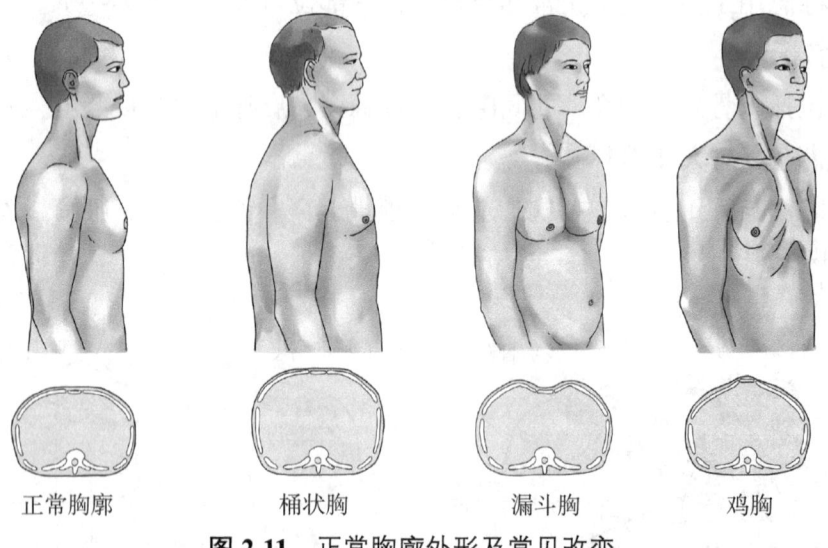

图 2-11 正常胸廓外形及常见改变

1. **桶状胸** 胸廓前后径增长，与左右径几乎相等，呈圆桶状，见于慢性阻塞性肺气肿，也可见于部分老年人或矮胖体型者。

2. **佝偻病胸** 多见于儿童佝偻病，可表现为漏斗胸、鸡胸、佝偻病串珠及肋膈沟。

3. **扁平胸** 胸廓前后径小于左右径的一半，呈扁平状，见于瘦长体型者，也见于慢性消耗性疾病，如肺结核等。

4.胸廓单侧变形　胸廓单侧膨隆，见于大量胸腔积液、气胸等。胸廓单侧或局限性凹陷，见于肺不张、肺纤维化、肺萎缩和广泛胸膜肥厚粘连等。

（三）乳房

1.检查方法

（1）视诊：乳房发育是否正常，两侧乳房是否对称，皮肤及乳头有无异常。

（2）触诊：先健侧后患侧。按外上、外下、内下、内上象限及尾部的顺序，由浅入深进行滑行触诊，最后触诊乳头。注意乳房的硬度、弹性、有无压痛及肿块，同时注意腋窝、锁骨上窝、颈部淋巴结是否肿大。如触及肿块，应描述其部位、数目、大小、形态、质地、活动度、边缘是否清楚、与周围皮肤是否粘连。

2.临床意义

（1）急性乳腺炎：乳房局部红、肿、热、痛，触诊有硬结包块，且伴全身感染症状，多见于哺乳期妇女。

（2）乳腺癌：单发肿块与皮下组织粘连，局部皮肤呈橘皮样，多见于中年妇女，晚期常伴有腋窝淋巴结转移。

（3）乳腺良性肿瘤：质较软，边界清楚且有一定的活动度，见于乳腺囊性增生、乳腺纤维腺瘤。

三、肺和胸膜检查

（一）视诊

1.呼吸运动　包括胸式呼吸和腹式呼吸，女性以胸式呼吸为主，男性及婴幼儿以腹式呼吸为主。胸部疾病（如肺炎、重症肺结核、胸膜炎、胸腔积液、肋骨骨折等）可使胸式呼吸减弱，腹式呼吸增强；腹部疾病（如腹膜炎、阑尾炎、大量腹水、肝脾极度增大、腹腔内巨大肿瘤等）可使腹式呼吸减弱，胸式呼吸增强。

2.呼吸频率及节律　详见本章第2节。

（二）触诊

1.胸廓扩张度　指呼吸时胸廓动度。正常人两侧一致。检查者按图2-12放置好双手，嘱被检查者做深呼吸，观察两手的动度是否一致。一侧胸廓扩张受限，见于大量胸腔积液、气胸、肺不张、胸膜增厚等。

2.语音震颤　又称为触觉语颤，简称语颤。被检查者发音时声带振动产生的声波，沿气管、支气管、肺泡传到胸壁的振动，用手掌可触及，称为语音震颤。检查时将左右手掌的掌面或尺侧缘轻放于两侧胸壁的对称部位（图2-13），嘱被检查者用同等强度重复发"yi"长音，同时检查者自上而下、由内到外，比较两侧相应部位的语颤有无增强或减弱。语颤增强可见于大叶性肺炎实变期、靠近胸膜的慢性纤维空洞性肺结核、压迫性肺不张等；语颤减弱或消失可见于肺气肿、气胸、大量胸腔积液、阻塞性肺不张、胸膜严重肥厚等。

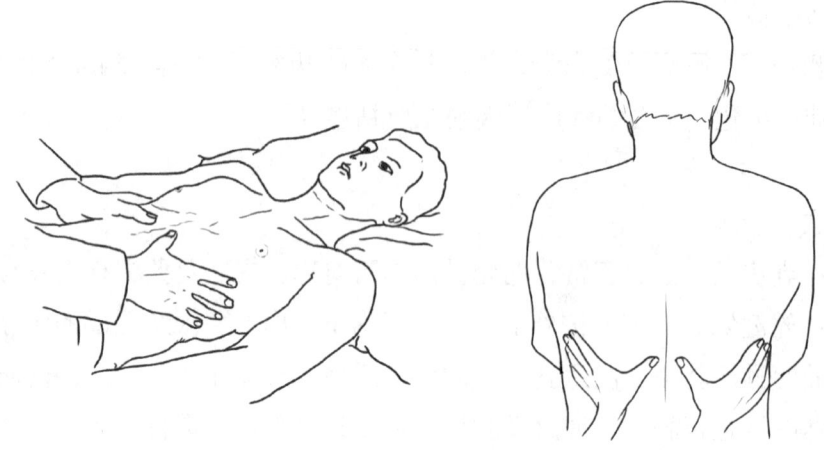

图 2-12 胸廓扩张度检查

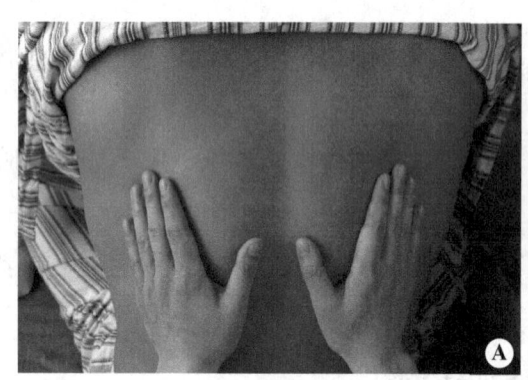

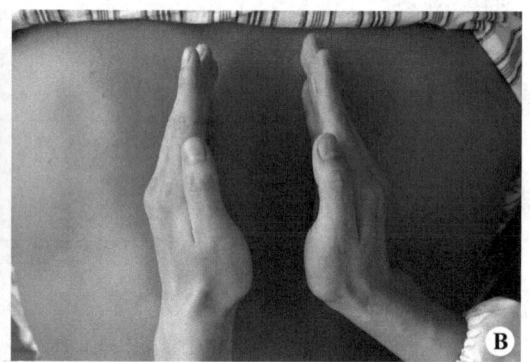

图 2-13 语音震颤检查
A. 放置掌面；B. 放置手掌尺侧缘

考点 语颤增强与减弱的临床意义

3. 胸膜摩擦感　正常人无胸膜摩擦感。急性胸膜炎时，纤维蛋白的沉着使胸膜表面变得粗糙，呼吸时，胸膜脏层、壁层之间摩擦力增大，在患侧腋下第 5～7 肋间可触及似皮革相互摩擦的感觉，称为胸膜摩擦感。

（三）叩诊

1. 方法　叩诊时板指平贴于肋间隙并与肋骨平行，逐个肋间隙进行叩诊，从上到下、由外向内，两侧对比。

2. 正常胸部叩诊音　有清音、浊音、实音、鼓音，正常肺部叩诊音为清音。

3. 异常胸部叩诊音

（1）过清音：见于肺气肿。

（2）浊音：见于肺含气量减少，如肺炎、肺结核等。

（3）实音：见于胸腔内有不含气的病变，如大量胸腔积液、肺实变等。

（4）鼓音：见于气胸或靠近胸壁的肺内大空洞（直径大于 3cm）。

考点 正常肺部叩诊音

(四)听诊

1. 正常呼吸音　包括支气管呼吸音、支气管肺泡呼吸音、肺泡呼吸音（表2-4）。

表2-4　正常呼吸音

项目	支气管呼吸音	支气管肺泡呼吸音	肺泡呼吸音
产生机制	空气在声门、气管、主支气管形成湍流	兼有支气管和肺泡呼吸音的产生机制	空气在细支气管和肺泡内进出时振动产生的声音
特征	调高而响亮，呈"哈"音	兼有支气管呼吸音和肺泡呼吸音的特点	调低而柔和，呈"夫"音
吸呼比	吸呼比例为1:3	吸呼比例为1:1	吸呼比例为3:1
正常听诊部位	喉部，胸骨上窝，背面第6、7颈椎及第1、2胸椎附近	胸骨角附近（胸骨两侧第1、2肋间隙），肩胛肩区第3、4胸椎水平	乳房以下胸部、肩胛下部、腋窝下部

2. 异常支气管呼吸音　在正常肺泡呼吸音听诊部位闻及支气管呼吸音，称异常支气管呼吸音，见于病变部位表浅的肺组织实变、肺空洞及肺组织受压。

3. 啰音　是指呼吸音以外的附加音，正常情况下不存在。按性质分为湿啰音和干啰音，二者的比较见表2-5。

表2-5　湿啰音和干啰音的比较

项目	湿啰音	干啰音
产生机制	吸气时气体通过呼吸道内的分泌物，形成水泡破裂的声音	空气通过狭窄或阻塞的气管、支气管及细支气管时，发生湍流所产生
分类	粗湿啰音、中湿啰音、细湿啰音、捻发音	哨笛音（高调干啰音）、鼾音（低调干啰音）
听诊特点	断续、短暂，连续多个出现，吸气时或呼气末明显；部位恒定，性质不易变，咳嗽后可减弱或消失	持续时间长，音调较高，呼气时明显；性质、强度、部位易变，瞬间数量可明显增减
临床意义	肺部局限性湿啰音，见于肺炎、肺结核或支气管扩张等；两肺底湿啰音，见于心力衰竭所致的肺淤血；两肺野布满湿啰音，多见于急性肺水肿	局限性干啰音，见于支气管内膜结核或肿瘤；双肺干啰音，常见于支气管哮喘

考点　湿啰音和干啰音的区别

四、心脏检查

(一)视诊

1. 心前区隆起　正常人胸廓两侧对称，心前区无异常隆起。心前区隆起见于先天性心脏病或风湿性心瓣膜病伴心脏增大、慢性心包炎伴大量心包积液、扩张型心肌病等。

2. 心尖搏动　心室收缩时，心尖冲击心前区胸壁所引起的局部向外搏动形成心尖搏动。正常人坐位时心尖搏动位于左侧第5肋间锁骨中线内0.5～1.0cm，搏动范围直径2.0～2.5cm。

考点　正常成人心尖搏动的位置

（1）心尖搏动移位：正常人心尖搏动位置因体型、体位而不同，其临床意义见表2-6。

表 2-6　心尖搏动移位及临床意义

病理性因素	移位方向	常见疾病
左心室增大	左下移位	高血压
右心室增大	左侧移位	二尖瓣狭窄
纵隔移位	向健侧移位	一侧气胸、胸腔积液
	向患侧移位	一侧肺不张
膈移位	向左外侧移位	大量腹水
	内下移位	严重肺气肿

（2）心尖搏动强度改变：见表 2-7。

表 2-7　心尖搏动强度改变临床意义

心尖搏动性质	心尖搏动增强	心尖搏动减弱
生理性	剧烈运动、情绪激动	肥胖、肋间隙狭窄
病理性	高热、贫血、甲状腺功能亢进症	急性心肌梗死、心肌病、心包积液

（二）触诊

1. 心尖搏动　在视诊的基础上进一步明确心尖搏动的位置、范围、强度。如触诊时手指感知心尖区徐缓而有力的搏动，能使指尖抬起，并停留片刻，称抬举性心尖搏动，是左心室肥厚的体征。

2. 震颤　是触诊时感觉到的一种细小震动感，类似于在猫喉部触及的呼吸震颤，也称猫喘。震颤是器质性心血管病的特征性体征之一，常见于心脏瓣膜狭窄、先天性心脏病。

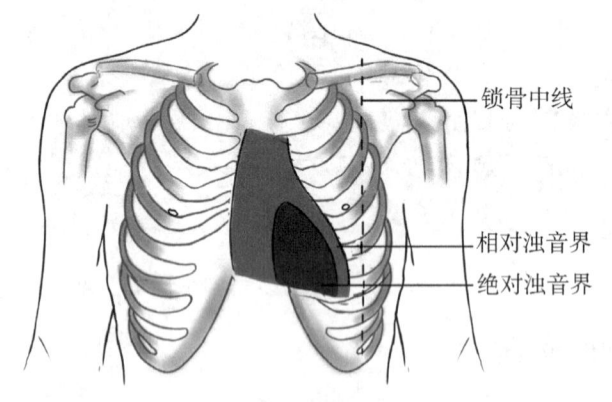

图 2-14　心脏相对浊音界和绝对浊音界

（三）叩诊

心脏叩诊可明确心界。心脏两侧被肺遮盖的部分叩诊为浊音，其边界称为相对浊音界，反映心脏的实际大小和形状；心脏不被肺遮盖的部分叩诊呈绝对浊音，称为绝对浊音界。临床上通过叩诊心脏的相对浊音界，来判断心脏的大小、形态和位置（图 2-14）。

1. 方法　采用间接叩诊法。被检查者取仰卧位时，叩诊板指与肋间平行；被检查者取坐位时，板指与肋间垂直。先叩左界后叩右界。叩左界时，在心尖搏动外 2~3cm 处开始，由外向内，自下而上，逐渐叩至第 2 肋间；叩右界时，先叩出肝上界，于肝上界的上一肋间（一般为右锁骨中线第 4 肋间）开始，方法同左界叩诊；当叩诊音由清音变为浊音时，表示已达心脏边界，逐一做出标记。用直尺测量出左、右各标记点距前正中线的垂直距离及左锁骨中线距前正中线的距离。

2. 正常心脏相对浊音界（表2-8）

表2-8 正常心脏相对浊音界

右界（距前正中线距离，单位为cm）	肋间	左界（距前正中线距离，单位为cm）
2～3	Ⅱ	2～3
2～3	Ⅲ	3.5～4.5
3～4	Ⅳ	5～6
—	Ⅴ	7～9

注：左锁骨中线距前正中线的距离为8～10cm。

3. 心脏浊音界的变化及意义

（1）左心室增大：心浊音界向左下增大，心腰加深，心界似靴形，称靴形心（图2-15），见于高血压性心脏病、主动脉瓣关闭不全等。

（2）右心室增大：右心室显著增大时，心浊音界向左右两侧增大，向左增大更为显著，多见于肺源性心脏病。

（3）左、右心室增大：心浊音界向两侧增大，呈普大型心，见于扩张型心肌病、全心衰竭等。

（4）左心房增大：伴有肺动脉高压时，心左界第2、3肋间向左增大，心腰部饱满或膨出，心界呈梨形，称梨形心（图2-16），多见于二尖瓣狭窄。

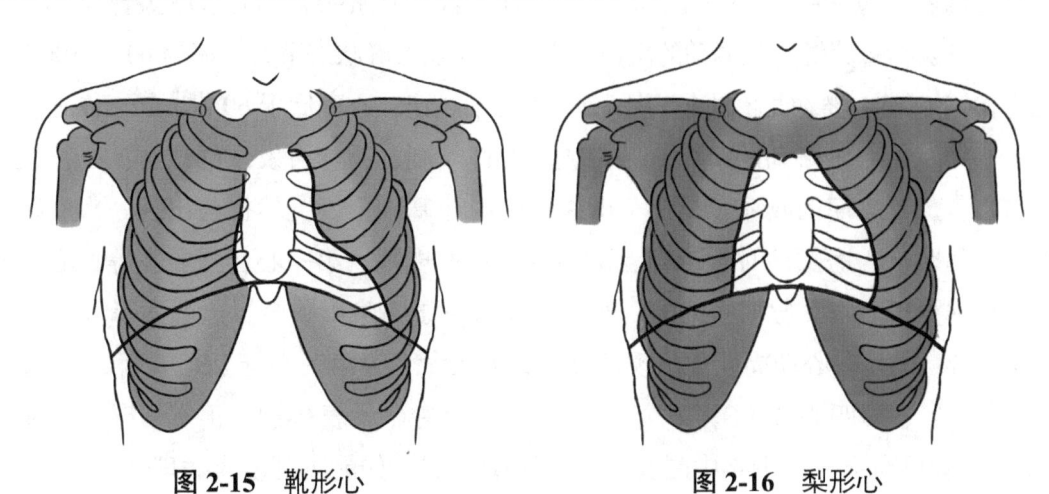

图2-15 靴形心　　　　图2-16 梨形心

（5）心包积液：心浊音界随体位改变而变化，坐位时呈烧瓶样，卧位时心底部浊音界增宽，是心包积液的特征性体征。

（四）听诊

1. 瓣膜听诊区　心脏各瓣膜开放及关闭所产生的声音传导至体表最易听清的部位，称为瓣膜听诊区。心脏听诊从二尖瓣听诊区（M）→肺动脉瓣听诊区（P）→主动脉瓣听诊区（A）→主动脉瓣第二听诊区（E）→三尖瓣听诊区（T）（表2-9，图2-17）。

表 2-9　心脏瓣膜听诊区及位置

瓣膜听诊区	位置
二尖瓣听诊区（M）	位于心尖搏动最强点，又称心尖区
肺动脉瓣听诊区（P）	胸骨左缘第 2 肋间
主动脉瓣听诊区（A）	胸骨右缘第 2 肋间
主动脉瓣第二听诊区（E）	胸骨左缘第 3 肋间，又称 Erb 区
三尖瓣听诊区（T）	胸骨下端左缘 4、5 肋间

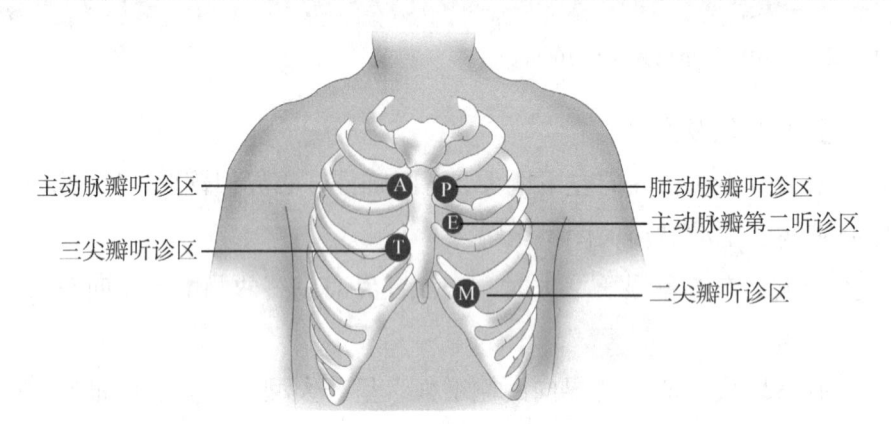

图 2-17　心脏瓣膜听诊区

考点 心脏瓣膜听诊区的部位

2. 听诊内容　包括心率、心律、心音、额外心音、心脏杂音和心包摩擦音。

（1）心率：指每分钟心脏搏动的次数。正常成人在安静状态下，心率为 60～100 次/分。成人超过 100 次/分，婴幼儿超过 150 次/分，称心动过速；心率低于 60 次/分，称心动过缓。

（2）心律：指心脏跳动的节律。正常成人心律规则，听诊可发现的最常见心律失常有期前收缩和心房颤动。期前收缩（早搏）即在规则心律基础上，突然提前出现一次心跳，其后有一较长的间歇。心房颤动时听诊特点是心律绝对不规则；第一心音强弱不等；心率与脉率不一致，脉率少于心率（脉搏短绌）。心房颤动常见于二尖瓣狭窄、冠心病等。

（3）心音：按其在心动周期中出现的顺序，依次命名为第一心音（S_1）、第二心音（S_2）、第三心音（S_3）、第四心音（S_4），心音产生机制及特点见表 2-10。正常情况下，能听到的是 S_1 和 S_2，S_3 可在部分青少年中闻及。S_4 一般听不到，如能听到多属病理性。

表 2-10　心音产生机制及特点

心音	产生机制	特点
S_1	二尖瓣和三尖瓣关闭产生振动而引起，是心室收缩的开始	音调较低钝，音响较强，持续时间较长，心尖部最响亮
S_2	主动脉瓣和肺动脉瓣关闭产生振动而引起，是心室舒张的开始	音调较高，音响较弱，持续时间较短，心底部最响亮

受生理因素及病理因素的影响，心音可以增强、减弱，出现性质改变及心音分裂等。当

发生大面积急性心肌梗死、重症心肌炎时，心脏听诊可闻及类似钟摆的滴嗒声或胎儿心音，称为钟摆律或胎心律，提示病情严重。

（4）额外心音：指在正常 S_1、S_2 之外听到的病理性附加音，多于舒张期出现。①开瓣音（二尖瓣开放拍击音）：出现于 S_2 后，调高、响亮、短促、清脆，在心尖部内侧听诊较清楚。见于二尖瓣狭窄且弹性尚好，是二尖瓣分离术适应证的参考条件。②舒张早期奔马律（病理性 S_3）：出现于 S_2 后，当心率大于 100 次/分时，与 S_1 和 S_2 共同构成类似马蹄奔跑的声音。见于严重的器质性心脏病如重症心肌炎、心力衰竭、急性心肌梗死等。

（5）心脏杂音：指除心音和额外心音以外出现的异常声音。当血流加速、瓣膜口狭窄或关闭不全、出现异常血流通道、出现心腔内漂浮物、血管腔扩张或狭窄时，血流由层流变为湍流，冲击心壁、瓣膜、腱索或大血管壁，使之发生振动而产生杂音。听诊要点包括以下六个方面。

1）部位：杂音的最响部位即病变所在部位。

2）时期：发生在 S_1 和 S_2 之间的杂音称收缩期杂音，发生在 S_2 与下一心动周期的 S_1 之间的杂音称舒张期杂音，在收缩期和舒张期连续出现的杂音称连续性杂音。一般舒张期和连续性杂音均为器质性杂音，收缩期杂音有功能性和器质性两种。

3）性质：可有隆隆样、喷射样、吹风样、叹气样、机器声样、乐音样等。功能性杂音较柔和、器质性杂音较粗糙。

4）强度：收缩期杂音通常分为 6 级（表 2-11），2 级以下的收缩期杂音多为功能性杂音，3 级及以上为器质性杂音。

表 2-11　杂音强度分级

级别	听诊特点	震颤
1 级	响度很轻，易被忽略，需在安静环境下仔细听诊才能听到	无
2 级	响度轻度，较易听到，不太响亮	无
3 级	响度中度，明显的杂音，较响亮	无
4 级	响亮	有
5 级	很响，向四周甚至背部传导，但听诊器离开胸壁时听不到	明显
6 级	最响，杂音震耳，即使听诊器稍离开胸壁也能听到	强烈

5）传导：沿血流方向或周围组织传导。

6）杂音与呼吸、体位、运动的关系：二尖瓣狭窄时左侧卧位杂音更明显；主动脉瓣关闭不全时前倾坐位杂音更明显。

（6）心包摩擦音：指脏层与壁层心包由于生物性或理化因素致纤维蛋白沉积而变粗糙，以致在心脏搏动时产生摩擦而出现的声音。心包摩擦音在心前区或胸骨左缘第 3、4 肋间最响亮，前倾坐位或呼气末更明显，见于各种感染性心包炎。

考点　心脏听诊内容、心脏杂音的听诊要点

第5节 腹部检查

腹部主要由腹壁、腹腔和腹腔内脏器组成。腹部检查方法有视诊、触诊、叩诊、听诊，尤以触诊最为常用。为了避免触诊引起胃肠蠕动增加，使肠鸣音发生变化，腹部检查的顺序一般为视、听、触、叩。检查时腹部充分暴露，环境适宜，检查者手要温暖。

（一）视诊

1.腹部外形　注意腹部外形是否对称、有无隆起或凹陷。腹部外形异常包括以下几种。

（1）腹部膨隆：指仰卧时前腹壁明显高于肋缘至耻骨联合平面。生理性膨隆见于过度肥胖、晚期妊娠。病理性膨隆见于以下疾病：①全腹膨隆：见于大量腹水、胃肠道积气、人工气腹、腹内巨大包块等。大量腹水时，仰卧位液体下沉于腹腔两侧，腹部扁平而宽，呈蛙腹；立位时，下腹部膨隆。②局部膨隆：见于腹内脏器增大、炎性包块、肿瘤、胃肠胀气、腹壁肿物及疝等导致病变所在部位出现膨隆。

（2）腹部凹陷：指仰卧位时前腹壁明显低于肋缘至耻骨联合平面。全腹凹陷主要见于极度消瘦、严重脱水等。严重时前腹壁明显凹陷，呈舟状腹，见于恶病质，如恶性肿瘤晚期、结核病等慢性消耗性疾病。

考点　蛙腹和舟状腹的临床意义

2.呼吸运动　呼吸时腹壁随呼吸运动上下起伏称为腹式呼吸。腹式呼吸减弱常见于腹膜炎症、腹水、急性腹痛等。腹式呼吸消失常见于胃肠穿孔所致急性腹膜炎或膈肌麻痹等。

3.腹壁静脉　正常人腹壁静脉多不显露。门静脉高压或上、下腔静脉回流受阻时，腹壁静脉显而易见或迂曲变粗，称腹壁静脉曲张。为判断腹壁静脉曲张的来源，需要检查其血流方向。检查方法见图2-18。正常人脐水平线以上腹壁静脉自下向上进入上腔静脉，脐水平线以下的腹壁静脉自上向下流入下腔静脉。当门静脉高压时，腹壁曲张静脉以脐为中心向四周放射，呈水母头状，血流方向与正常相同；当上腔静脉回流受阻时，脐上、下的腹壁静脉血流方向均向下；当下腔静脉回流受阻时，则均向上。

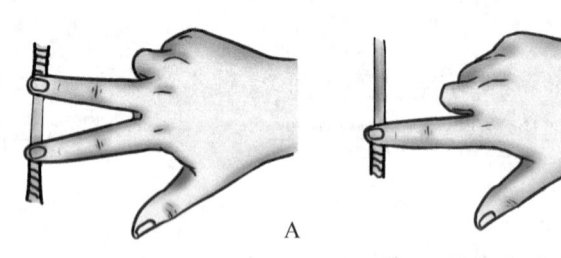

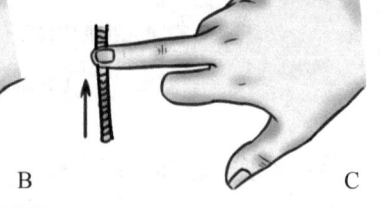

图2-18　静脉血流方向检查

4.胃肠型和蠕动波　正常人腹部一般看不到胃和肠的轮廓及蠕动波。当幽门梗阻或机械性肠梗阻时，腹部可见明显的胃型或肠型，同时伴有蠕动波。

（二）听诊

1.肠鸣音　指肠蠕动时，肠管内气体和液体随之流动所产生的一种断断续续的咕噜声。正常人肠鸣音4～5次/分。①肠鸣音活跃，是指肠蠕动增强，肠鸣音每分钟10次以上，但音调不特别高亢,见于服泻药后、急性肠炎、胃肠道大出血。②肠鸣音亢进,是指肠鸣音每分钟 10 次以上,且响亮、高亢,甚至呈叮当声或金属音,见于机械性肠梗阻。③肠鸣音减弱或消失,是指持续 3～5 分钟才听到一次或听不到肠鸣音,见于老年性便秘、急性腹膜炎或麻痹性肠梗阻等。

2. 振水音　被检查者仰卧,将听诊器听件置于上腹壁,检查者手指并拢稍弯曲,连续冲击其上腹壁,如听到胃内气体与液体相撞击而发出的声音,称为振水音。正常人仅在餐后或多饮后可出现振水音。若在空腹或餐后 6～8 小时仍有振水音,提示胃排空不良,见于幽门梗阻或胃扩张。

3. 血管杂音　正常腹部无血管杂音。腹部血管杂音可见于肾动脉狭窄、腹主动脉狭窄或腹主动脉瘤等。当肝癌压迫肝动脉或腹主动脉时,可在肿块部位听到收缩期吹风样杂音。

(三)触诊

触诊前应嘱被检查者排空膀胱,充分暴露全腹,取仰卧位,两手自然平放于躯干两侧,双腿屈曲。检查者站于被检查者右侧。触诊时手要温暖,动作轻柔,自左下腹开始沿逆时针方向触及,由浅入深,自下而上。腹痛患者,应从健康侧开始触诊,逐渐移向病变区域。触诊时注意观察被检查者的表情与反应,可边触诊边与被检查者交谈,转移其注意力而减少腹肌紧张。

1. 腹壁紧张度　正常人腹壁触之柔软,有一定张力,疾病状态下腹壁紧张度可增加或减弱。

(1)腹壁紧张度增加:当急性胃肠穿孔或脏器破裂导致急性弥漫性腹膜炎时,腹壁明显紧张,硬如木板,称为板状腹;结核性腹膜炎时,腹壁触之柔韧而具有抵抗感,称揉面感;右下腹肌紧张见于急性阑尾炎;右上腹肌紧张见于急性胆囊炎。

(2)腹壁紧张度减弱:触诊腹壁松弛无力,失去弹性,见于经产妇、慢性消耗性疾病患者、年老体弱者等。

2. 压痛与反跳痛　正常腹部无压痛和反跳痛。

(1)压痛:按压腹部出现疼痛称为压痛。出现压痛的部位即病变所在部位。脐与右髂前上棘连线的中外 1/3 交界处,是阑尾压痛点,称为麦克伯尼点(麦氏点、McBurney 点),见于急性阑尾炎。右锁骨中线与肋弓下缘交界处是胆囊压痛点,见于急性胆囊炎。全腹广泛性压痛见于各种原因引起的急性弥漫性腹膜炎。

(2)反跳痛:触诊腹部出现压痛后,手指在原处停留片刻,使压痛感稍趋稳定后迅速抬起手指,患者感觉腹痛骤然加剧,表情痛苦,称为反跳痛,提示炎症已波及壁腹膜。压痛、反跳痛、腹肌紧张,称为腹膜刺激征,是急性腹膜炎的重要体征。

考点　腹膜刺激征的表现及临床意义

3. 肝脏触诊

(1)检查方法:①单手触诊法,检查者右手四指并拢,掌指关节伸直,与肋缘大致平行地放在右上腹部,被检查者呼气时,手指压向腹深部;吸气时,手指向上迎触下移的肝缘,如此反复,手指逐渐移向肋缘,直至触及肝缘或肋下缘。②双手触诊法,检查者右手同单手触诊法，左手向上托起被检查者右腰部，使肝下缘紧贴前腹壁下移，并限制右下胸扩张，增加膈下移的幅度，这样吸气时右手手指更容易触及下移的肝脏。

（2）触诊内容及临床意义

1）大小：正常成人的肝脏一般在肋缘下不易触及，但体型较瘦、腹壁松弛者，深吸气时可于肋弓下 1cm、剑突下 3cm 以内触及肝下缘。若超过此标准，考虑肝下移或肝大。肝下移常见于肺气肿、右侧胸腔大量积液等；肝大常见于肝炎、肝脓肿、早期肝硬化、肝淤血、脂肪肝、肝肿瘤、白血病等。

2）质地：正常肝脏质地柔软，触之如唇；慢性肝炎、肝淤血时质韧，触之如鼻尖；肝硬化、肝癌时质地坚硬，触之如前额。

3）压痛：正常肝脏无压痛，触及压痛多见于急性肝炎、肝脓肿、肝淤血及肝癌等。

4）边缘和表面状态：正常肝脏边缘整齐、表面光滑、厚薄一致。肝淤血或脂肪肝时肝脏表面光滑、边缘钝圆；肝边缘不规则，表面呈不均匀的结节状，见于肝癌、多囊肝和肝包虫病。

4.胆囊触诊　正常人胆囊触不到。胆囊触诊多采用钩指触诊法。胆囊增大时，在右肋缘与腹直肌外缘交界处可触及一梨形或卵圆形、张力较高的包块，随呼吸而上下移动。检查者将左手掌放于患者右胸下部，拇指按压在右腹直肌外缘与右肋弓下缘交界处（胆囊点），嘱患者缓慢深吸气，如在吸气过程中因剧烈疼痛而突然停止吸气，称墨菲（Murphy）征阳性，见于急性胆囊炎（图 2-19）。

考点 墨菲征的临床意义

5.脾脏触诊　正常脾脏不能触及。检查多用双手触诊法（图 2-20）。嘱被检查者仰卧，双腿稍屈曲，检查者左手掌平放于被检查者左腰部第 9～10 肋处，从后向前托起脾；右手掌平放于脐部，与肋弓成垂直方向，手指稍微弯曲，轻压向腹部深处；被检查者吸气时，向肋弓方向迎触下移的脾缘，直至触及脾缘或左肋缘。脾脏轻度增大，仰卧位不易触到时，可嘱被检查者取右侧卧位，右下肢伸直，左下肢屈曲，此体位较易触及脾脏。脾增大的分度及临床意义见表 2-12。

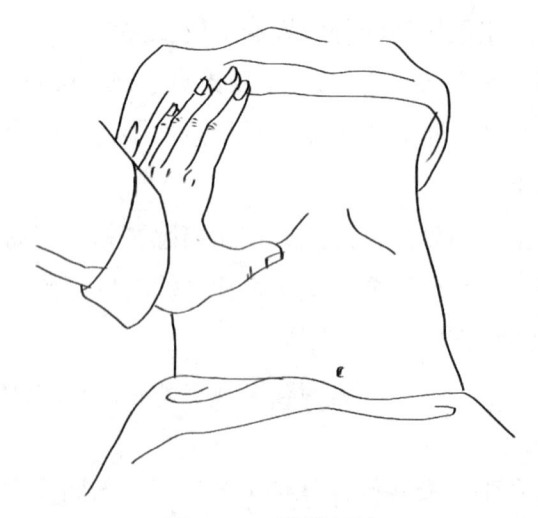

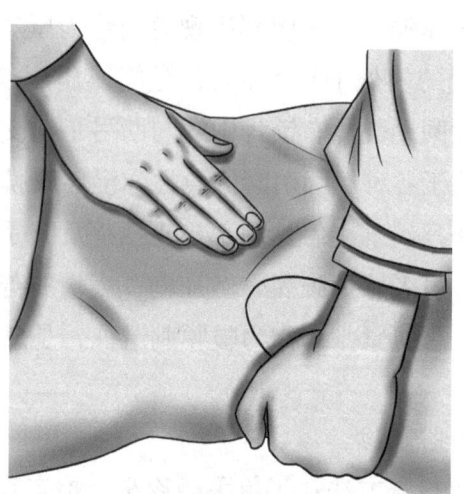

图 2-19　胆囊触诊　　　　图 2-20　脾脏检查方法

表 2-12　脾增大的分度及临床意义

分度	临床意义
轻度增大：深吸气时，脾下缘不超过肋下 2cm	急慢性肝炎、伤寒、亚急性感染性心内膜炎
中度增大：脾下缘超过肋下 2cm，在脐水平线以上	肝硬化、慢性淋巴细胞性白血病、淋巴瘤
高度增大：超过脐水平线或向右超过前正中线	慢性粒细胞性白血病（巨脾）、脾梗死

6. 腹部肿块触诊　腹腔内有实质性脏器的增大、空腔脏器扩张、囊肿、肿瘤、炎性包块或肿大的淋巴结等，都可以在腹部形成肿块。触及肿块时注意其大小、部位、质地、形态、压痛、搏动、移动度等。压痛显著的包块多为炎症性；形态不规则、质地坚硬、表面凹凸不平、移动度差，多见于恶性肿瘤。

（四）叩诊

1. 腹部叩诊音　正常腹部叩诊大部分区域为鼓音，只在肝、脾区及充盈膀胱部位叩诊呈浊音。鼓音区明显扩大，见于胃肠穿孔、胃肠高度胀气等。肝、脾或其他脏器极度增大、腹腔内肿瘤和大量腹水时，病变区可出现浊音或实音，鼓音区缩小。

2. 肝脏叩诊　主要用于确定肝脏的大小。沿右锁骨中线由肺清音区逐一肋间往下叩向腹部，由清音转为浊音时即为肝上界，由于被肺遮盖称肝相对浊音界；再往下叩，由浊音转为实音时，此处不被肺遮盖，称肝绝对浊音界；继续往下叩，由实音转为鼓音，即为肝下界。正常肝上界在右锁骨中线第 5 肋间，肝下界位于右季肋下缘，两者之间距离为 9～11cm。肝浊音界扩大见于肝癌、肝脓肿、肝炎、肝淤血和多囊肝等。肝浊音界缩小见于急性重型肝炎、肝硬化和胃肠胀气等。

3. 移动性浊音　腹腔内有较多液体时，因重力关系，液体多积存于腹腔低处，此处叩诊呈浊音。当患者取仰卧位时，腹中部因肠管内气体浮起叩诊，呈鼓音，腹部两侧因腹水积聚叩诊呈浊音；当患者侧卧时，上侧腹部叩诊呈鼓音，下侧腹部叩诊呈浊音。这种因体位不同而出现浊音区变动的现象，称为移动性浊音。当腹腔内游离腹水量超过 1000ml 时，可查出移动性浊音，是诊断腹水的重要标志之一，见于肝硬化、腹膜炎、腹膜转移癌、右心功能不全等。

第 6 节　脊柱与四肢检查

一、脊柱检查

（一）脊柱弯曲度

正常人直立时脊柱呈 S 形，从侧面观察存在四个生理弯曲，即颈段稍向前凸，胸段稍向后凸，腰段明显向前凸，骶段明显向后凸。从背部观察脊柱无侧弯。脊柱的病理性变形如下。

1. 脊柱后凸　多发生于胸段，常见于老年人脊柱退行性变、佝偻病、脊柱结核等。

2. 脊柱前凸　多发生于腰段，常见于妊娠晚期、大量腹水、腹腔巨大肿瘤等。

3. 脊柱侧凸　可发生于胸段、腰段或两者同时发生。①姿势性侧凸，脊柱结构无异常，改变体位可纠正，常见于儿童发育期坐姿不良、椎间盘突出症、脊髓灰质炎后遗症等。②器质性侧凸，改变体位不能将其纠正，常见于佝偻病、慢性胸膜肥厚及粘连等。

（二）脊柱活动度

正常脊柱有一定的活动度。检查时嘱被检查者做前屈、后伸、侧弯、旋转等动作。脊柱颈、腰段活动度大，胸段活动度小，骶尾段几乎无活动性。活动受限常见于脊柱相应节段软组织损伤、脊椎增生性关节炎、脊柱结核或肿瘤、骨折或脱位等。

（三）脊柱压痛与叩击痛

1. 脊柱压痛　检查时嘱被检查者取端坐位，检查者右手拇指自上而下逐个按压脊椎棘突及椎旁肌肉。

2. 脊柱叩击痛　用叩诊锤或手指直接叩击脊椎棘突；或检查者以左手置于被检查者头顶，右手握拳以小鱼际叩击左手背。

正常人脊柱无压痛及叩击痛。疼痛部位即病变所在部位。脊柱压痛与叩击痛常见于脊柱结核、骨折、肿瘤、椎间盘突出等病变。

二、四肢检查

（一）形态异常

1. 匙状甲（反甲）　指（趾）甲中央凹陷，边缘翘起，指甲变薄，表面粗糙有条纹。多见于缺铁性贫血、高原疾病（图 2-21）。

2. 杵状指（趾）　手指或足趾末端指节增宽、增厚，指甲从根部到末端拱形隆起，呈杵状膨大。常见于先天性发绀型心脏病、支气管扩张症等（图 2-22）。

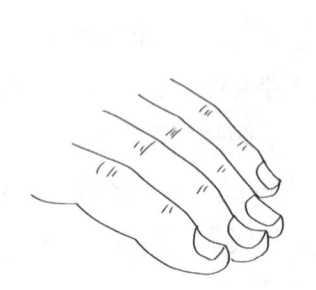

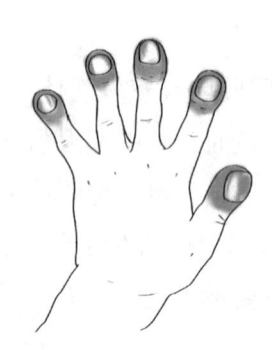

图 2-21　匙状甲　　**图 2-22**　杵状指（趾）

3. 梭形关节　近端指间关节呈梭状畸形，活动受限，多为双侧对称性改变。见于类风湿关节炎。

4. 爪形手　手呈鸟爪样变形。常见于尺神经损伤、进行性肌萎缩、脊髓空洞症等。

5. 膝关节变形　①膝关节炎：急性炎症时，关节红、肿、热、痛，功能障碍。②膝关节积液：关节明显肿胀，触诊出现浮髌现象。浮髌试验阳性是膝关节中度积液的重要体征。

6. 膝内翻、膝外翻　膝内翻指双脚内踝靠拢时两膝分离呈 O 形；膝外翻指膝关节靠拢而两内踝分离，呈 X 形，见于佝偻病和大骨节病。

7. 足内翻、足外翻　见于先天性畸形、脊髓灰质炎后遗症等。

（二）运动功能

四肢的运动功能是在神经调节下，由肌肉、肌腱带动关节活动来完成的，其中任何一个环节受损，都可能引起运动功能障碍。检查时嘱被检查者做关节各方向的主动运动、被动运动，观察其活动范围及有无疼痛等。正常人关节活动自如。关节活动障碍见于相应部位骨折、脱位、炎症、肿瘤、关节的退行性病变及肌腱、软组织损伤等。

第 7 节　神经系统检查

一、生理反射

生理反射是正常人具有的神经反射，分为浅反射和深反射。

（一）浅反射

浅反射是刺激皮肤、黏膜或角膜引起的反射。

1. 角膜反射　嘱被检查者向内上方注视，检查者用细棉签絮轻触其角膜外缘。正常情况下该眼睑迅速闭合，为直接角膜反射，对侧眼睑同时闭合为间接角膜反射。直接和间接角膜反射均消失，常见于该侧三叉神经病变；直接角膜反射消失而间接角膜反射存在，见于该侧面神经麻痹；深昏迷者角膜反射完全消失。

2. 腹壁反射　被检查者仰卧，双下肢稍屈曲，放松腹部肌肉，以钝头竹签由外向内轻划上、中、下腹部皮肤（图 2-23）。正常人可见腹壁肌肉收缩。腹壁反射消失见于锥体束受损及昏迷、急腹症、经产妇、老年人及肥胖等。

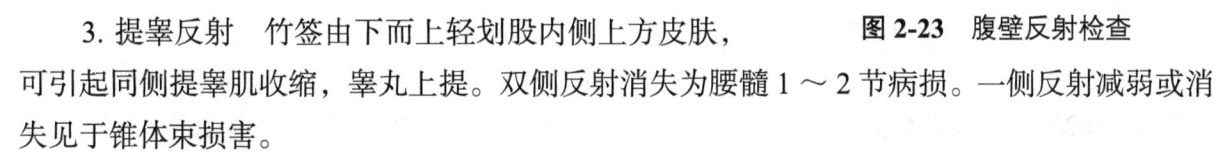

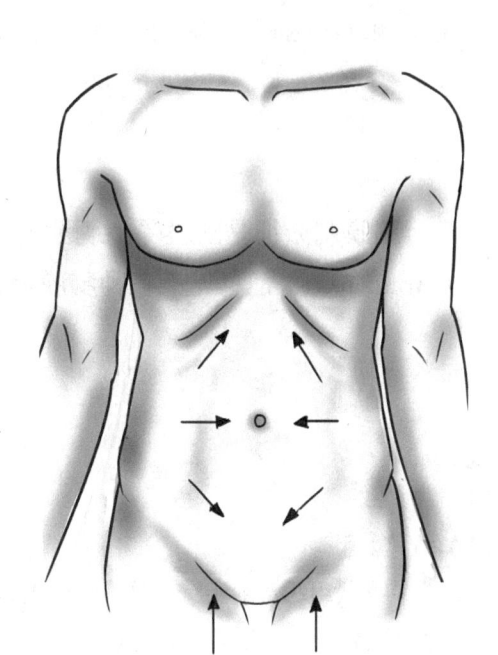

图 2-23　腹壁反射检查

3. 提睾反射　竹签由下而上轻划股内侧上方皮肤，可引起同侧提睾肌收缩，睾丸上提。双侧反射消失为腰髓 1～2 节病损。一侧反射减弱或消失见于锥体束损害。

（二）深反射

深反射为刺激骨膜、肌腱所引起的反射。常用的深反射检查如下。

1. 肱二头肌反射　被检查者肘部屈曲，检查者左手拇指置于被检查者肘部肱二头肌肌腱上，右手持叩诊锤叩击左手拇指，可使肱二头肌收缩，前臂快速屈曲。

2. 肱三头肌反射　被检查者上臂外展，肘关节半屈，检查者用左手托其上臂，右手持叩诊锤直接叩击鹰嘴上方的肱三头肌肌腱，可使肱三头肌收缩，前臂伸展。

3. 膝跳反射　坐位检查时，被检查者小腿自然放松下垂；卧位检查时，检查者以左手托起其膝关节，使之屈曲 120°，右手持叩诊锤叩击膝盖髌骨下方股四头肌肌腱，引起小腿伸展。

4. 跟腱反射　被检查者仰卧，髋及膝关节屈曲，下肢取外旋外展位。检查者左手将其足部背屈成直角，以叩诊锤叩击其跟腱，腓肠肌收缩，足向跖面屈曲。

深反射减弱或消失见于末梢神经炎、脊髓前角病变、深昏迷等；深反射亢进多由锥体束受损所致，见于脑出血、脑梗死、甲状腺功能亢进症等。

二、病理反射

病理反射是指当锥体束受损时，大脑失去对脑干和脊髓的抑制作用而出现的异常反射，也称锥体束征（表2-13）。

表2-13 常见病理反射

病理反射	检查方法	阳性反应
巴宾斯基（Babinski）征	用竹签沿被检查者足底外侧缘，由后向前触至小趾根部，并转向跚趾侧	跚趾背伸，其余四趾扇形展开
奥本海姆（Oppenheim）征	用拇指及示指沿被检查者胫骨前缘用力由上向下滑压	
戈登（Gordon）征	用手以一定力量捏压被检查者腓肠肌	

三、脑膜刺激征

脑膜刺激征是脑膜受到刺激的体征，包括颈项强直、克尼格（Kernig）征及布鲁津斯基（Brudzinski）征，见于各种脑膜炎、蛛网膜下腔出血、颅内压增高等。

自 测 题

A₁/A₂型题

1. 少量含气组织覆盖实质性脏器时产生的叩诊音为
   A. 实音　　　　　B. 清音
   C. 鼓音　　　　　D. 过清音
   E. 浊音

2. 呼吸有刺激性大蒜味最常见于
   A. 有机磷杀虫药中毒
   B. 肺性脑病
   C. 慢性肾衰竭
   D. 糖尿病酮症酸中毒
   E. 一氧化碳中毒

3. 判断营养状态最简便而迅速的方法是观察
   A. 皮肤弹性　　　B. 皮下脂肪
   C. 皮肤色泽　　　D. 肌肉发育
   E. 毛发分布

4. 慌张步态见于
   A. 腓总神经麻痹　B. 佝偻病
   C. 大骨节病　　　D. 帕金森病
   E. 小儿脑瘫

5. 强迫端坐位多见于
   A. 胸膜炎　　　　B. 腹膜炎
   C. 心肺功能不全　D. 溃疡性结肠炎
   E. 脊柱结核

6. 患者，女，65岁。近1年来出现畏寒、水肿、便秘、嗜睡。毛发稀疏、颜面水肿、目光呆滞、反应迟钝。诊断可能为
   A. 甲状腺功能亢进症　B. 贫血
   C. 营养不良　　　　　D. 甲状腺功能减退症
   E. 慢性心力衰竭

7. 婴幼儿时期发生甲状腺功能减退症可导致
   A. 阉人征　　　　B. 呆小症
   C. 巨人症　　　　D. 侏儒症
   E. 佝偻病

8. 瞳孔大小不等，神志不清，最可能出现了
   A. 药物反应　　　B. 青光眼
   C. 虹膜炎　　　　D. 有机磷杀虫药中毒
   E. 脑疝

9. 颈静脉怒张见于

A. 肝硬化　　　　　B. 颅内压增高
C. 左心衰竭　　　　D. 右心衰竭
E. 心律失常

10. 胸部检查语颤增强见于
　　A. 肺气肿　　　　　B. 胸腔积液
　　C. 肺炎实变期　　　D. 自发性气胸
　　E. 阻塞性肺不张

11. 正常肺部的叩诊音为
　　A. 实音　　　　　　B. 浊音
　　C. 过清音　　　　　D. 清音
　　E. 鼓音

12. 湿啰音的特点为
　　A. 多在呼气时明显
　　B. 部位恒定，性质不易变，咳嗽后可减弱或消失
　　C. 有些湿啰音听上去似哨笛音
　　D. 瞬间数目可明显改变
　　E. 持续时间长

13. 心尖搏动向左下移位并呈抬举性，提示
　　A. 左心室肥厚　　　B. 右心室肥厚
　　C. 左心房增大　　　D. 右心房增大
　　E. 心包积液

14. 梨形心常见于
　　A. 二尖瓣狭窄　　　B. 二尖瓣关闭不全
　　C. 主动脉瓣狭窄　　D. 主动脉瓣关闭不全
　　E. 三尖瓣狭窄

15. 成人正常脉率为
　　A. 60～90次/分　　B. 60～100次/分
　　C. 90～100次/分　D. 50～100次/分
　　E. 80～100次/分

16. 正常人坐位时心尖搏动位于
　　A. 左侧第5肋间锁骨中线内0.5～1.0cm
　　B. 左侧第5肋间锁骨中线外0.5～1.0cm
　　C. 右侧第5肋间锁骨中线内0.5～1.0cm
　　D. 左侧第5肋间锁骨中线内2.0～2.5cm
　　E. 右侧第5肋间锁骨中线内2.0～2.5cm

17. 关于心房颤动的特点，错误的是
　　A. 第一心音强弱不等
　　B. 心房颤动常见于二尖瓣狭窄
　　C. 脉率大于心率
　　D. 心房颤动时出现脉搏短绌
　　E. 心律绝对不规则

18. 提示左心衰竭早期的脉搏为
　　A. 水冲脉　　　　　B. 奇脉
　　C. 短绌脉　　　　　D. 缓脉
　　E. 交替脉

19. 表示腹腔内炎症累及壁腹膜的体征是
　　A. 腹壁抵抗感　　　B. 板状腹
　　C. 腹部压痛　　　　D. 腹部反跳痛
　　E. 墨菲（Murphy）征阳性

20. 肝浊音界消失代以鼓音见于
　　A. 肝脓肿　　　　　B. 急性胃肠穿孔
　　C. 肠梗阻　　　　　D. 肺气肿
　　E. 肝硬化

21. 触诊腹部揉面感常见于
　　A. 化脓性腹膜炎　　B. 急性弥漫性腹膜炎
　　C. 急性胆囊炎　　　D. 结核性腹膜炎
　　E. 自发性腹膜炎

22. 腹壁曲张静脉的血流方向以脐为中心向四周放射，见于
　　A. 门静脉高压　　　B. 下腔静脉阻塞
　　C. 上腔静脉阻塞　　D. 上、下腔静脉阻塞
　　E. 腹主动脉瘤

23. 腹部叩诊出现移动性浊音阳性，提示腹水量在
　　A. 500ml以上　　　B. 100ml以上
　　C. 1000ml以上　　 D. 5000ml以上
　　E. 3000ml以上

24. 下列不属于深反射的是
　　A. 跟腱反射　　　　B. 肱二头肌反射
　　C. 肱三头肌反射　　D. 角膜反射
　　E. 膝跳反射

（李　妍）

第 3 章
实验室及其他辅助检查

第 1 节　三大常规检查

三大常规检查是指血常规检查、尿常规检查、大便常规检查。

（一）血常规检查

1. 红细胞（RBC）计数和血红蛋白（Hb 或 HGB）测定

（1）参考值：健康人群红细胞计数和血红蛋白参考值见表 3-1。

表 3-1　健康人群红细胞及血红蛋白参考值

项目	成年男性	成年女性	新生儿
红细胞计数（$\times 10^{12}$/L）	4.0～5.5	3.5～5.0	6.0～7.0
血红蛋白（g/L）	120～160	110～150	170～200

（2）临床意义：通常单位容积血液中红细胞计数和血红蛋白水平大致呈相对平行关系。但贫血时两者增减不成比例。判断贫血程度时，血红蛋白水平优于红细胞计数。

2. 白细胞（WBC）计数和白细胞分类计数

（1）白细胞计数参考值：成年（4～10）$\times 10^9$/L，6 个月至 2 岁（11～12）$\times 10^9$/L，新生儿（15～20）$\times 10^9$/L。白细胞分类计数见表 3-2。

表 3-2　成人白细胞分类计数参考值

细胞类型		百分数（%）	绝对值（$\times 10^9$/L）
中性粒细胞（N）	中性杆状核粒细胞（Nst）	1～3	0.04～0.05
	中性分叶核粒细胞（Nsg）	50～70	2～7
嗜酸性粒细胞（E）		0.5～5.0	0.05～0.50
嗜碱性粒细胞（B）		0～1	0～0.1
淋巴细胞（L）		20～40	0.8～4.0
单核细胞（M）		3～8	0.12～0.80

（2）临床意义：一般将白细胞计数超过 10×10^9/L 称为白细胞增多，低于 4×10^9/L 时称为白细胞减低。白细胞计数的增多或减少主要受中性粒细胞数量的影响，淋巴细胞等数量上的改变也会引起白细胞计数的变化。

3. 血小板计数

（1）参考值：（100～300）×10⁹/L。

（2）临床意义：血小板计数超过300×10⁹/L称为血小板增多，低于100×10⁹/L称为血小板减少。①生理性波动：如运动、饱餐、午后、妊娠中晚期轻度增加。②病理性增多：见于慢性粒细胞白血病、原发性血小板增多症、脾切除术后、炎症、恶性肿瘤等。③病理性减少：是引起出血的常见原因，见于急性白血病、血小板减少性紫癜、脾功能亢进等。

考点 成人红细胞、血红蛋白、白细胞及其主要分类、血小板计数的正常范围

（二）尿常规检查

1. 尿量

（1）参考值：成人为1000～2000ml/24h。

（2）临床意义：①多尿：成人24小时尿量超过2500ml。生理性多尿见于大量饮水、输液过多时；病理性多尿见于糖尿病、尿崩症、急性肾衰竭多尿期等。②少尿与无尿：成人尿量低于400ml/24h或17ml/h称为少尿，见于休克、急性肾炎、急性肾衰竭少尿期、泌尿系统结石等。24小时尿量低于100ml或12小时内完全无尿称为无尿，主要见于严重的肾功能不全及肾移植术后排异反应。

考点 多尿、少尿或无尿的概念

2. 颜色与透明度　正常新鲜尿液为淡黄、透明，放置一段时间后呈微浑浊。尿液颜色与透明度异常改变的临床意义如下。

（1）血尿：正常人尿红细胞＜3个/高倍视野（HP），尿内含有一定量的红细胞时称为血尿。①肉眼血尿：每升尿液中血量达到1ml以上时，尿液呈淡红色、洗肉水样，量较多时呈鲜红色、血红色、血块等；②镜下血尿：尿沉渣镜检尿红细胞＞3个/HP。血尿提示泌尿系统有出血。

（2）血红蛋白尿：呈酱油色或红葡萄酒色，是血管内溶血所致。

（3）胆红素尿：尿内含有大量的结合胆红素。外观呈深黄色，振荡后产生的泡沫也呈黄色。

（4）乳糜尿：呈乳白色，见于晚期丝虫病。

（5）脓尿及菌尿：见于泌尿系统感染。

3. 气味　正常尿液的气味受食物或药物影响。尿液放置较久，可出现氨臭味。糖尿病酮症患者尿液呈烂苹果样臭味。

4. 酸碱度

（1）参考值：pH约为6.5，波动在4.5～8.0。

（2）临床意义：①降低：见于酸中毒、发热、糖尿病、慢性肾小球肾炎及服用大量酸性药物等；②增高：见于碱中毒、严重呕吐、肾盂肾炎、肾小管性酸中毒及服用大量碱性药物等。

（三）大便常规检查

1. 量　正常大便一日一次，排泄量为100～300g（干重25～50g）。受进食种类、消化功能影响。

2. 颜色与性状　正常成人的粪便呈黄褐色、软泥样、圆柱状，婴儿粪便呈黄色或金黄色。

①稀糊状或水样便：见于各种原因引起的腹泻。②黏液脓血便：见于肠道炎症、肿瘤等。阿米巴痢疾时粪便呈暗红色果酱样，有特殊臭味。细菌性痢疾时，粪便以黏液、脓液为主，可混有少量新鲜血液。③米泔样便：见于霍乱、副霍乱。④鲜血便：见于痢疾、直肠息肉、结肠癌、痔等。⑤柏油样便：见于上消化道出血。服用活性炭、铋、铁剂等之后，也可排黑便，但无光泽且潜血试验阴性。⑥白色或灰白色（陶土样便）：见于各种原因引起的阻塞性黄疸。⑦乳凝块：见于婴儿消化不良、腹泻病。⑧细条状便：见于直肠癌、直肠肛门狭窄等。

3. 气味 正常粪便有臭味。患慢性肠炎、直肠癌溃烂继发感染时有恶臭。

4. 寄生虫 粪便中如有较大的肠道寄生虫虫体或其片段时，肉眼可分辨。

第2节 血液的其他检查

（一）血液一般检查

1. 网织红细胞检查

（1）参考值：百分数 0.5%～1.5%，绝对值（24～84）×10^9/L。

（2）临床意义：网织红细胞增多表示骨髓红细胞系增生旺盛，常见于溶血性贫血、急性失血、缺铁性贫血、巨幼细胞贫血及某些贫血患者治疗后，如补充铁或维生素 B_{12} 及叶酸后；网织红细胞减少表示骨髓造血功能减低，常见于再生障碍性贫血等。

2. 红细胞沉降率（血沉）检查

（1）参考值：男性 0～15mm/1h 末；女性 0～20mm/1h 末。

（2）临床意义：血沉改变受多种因素影响，缺乏特异性临床意义。血沉增快可见于妇女月经期、各种炎症性疾病、组织损伤及坏死、恶性肿瘤、部分贫血患者等。

3. 出血时间测定

（1）参考值：模板法（6.9±2.1）分钟。

（2）临床意义：出血时间延长见于血小板质与量异常、各种毛细血管异常疾病、弥散性血管内凝血及抗凝血药物服用过量等。

4. 凝血时间测定

（1）参考值：试管法 4～12 分钟。

（2）临床意义：凝血时间延长见于血友病、肝病、胆汁淤积性黄疸、应用抗凝药物治疗、纤维蛋白溶解亢进和弥散性血管内凝血等。

（二）常用血液生化检查

1. 血糖测定

（1）参考值：葡萄糖氧化酶法 3.9～6.1mmol/L，邻甲苯胺法 3.9～6.4mmol/L。

（2）临床意义

1）血糖增高：①生理性增高：见于餐后高糖饮食、剧烈运动、情绪紧张等；②病理性增高：主要见于糖尿病，亦可见于甲状腺及肾上腺皮质功能亢进症等内分泌疾病，颅脑外伤、脑出血、脑膜炎等所致的颅内压增高以及高热呕吐、腹泻等脱水状态。

2）血糖降低：①生理性或暂时性降低：见于饥饿、剧烈运动后、妊娠期等；②病理性降低：见于胰岛素或降糖药使用过量、甲状腺或肾上腺皮质功能减退症、严重肝病、长期腹泻或营养不良等。

考点 血糖增高的临床意义

2. 血脂测定

（1）血清总胆固醇测定

1）参考值：2.86～5.98mmol/L。

2）临床意义：血清总胆固醇增高见于长期大量进食胆固醇食物、冠状动脉粥样硬化、肾病综合征等，下降见于肝细胞严重受损、甲状腺功能亢进症等。

（2）血清三酰甘油测定

1）参考值：0.22～1.21mmol/L。

2）临床意义：血清三酰甘油增高见于冠状动脉粥样硬化性心脏病、原发性高脂血症等，降低见于甲状腺功能减退症、肾上腺功能减低及严重肝衰竭等。

（3）血清高密度脂蛋白（HDL）和血清低密度脂蛋白（LDL）测定：一般检测高密度脂蛋白胆固醇（HDL-Ch）的含量来反映HDL水平，检测低密度脂蛋白胆固醇（LDL-Ch）的含量来反映LDL水平。

1）参考值：HDL-Ch 1.03～2.07mmol/L，LDL-Ch ≤ 3.40mmol/L。

2）临床意义：HDL增高对防止动脉粥样硬化、预防心脑血管疾病的发生有重要作用，LDL增高是发生冠状动脉粥样硬化性心脏病的危险因素。

3. 血清电解质测定

（1）参考值：血清钾3.5～5.5mmol/L，血清钠135～145mmol/L，血清氯化物95～105mmol/L，血清总钙2.25～2.58mmol/L。

（2）临床意义：①血钾增高：见于少尿、无尿、肾上腺皮质功能减退、补钾过多等；②血钾减少：见于呕吐、腹泻、长期应用排钾利尿剂等；③血钠增高：见于肾上腺皮质功能亢进症、原发性醛固酮增多症等；④血钠降低：见于严重的呕吐、大量出汗、长期腹泻、肾上腺皮质功能减退症等；⑤血清氯变化常与血清钠变化一致；⑥血钙增高：多见于甲状旁腺功能亢进症、维生素D过多症等；⑦血钙降低：多见于甲状旁腺功能减退症、维生素D缺乏、婴儿手足搐搦症及骨质软化症等。

4. 血清淀粉酶测定

（1）参考值：40～180苏氏（Somogyi）单位。

（2）临床意义：血清淀粉酶升高主要用来诊断急性胰腺炎，亦可见于胃及十二指肠穿孔、胆石症、胆囊炎、胆总管阻塞、胰腺癌、流行性腮腺炎等。

（三）血气分析及酸碱测定

血气分析是应用血气分析仪，通过测定人体血液的H^+浓度和溶解在血液中的气体（主要指CO_2、O_2），来了解人体呼吸功能与酸碱平衡状态的一种手段，它能直接反映肺换气功能及酸碱平衡状态。采用的标本常为动脉血。

1. 动脉血氧分压（PaO_2）测定

（1）参考值：95～100mmHg。

（2）临床意义：①判断有无缺氧和缺氧的程度。低氧血症分为轻、中、重三型，轻度80～60mmHg，中度59～40mmHg，重度＜40mmHg。②判断有无呼吸衰竭。若在海平面附近、安静状态下呼吸空气时PaO_2测定值＜60mmHg，并可排除其他因素所致的低氧血症，即可诊断为呼吸衰竭。

2. 动脉血二氧化碳分压（$PaCO_2$）测定

（1）参考值：35～45mmHg。

（2）临床意义：①判断呼吸衰竭类型与程度。Ⅰ型呼吸衰竭，$PaCO_2$可正常或略降低；Ⅱ型呼吸衰竭，$PaCO_2$必须＞50mmHg（6.67kPa）。②判断呼吸性酸碱平衡失调。$PaCO_2$＞45mmHg提示呼吸性酸中毒，$PaCO_2$＜35mmHg提示呼吸性碱中毒。

3. pH测定

（1）参考值：pH 7.35～7.45。

（2）临床意义：pH可作为判断酸碱失调中机体代偿程度的重要指标。pH＜7.35为失代偿性酸中毒，存在酸血症；pH＞7.45为失代偿性碱中毒，存在碱血症。

第3节　常用肝、肾功能检查

（一）肝功能检查

1. 血清总蛋白（STP）、白蛋白（A）、球蛋白（G）、白蛋白与球蛋白比值（A/G）测定

（1）参考值：血清总蛋白60～80g/L；白蛋白40～55g/L；球蛋白20～30g/L；白蛋白与球蛋白比值（1.5∶1）～（2.5∶1）。

（2）临床意义：血清总蛋白和白蛋白是反映肝脏功能的重要指标。血清总蛋白和白蛋白减低见于营养不良、慢性消耗性疾病、肝功能障碍等。

2. 血清前白蛋白（PAB）测定

（1）参考值：成人280～360mg/L。

（2）临床意义：血清前白蛋白比白蛋白能更早反映肝细胞损害。血清前白蛋白减低见于营养不良，慢性感染，晚期恶性肿瘤，肝胆系统疾病如肝炎、肝硬化、肝癌及梗阻性黄疸等；增高见于霍奇金淋巴瘤等。

3. 血氨测定

（1）参考值：18～72μmol/L。

（2）临床意义：血氨增高见于严重肝损害、尿毒症、上消化道大出血、肝外门静脉系统分流形成。

4. 胆红素测定

参考值：总胆红素（STB）3.4～17.1μmol/L；结合胆红素（CB）0～6.8μmol/L；非结合胆红素（UCB）1.7～10.2μmol/L。

5. 血清氨基转移酶测定 谷丙转氨酶（GPT），又称丙氨酸氨基转移酶（ALT）；谷草转氨酶（GOT），又称天冬氨酸氨基转移酶（AST）。

（1）参考值：速率法测定 GPT 5～40U/L，GOT 8～40U/L，GOT/GPT 1.15。

（2）临床意义：ALT 和 AST 增高主要见于急慢性病毒性肝炎、胆汁淤滞等。ALT 是反映肝细胞损害的灵敏指标。

> **考点** 反映肝细胞损害的指标

（二）肾功能检查

1. 血清尿素氮（BUN）和肌酐（Cr）测定

（1）参考值：尿素氮 3.2～7.1mmol/L；肌酐，男性 53～106μmol/L，女性 44～97μmol/L。

（2）临床意义：血清尿素氮和肌酐升高见于①各种肾实质性疾病，如肾小球肾炎、急慢性肾衰竭等；②体内蛋白分解过多，如上消化道出血、感染、外伤等；③肾前或肾后原因引起尿量减少，如失血、严重心力衰竭、尿路梗阻等。

2. 内生肌酐清除率测定

（1）参考值：80～120ml/min。

（2）临床意义：①是较早反映肾小球滤过功能的敏感指标。②评价肾功能，内生肌酐清除率在 70～51ml/min 为肾功能轻度损害，50～31ml/min 为肾功能中度损害，≤30ml/min 为肾功能重度损害。③是指导治疗和肾移植疗效观察的重要指标。

3. 浓缩-稀释试验

（1）参考值：尿量 1000～2000ml/24h，日间尿量与夜间尿量之比为（3～4）:1，夜间尿量＜750ml，夜尿最高相对密度＞1.020，最高相对密度与最低相对密度之差＞0.009。

（2）临床意义：多尿、夜尿增多、最高尿相对密度＜1.018 或尿相对密度固定在 1.010 左右，提示肾小管浓缩功能差。

第4节 医学影像检查

一、X 线 检 查

X 线检查是利用 X 线通过人体后在透视荧光屏或照片上显示内部结构影像的特性，用于观察人体解剖与生理功能状况及其病理变化，以达到诊断的目的。

（一）X 线的产生和特性

X 线是真空管内高速行进的电子流轰击钨靶或钼靶时产生的，沿直线传播，具有以下特性。

1. **穿透性** X 线波长短，具有强穿透力，能穿透可见光不能穿透的物体。X 线穿透物体的程度与 X 线的波长及物体的密度和厚度相关。在 X 线的波长不变的情况下，密度高、厚度大的物体，X 线穿透通过少；反之，通过多。X 线穿透性是 X 线成像的基础。

2. **荧光效应** X 线能激发荧光物质，如硫化锌镉及钨酸钙等，使波长短的 X 线转换成波长长的可见荧光，这种转换称为荧光效应。荧光效应是进行透视检查的基础。

3. **感光效应** X 线可使胶片感光，经显影、定影处理后，感光部分的胶片呈黑色，未感光部分的胶片呈透亮的白色。感光效应是 X 线摄影的基础。

4.电离效应　X 线产生的电离效应可引起生物学方面的改变，即生物效应，可损伤组织，损伤程度与 X 线量成正比。电离效应是放射治疗的基础，也是进行 X 线检查时需要防护的原因。

(二) X 线成像基本原理

X 线之所以能使人体组织结构在荧屏上或胶片上形成影像，是基于以下两方面的原因。一方面是 X 线具有穿透性、荧光效应和感光效应；另一方面是人体组织结构之间固有的密度和厚度的差别。当 X 线透过人体不同组织结构时，被吸收的程度不同，到达荧屏或胶片上的 X 线量即有差异，在荧光效应和感光效应的作用下，这种差异在 X 线片上（或荧屏上）显出具有黑白（或明暗）对比、层次差异的 X 线图像（表 3-3）。

表 3-3　人体组织密度与 X 线阴影的关系

结构组织	密度	影像灰度
骨骼、钙化组织	高	白
软组织、液体	中	灰白
脂肪组织	较低	灰黑
含气组织	很低	黑

(三) 常用 X 线检查方法

1.透视　是利用 X 线穿透人体被检查部位在荧光屏上显示的影像而进行诊断的方法。其优点是可以转动患者的身体，从各种不同的位置和角度来观察病变的状况，也可以观察器官的运动功能，经济、方便；缺点是难以看到细小的病变，又不能留下影像资料。透视多用于心血管疾病、呼吸系统疾病、胃肠道疾病、急腹症的检查。

2.摄片　是利用 X 线穿透过人体被检查部位并感光在胶片上形成影像而进行诊断的方法。其优点是所见影像比透视清晰，并可以留下永久性资料，有利于复查对比；缺点是不能显示脏器活动状态，一张照片只反映一个体位的 X 线征象。摄片多用于胸部、头部、脊柱、四肢骨等部位的检查。

3.造影检查　人体内有些器官与组织缺乏自然对比，将高密度或低密度造影剂引入这些脏器内或周围，与周围组织形成人工对比，再行透视或摄片。临床常用的有胃肠钡剂造影，泌尿系统、支气管、心血管、胆道、子宫及输卵管碘剂造影，关节、腹膜后充气造影等。但急性呼吸道感染，严重心、肝、肾功能不全以及碘试验阳性者，一般不适宜做造影检查。

4.计算机断层扫描术（CT）　CT 是用 X 线束对人体层面进行扫描，取得信息，经计算机处理而获得重建图像。其所显示的是断面解剖图像，其密度分辨力明显优于 X 线图像。CT 能准确测出某一平面各种不同组织之间的放射衰减特性的微小差异，以图像或数字将其显示，极其精细地分辨出各种软组织的不同密度，从而形成对比。目前临床上主要用于颅脑、肝、胆、胰腺、盆腔等处占位性病变和血管性病变的诊断，也可用于全身其他部位的检查。但 CT 设备比较昂贵，检查费用偏高，对某些部位的诊断价值还有一定限制。

二、超声检查

超声检查是指运用超声波的物理特性和人体器官组织声学性质上的差异,以波形、曲线或图像的形式显示和记录,从而对人体组织的物理特征、形态结构、功能状态做出判断而进行疾病诊断的一种非创伤性检查方法。超声检查操作简便、可多次重复、能及时获得结论、无特殊禁忌证和放射性损伤,是临床上广泛应用的检查方法。

(一)超声检查的方法及应用范围

1. B型超声检查　B型超声为辉度调制型超声,可将从人体反射回来的回波信号以光点形式组成切面图像。此种图像与人体的解剖结构极其相似,故能直观地显示脏器的大小形态、内部结构,并可将实质性、液性或含气组织区分开来。B型超声检查具有操作简便、价格便宜、无损伤、无痛苦、适用范围广等特点,对肝、胆囊、脾、胰、肾、肾上腺、膀胱、前列腺、子宫、卵巢疾病,腹水,胸腔积液等的诊断及胎儿检查有很高的价值。

2. 彩色多普勒检查　可在心脏或血管内多线、多点取样,回声经处理后进行彩色编码,显示血流速度剖面图,直观地显示心脏或血管的形态结构及血流信息的实时动态图像,敏感性高,并可引导脉冲或连续多普勒取样,进行定量分析。对心脏左向右分流血流以及瓣口反流血流的显示有独到的优越性。

3. 其他　A型超声检查现已少用。M型超声检查主要用于心脏及大血管检查。

(二)超声检查的主要用途

1. 检查实质性脏器　可以测定肝、肾、胰腺、子宫、卵巢、甲状腺等脏器的大小、形态、边界,了解其外形特征、边缘及内部结构。

2. 检查囊性器官　如胆囊、胆道、膀胱等的大小、形态、功能状态等情况。

3. 检查心脏、血管　观察心脏及大血管的结构、功能、血流状态,有助于各种先天性和后天性心脏病、血管畸形等病变的诊断。

4. 检查积液　可对胸腔、腹腔、心包腔内等积液的存在与多少做出估计。

5. 引导穿刺、插管　在超声引导下进行穿刺、插管等,大大提高了针吸细胞、组织活检等操作的安全性。

考点　超声检查的主要用途

三、磁共振成像检查

磁共振成像检查(MRI)是置患者于强磁场中,接受射频脉冲的激发,体内的质子在磁场作用下自旋,并产生感应电流,电流被接受、转换,经计算机重建而成像。由于磁共振成像信号源自人体内运动的氢原子核,所以其既是物理成像,又是化学成像。由此得到的人体组织信息不仅包括解剖信息,而且包括代谢信息。它能更清楚地显示病变、判断病变的成分及性质。MRI能清楚地分辨肌肉、肌腱、筋膜、脂肪的组织结构,能发现脑和脊髓内数毫米的微小病变;并可清楚显示颅底、脑干和小脑病变。缺点是磁共振成像设备和检查费用昂贵;不适于进行胃肠道检查;对钙化灶的显示不敏感;肺部由于呼吸运动以及肺泡内质子密度低等，成像效果不佳。由于检查环境为强磁场，装有心脏起搏器的患者和体内有磁性金属的植入物，如假肢、弹片、止血夹、人工心脏瓣膜、固定钢板、螺钉、人工股骨头等的患者不能接受磁共振成像检查。

第5节 心电图检查

心电图（ECG）是利用心电图机从体表记录心脏每一心动周期所产生的电活动变化的曲线图形。心电图检查是诊断心律失常最重要的检查之一，是诊断心肌梗死的重要依据，广泛用于重症监护、手术麻醉、运动医学、航空航天等方面。

1. 心电图导联 临床上常用心电图常规12导联体系，包括6个肢体导联和6个胸导联。肢体导联包括标准Ⅰ、Ⅱ、Ⅲ导联及加压单极肢体导联aVR、aVL、aVF。胸导联是单极导联，包括 $V_1 \sim V_6$ 导联（图3-1）。

2. 心电图波形 每一心动周期心脏除极和复极产生的立体空间向量经过二次投影形成心电图上的一系列波形，依次被命名为P波、QRS波群、T波及U波，以及P-R间期、ST段、Q-T间期等。

3. 心电图测量 心电图记录纸由相间各为1mm的纵线和横线划分成众多 $1mm^2$ 大小的小方格。纵线用以测定振幅，横线用以测定时间。一般常用走纸速度为25mm/s，此时每两条纵线间隔（1mm）表示0.04s（40ms）；当标准电压1mV=10mm时，两条横线间（1mm）表示0.1mV。心率=60/（P-P或R-R间期）（以秒为单位）。

4. 心电图各波、段的正常值及临床意义

（1）P波：是心房除极波。P波方向在Ⅰ、Ⅱ、aVF、$V_4 \sim V_6$ 导联直立，aVR导联倒置，其余导联可双向、低平或倒置。一般正常P波时间小于0.12s，振幅在肢体导联小于0.25mV，胸导联小于0.2mV。

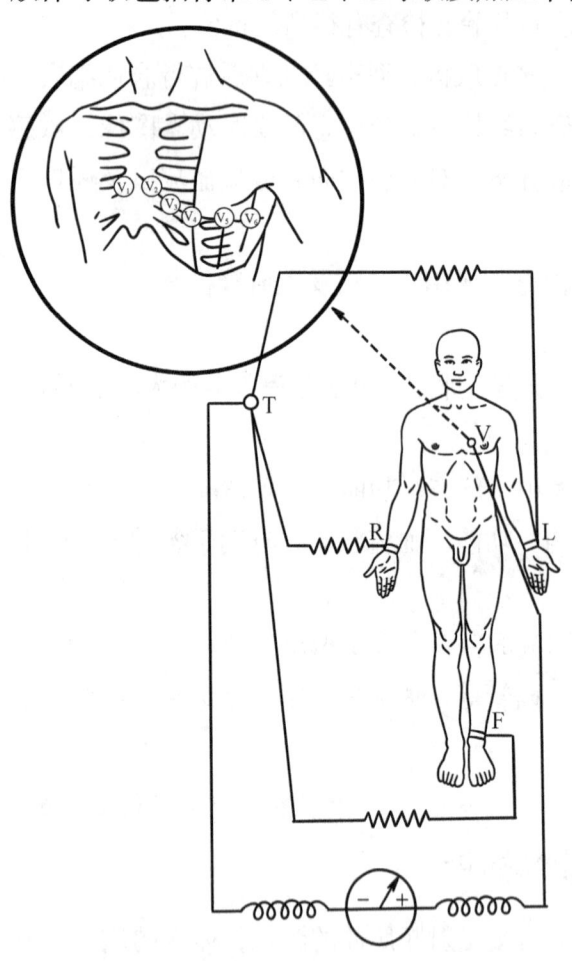

图3-1 标准导联及连接方式示意图

（2）P-R间期：反映心房除极开始到心室除极开始的时间。正常范围为0.12～0.20s。

（3）QRS波群：是心室除极波，反映左右心室的电激动过程。①时间，成人QRS波时间小于0.12s，多数为0.06～0.10s；②自 V_1 至 V_6 导联R波逐渐增高，S波逐渐减小；V_1 导联的R波不超过1.0mV，V_5、V_6 的R波不超过2.5mV，aVL的R波不超过1.2mV，aVF的R波不超过2.0mV，aVR的R波不超过0.5mV，Ⅰ导联R波不超过1.5mV。各肢体导联的 QRS 波群振幅绝对值均不应小于 0.5mV，各胸导联 QRS 波群振幅绝对值不应小于 0.8mV，否则标为低电压；③除 aVR 导联外，正常人的 Q 波时间应小于 0.04s，振幅小于同导联中 R 波高度的 1/4；④电轴，QRS 波群额面电轴的正常范围为 -30°～+90°。电轴位于 -30°～+90° 为心电轴左偏，位于 +90°～+180° 为心电轴右偏。

（4）ST 段：是指 QRS 波群结束后至 T 波起点间的线段，反映心室肌早期缓慢复极的电位变化。在任何一个导联 ST 段降低都不应超过 0.05mV。ST 段在肢体导联与 V_4～V_6 导联抬高不应超过 0.1mV，在 V_1～V_3 导联抬高不应超过 0.3mV。

（5）T 波：反映心室肌晚期快速复极过程。T 波方向大多和 QRS 主波方向一致，在 R 波为主的导联 T 波振幅不应低于同导联 R 波高度的 1/10。

（6）U 波：指 T 波后面的一个振幅低小波，方向大体与 T 波一致。U 波在胸导联易见，明显增高常见于低血钾。

（7）Q-T 间期：从 QRS 波群起点至 T 波终点的时间，反映心室肌除极与复极的总时间。正常范围为 0.32～0.44s。

考点 心电图各波、段的正常值及临床意义

5. 心电图检查的目的　①发现各种心律失常：如窦性心动过速、房性期前收缩、室性期前收缩、室性心动过速、室上性心动过速、心房颤动、心房扑动、预激综合征、窦性心动过缓、窦性停搏、各种传导阻滞等。②发现是否有心脏肥大：如左、右心房肥大，左、右心室肥厚。③诊断胸痛原因：排除心肌缺血、心肌梗死、肺梗死等。④辅助诊断电解质异常：低血钾、高血钾及高血钙等。

自测题

A_1/A_2 型题

1. 正常成年男性血红蛋白、白细胞计数的参考值，下列哪项正确
   A. 110～150g/L，（4～10）×10^9/L
   B. 110～150g/L，（6～12）×10^9/L
   C. 120～160g/L，（4～10）×10^9/L
   D. 120～160g/L，（6～12）×10^9/L
   E. 110～160g/L，（2～8）×10^9/L

2. 霍乱患者的粪便呈
   A. 细条状　　　　B. 蛋花汤样
   C. 柏油样　　　　D. 胶冻样
   E. 米泔水样

3. B 超检查不适用于
   A. 肝脏检查　　　B. 肾脏检查
   C. 胰腺检查　　　D. 胆囊检查
   E. 骨骼检查

4. 粪便外观呈白陶土色，主要见于
   A. 消化性溃疡
   B. 胆道完全梗阻
   C. 胃癌
   D. 服用铁剂、炭粉
   E. 肠道寄生虫感染

5. 血气分析采用的标本是
   A. 动脉血　　　　B. 静脉血
   C. 周围血　　　　D. 脐血
   E. 鼻血

6. 反映肝细胞损害的灵敏指标是
   A. 血清总蛋白测定
   B. 血清前白蛋白测定
   C. 血清谷丙转氨酶测定
   D. 血清尿素氮测定
   E. 血清肌酐测定
7. 心电图中代表心室除极过程的是
   A. P 波　　　　B. QRS 波群
   C. T 波　　　　D. ST 段
   E. U 波

8. 心电图不能直接提供诊断依据的是
   A. 心律失常　　　B. 心肌梗死
   C. 心肌缺血　　　D. 高钾血症
   E. 心肌收缩力
9. 患者，男，56 岁。自诉心慌，过去有类似发作史，可自行终止。首选检查是
   A. 血液检查　　　B. 胸部 X 线检查
   C. 心电图检查　　D. 超声心动图检查
   E. 磁共振成像检查

（马　燕）

第 4 章
诊断方法与病历书写

第 1 节 临床诊断步骤与思维方法

一、临床诊断步骤

临床诊断是把问诊、体格检查、实验室及器械等检查所得的资料经过分析综合、推理判断，得到符合客观实际的结论，进而指导疾病的治疗和预防。临床诊断的过程是对疾病的认识过程，是透过现象探索疾病本质的过程。因此建立正确的临床诊断，既需要有足够的医学专业知识和技能，又需要有正确的思维方法。

（一）收集资料

1. 采集病史　详尽而完整的病史是临床诊断的基本资料，在临床工作中应透过现象探究疾病的本质，找出其关键所在。因此全面、系统、真实、可靠的病史采集尤为重要。

2. 体格检查　细致、系统、全面的体格检查是临床诊断必不可少的获取资料的方法，它可以反映疾病的病理生理变化，体现症状与体征之间的内在关系。通过体格检查，医生能发现疾病引起的客观异常改变，为临床诊断提供客观依据。

3. 辅助检查　必要的实验室检查、影像学检查、心电图检查等可使临床诊断更为准确及时。但需要注意的是无论检测仪器如何先进，都有检测的片面性和操作的准确性等因素的影响，切不可单靠辅助检查来诊断疾病，采集病史和体格检查是临床诊断的基础。

（二）分析综合，形成初步诊断

将采集的病史，体格检查、实验室及影像检查中所获得的所有资料进行综合分析、去伪存真，形成疾病的初步诊断或可能的印象判断，作为进一步诊断的前提或实验性治疗的方向。

（三）通过实践，验证或修正诊断

疾病的诊断需要在临床实践中进行验证，随着疾病的发展演变，通过各项检查结果或治疗效果的验证，医生才能发现疾病的本质，从而修正诊断，以利于准确治疗及预防。

二、思维方法

诊断思维是分析所有的临床资料到确定临床诊断的过程。准确及时地完成这一过程，需要有丰富的临床经验和缜密的科学思维，才能透过现象看本质，做出符合客观实际的正确诊断。

（一）基本方法

1. 推理　是医生在医学理论知识的基础上，从获取的临床资料中得出结论的中间思维过程。通过去粗取精，去伪存真，推断资料之间的内在联系，从而认识疾病的本质。

2. 类比　根据所获得的临床资料，对有相同或相似表现的疾病进行比较鉴别，分析最可能的临床印象，根据这一印象再进一步去获取有助于证实诊断的更多依据。

3. 验证　根据以往的临床经验和诊疗效果，验证疾病诊断的准确性，从而在实践中不断积累经验，避免错误的诊断。

（二）基本原则

1. 实事求是原则　尽力掌握第一手疾病相关资料，尊重事实，忌主观臆断、牵强附会。
2. 常见病多发病优先原则　首先考虑本地区的常见病和多发病。
3. 器质性疾病优先原则　避免延误诊疗时机，给患者带来不可弥补的损失。
4. 一元论原则　指尽量用一个疾病去解释多种临床表现的原则。

考点　诊断疾病的基本原则

（三）诊断分类

1. 病因诊断　是致病因素和病变部位的诊断，如新型冠状病毒肺炎、结核性脑膜炎、风湿性关节炎等，病因诊断明确了疾病的防治方向。
2. 病理形态诊断　是病变的部位和组织形态改变的诊断，如肝硬化、胃溃疡等。
3. 病理生理学（功能）诊断　是机体功能状态的诊断，如肾功能不全、甲状腺功能亢进症等。

第2节　病历书写

病历是患者的健康档案，是医生对采集的患者病史、各种检查及诊治过程的所有资料进行加工整理而写成的记录。病历书写能体现出医生的专业素质及文学水准，是医生必须掌握的一项基本技能。病历既是科学研究的重要资料，也是司法工作的依据。

（一）基本要求

1. 内容完整　采集的全部资料要细致全面，科学有序。
2. 格式规范　按规定格式书写。
3. 描述准确　语言要通顺、精练，使用医学专业术语，如腹泻伴里急后重。
4. 字迹清晰　书写工整，不可涂改。

考点　病历书写的基本要求

（二）格式与内容

1. 门诊病历　必须在接诊时完成，要简明扼要，重点突出。先注明就诊日期及时间。内容包括简要的病史及查体、必要的检查项目及结果、初步诊断及处理意见。急危重症患者还应记录生命体征（血压、呼吸、脉搏、体温）、意识状态及救治措施等。记录完毕签名或盖章。
2. 住院病历　包括入院病历、病程记录、上级医师查房记录、会诊记录、疑难病例讨论记录、手术记录、麻醉记录、知情同意书、阶段小结、出院记录（或死亡记录）、医嘱单、辅助检查报告单、体温记录、护理记录等。入院病历主要包括患者一般资料、病史、体格检查、辅助检查、病历小结及初步诊断五部分内容，最后记录者签字（手写）或盖章，以示负责。入院病历要求患者入院 24 小时内完成。具体格式与内容如下。

姓名　　　　　　　　　　出生地
性别　　　　　　　　　　婚姻
年龄　　　　　　　　　　入院时间
民族　　　　　　　　　　记录时间
职业　　　　　　　　　　病史陈述者

主诉：就诊的主要原因及持续时间。

现病史：疾病发生、发展、演变的全过程。

既往史：既往健康状况和曾经患过的疾病，包括传染病史、手术外伤史、预防接种及过敏史。

系统回顾：包括呼吸系统、循环系统、消化系统、泌尿系统、造血系统、内分泌与代谢系统、肌肉骨骼系统、神经系统的症状体征及精神状态。

个人史：社会经历、生活方式与嗜好。

婚姻史：已婚者记录结婚年龄及夫妻关系。

月经史：初潮年龄、周期天数、经期量与颜色、有无痛经、末次月经日期或绝经年龄。

生育史：妊娠与分娩的次数，生产方式及胎儿情况。

家族史：家族中有否遗传病或相关病史。

体格检查

体温　　　　　脉搏　　　　　呼吸　　　　　血压

一般状况：发育、营养、体位、姿势与步态、面容与表情、神志、体检合作情况等。

皮肤、黏膜：色泽、水肿、温度、湿度、弹性、出血点、皮疹、皮下结节、肿块、蜘蛛痣、溃疡及瘢痕等情况。记述病变的部位、大小及形态。

浅表淋巴结：全身或局部浅表淋巴结有无肿大，若有肿大应记录其大小、数目、压痛、硬度、移动性、瘘管、瘢痕等情况。

头部及其器官

头颅：大小、形态、压痛、包块、头发。

眼：眉毛、睫毛、眼睑、眼球、结膜、巩膜、角膜、瞳孔。

耳：听力、分泌物、乳突压痛。

鼻：有无鼻翼扇动、畸形、阻塞、鼻窦压痛、分泌物、出血。

口：气味、唇、牙、牙龈、舌、黏膜、扁桃体、咽、喉。

颈部：是否对称、强直，有无颈静脉怒张、肝-颈静脉回流征、颈动脉异常搏动，检查气管位置、甲状腺情况。

胸部：胸廓与胸壁

肺

视诊：呼吸运动、肋间隙。

触诊：语音震颤、胸廓扩张度、胸膜摩擦感。

叩诊：叩诊音、肺上界、肺下界及移动度。

听诊：呼吸音、啰音、语音传导、胸膜摩擦音。

心

视诊：心前区隆起，心尖搏动位置、强度、范围。

触诊：心尖搏动位置、强度，震颤，心包摩擦感。

叩诊：心界的大小及形状。

听诊：心率、心律、心音、额外心音、心脏杂音、心包摩擦音。

周围血管征：动脉壁情况、水冲脉、毛细血管搏动征、枪击音、动脉异常搏动。

腹部

视诊：对称性、膨隆、凹陷、呼吸运动、皮疹、色素、条纹、瘢痕、脐部、疝气、静脉曲张与血流方向、胃肠型及蠕动波、上腹部搏动、腹围测量。

触诊：腹壁紧张度、压痛、反跳痛、波动感、包块（部位、大小、形态、硬度、压痛、搏动、移动度）。

肝：大小、质地、表面、边缘、压痛、搏动。

胆囊：大小、形状、压痛。

脾：大小、硬度、压痛、表面、边缘。

肾：大小、形状、硬度、压痛、移动度。

膀胱：膨胀、输尿管压痛点。

叩诊：鼓音、肝浊音界、肝区叩击痛、移动性浊音、肾区叩击痛。

听诊：肠鸣音、血管杂音。

肛门直肠与外生殖器：根据需要做相应的检查。

脊柱与四肢

脊柱：生理弯曲，有无侧凸、后凸、压痛及活动度。

四肢：有无畸形、杵状指（趾）、静脉曲张、水肿、肌肉萎缩，肌张力、关节红肿及肢体活动度情况。

神经反射：角膜反射、腹壁反射、提睾反射；肱二头肌反射、肱三头肌反射、膝跳反射、跟腱反射；病理反射、脑膜刺激征。

专科情况：如外科、妇科、眼科、皮肤科、神经科、精神科情况等。

辅助检查

辅助检查包括实验室检查、影像学检查、心电图检查及其他相关检查结果。

病历小结

病历小结是指病史、体格检查、实验室检查、心电图检查、影像学及其他检查等的主要资料摘要综合，是初步诊断的依据。

初步诊断

病因诊断

病理诊断

病理生理诊断

记录者签名或盖章

（三）电子病历

随着计算机和网络信息技术的发展，中共中央、国务院持续深化医药卫生体制改革，先后印发了《关于印发电子病历应用管理规范（试行）的通知》和《关于进一步推进以电子病历为核心的医疗机构信息化建设工作的通知》，开展了电子病历试点工作及推进以电子病历为核心医院信息化建设试点工作。目前我国医院信息系统已初具规模，电子病历已经上升到个人终生健康记录的层次。

电子病历是医疗机构对门诊、住院患者（或保健对象）临床诊疗和指导干预的数字化的医疗服务工作记录，是医疗机构创建的信息数据集成系统。电子病历是用计算机保存、管理、传输和重现的数字化患者医疗记录。它不仅包含纸张病历的所有信息，还包括提供的相关服务，是以电子化方式管理的有关个人终生健康状态和医疗保健行为的信息。

医院信息化管理的电子病历，医生只需填写患者特定的一些病历资料，其余由模板提供，方便复制、保存、更改，节约时间。电子病历信息关联，可提供完整的信息资料，并可进行远程会诊，从而为患者提供更优质的服务。电子病历资料保存无纸化，节约资源，方便查阅。

自 测 题

A₁/A₂型题

1. 关于病历下列哪项说法是错误的
   A. 病历是患者的健康档案
   B. 要内容完整、格式规范
   C. 病历书写者必须本人签字
   D. 避免使用医学术语
   E. 完整病历应在患者入院24小时内完成

2. 病历的意义不正确的是
   A. 诊断疾病　　　B. 指导治疗
   C. 明确病因　　　D. 进行科学研究
   E. 作为法律依据

3. 诊断原则不包括
   A. 优先考虑常见病、多发病
   B. 优先考虑器质性疾病
   C. 实事求是
   D. "一元论"原则
   E. 尽量避重就轻，减轻患者思想负担

（于淑娟）

第 5 章

呼吸系统疾病

第 1 节 急性上呼吸道感染

急性上呼吸道感染简称上感，是鼻腔、咽、喉部急性炎症的总称。广义的上呼吸道感染包括普通感冒、病毒性咽炎及喉炎、疱疹性咽峡炎、咽结合膜热、细菌性咽-扁桃体炎，狭义的上呼吸道感染又称普通感冒。急性上呼吸道感染是最常见的急性呼吸道感染性疾病，多呈自限性，但发生率较高。全年皆可发病，冬春季较多。

（一）病因与发病机制

1. 病毒感染　急性上呼吸道感染有 70%～80% 由病毒引起，包括鼻病毒、冠状病毒、腺病毒、流感和副流感病毒、呼吸道合胞病毒、埃可病毒、柯萨奇病毒等。

2. 细菌感染　20%～30% 的急性上呼吸道感染由细菌引起。细菌感染可直接感染或继发于病毒感染之后，以溶血性链球菌为最常见，其次为流感嗜血杆菌、肺炎链球菌、葡萄球菌等，偶见革兰氏阴性菌。

受凉、淋雨、过度劳累等可使呼吸道局部防御功能降低，致使病毒或细菌迅速繁殖而发病，老幼体弱、慢性呼吸道疾病或免疫功能低下者更易发病。

考点 急性上呼吸道感染的病因

（二）临床表现

1. 普通感冒　俗称"伤风"，又称急性鼻炎或上呼吸道卡他炎，多由鼻病毒引起，其次为冠状病毒、呼吸道合胞病毒、柯萨奇病毒等。起病较急，潜伏期 1～3 天，主要表现为鼻部症状，如打喷嚏、鼻塞、流清水样鼻涕，也可表现为咳嗽、咽干、咽痒或灼热感。2～3 天后鼻涕变稠，常伴咽痛、流泪、味觉减退、呼吸不畅等。一般无明显全身症状，或有低热、畏寒、轻度头痛等。体检可见鼻腔黏膜充血、水肿、有分泌物，咽部轻度充血。

2. 急性病毒性咽炎　多由鼻病毒、流感病毒、呼吸道合胞病毒等引起。临床特征为咽部发痒或灼热感，咳嗽少见，咽痛不明显。腺病毒咽炎可伴有眼结膜炎。体检咽部水肿、充血明显，颌下淋巴结肿大有压痛。

3. 急性病毒性喉炎　多由鼻病毒、流感病毒、副流感病毒及腺病毒等引起。临床表现为声音嘶哑、讲话困难，常有发热、咽痛或咳嗽。体检可见喉部水肿、充血，局部淋巴结轻度肿大和压痛。

4. 急性疱疹性咽峡炎　主要由柯萨奇病毒 A 引起，表现为发热、明显咽痛，病程约 1 周，多于夏季发作，儿童多见。体检可见咽充血，软腭、腭垂、咽及扁桃体表面有灰白色疱疹，周围有红晕,破溃后形成小溃疡。

5. 急性咽结膜热　主要由腺病毒引起。临床表现有发热、咽痛、畏光、流泪,体检可见咽及结膜明显充血。病程4～6天,常发生于夏季,儿童多见,易通过游泳传播。

6. 急性细菌性咽-扁桃体炎　多由溶血性链球菌引起,其次为流感嗜血杆菌、肺炎链球菌、葡萄球菌等。起病急、明显咽痛、畏寒、发热(体温可达39℃以上)。体检可见咽部明显充血,扁桃体充血肿大,表面有黄色脓性分泌物,颌下淋巴结肿大、压痛,肺部无异常体征。

(三)辅助检查

1. 血常规检查　病毒感染时白细胞计数多为正常或偏低,淋巴细胞比例升高。细菌感染时,可见白细胞计数和中性粒细胞增多,并有核左移现象。

2. X线检查　一般无须行X线检查,如需鉴别肺炎时可考虑进行。

3. 病原学检查　一般情况下不做,如需鉴别流行性感冒时可考虑做。主要包括病毒抗体检测、病毒分离、痰或分泌物培养及药物敏感试验等。

(四)诊断与鉴别诊断

根据病史、流行病学、鼻咽部的症状体征,结合外周血常规结果可做出临床诊断。急性上呼吸道感染应与流行性感冒、急性传染病前驱症状、过敏性鼻炎等相鉴别。

(五)防治要点

急性上呼吸道感染一般无须积极抗病毒治疗,以对症处理、休息、戒烟、多饮水、保持室内空气流通和防治继发细菌感染为主。一般不用抗生素,如合并细菌感染,可根据常见病原菌经验性选用抗生素。

1. 对症治疗　头痛、发热、全身肌肉酸痛者可给予解热镇痛药;鼻塞可用盐酸伪麻黄碱滴鼻;频繁打喷嚏、流涕者可给予抗过敏药;咽痛时可口含清咽片或做咽喉药物雾化治疗;对咳嗽明显者可用氢溴酸右美沙芬、可待因等镇咳药。

2. 病因治疗　一般不需抗病毒治疗,存在免疫缺陷的病毒感染者,可早期应用抗病毒药物。广谱抗病毒药利巴韦林和奥司他韦对流感病毒、呼吸道合胞病毒等均有较强的抑制作用。普通感冒和单纯的病毒感染不必应用抗生素。如并发细菌感染,可根据经验用药,常选用青霉素类、头孢菌素类、大环内酯类或喹诺酮类等抗生素口服。

3. 预防　隔离传染源,在冬春高发季节戴口罩,少去人群密集的公共场所。指导患者生活规律、劳逸结合、坚持规律且适当的体育运动,以增强体质,提高抗寒能力和机体的抵抗力。保持室内空气流通,避免受凉、过度疲劳等诱发因素。

第2节　急性气管-支气管炎

急性气管-支气管炎是由感染、物理化学刺激或过敏因素引起的气管、支气管黏膜的急性炎症,常发生于寒冷季节或气温突变时。

(一)病因与发病机制

1. 感染　急性气管-支气管炎可以是病毒和细菌直接感染所致,多由流感病毒、呼吸道合胞病毒、副流感病毒、鼻病毒等引起，细菌、支原体和衣原体引起者少见。本病多数发生于受凉、淋雨、过度疲劳等诱因导致机体气管、支气管防御功能受损时，可在病毒感染的基础上继发细菌感染。

2. 物理化学刺激　冷空气、粉尘、刺激性气体或烟雾（如二氧化硫、二氧化氮、氨气、氯气、臭氧等）的吸入，均可引起气管、支气管黏膜的急性炎症。

3. 过敏反应　多种过敏原均可引起气管和支气管的变态反应，如花粉、有机粉尘、真菌孢子等的吸入；钩虫、蛔虫的幼虫在肺内移行及细菌蛋白质也可引起机体的过敏。

（二）临床表现

1. 症状　起病较急，常先有上呼吸道感染症状如鼻塞、咽痛，继之出现干咳或伴少量黏痰，痰量逐渐增多、咳嗽症状加剧，偶可痰中带血。咳嗽和咳痰可延续2～3周才消失。如果伴有支气管痉挛，可出现程度不同的胸闷、气喘。全身症状一般较轻，可有轻到中度发热，多在3～5天后降至正常。

2. 体征　两肺呼吸音多粗糙，伴或不伴干、湿啰音，啰音部位常常不固定，部分患者亦无明显体征。

（三）辅助检查

1. 血常规检查　病毒感染者白细胞计数正常或偏低；细菌感染者白细胞计数增高，中性粒细胞数升高。

2. X线检查　部分表现为肺纹理增粗，少数病例无异常表现。

（四）诊断与鉴别诊断

根据急性起病，主要症状为咳嗽，伴有其他呼吸道症状如咳痰、气喘等，上述症状无其他疾病原因解释，可对急性气管-支气管炎做出临床诊断。

急性气管-支气管炎应与急性上呼吸道感染、变应性鼻炎、支气管哮喘、流行性感冒及肺炎等相鉴别。

（五）防治要点

急性气管-支气管炎与病毒感染最为相关，治疗策略在于最大限度地减轻症状。对于轻微咳嗽患者，日常活动及睡眠不受影响时，可选择观察。患者如果出现发热，解热药可有助于缓解不适。嘱患者适当休息、注意保温、多饮水，避免吸入粉尘和刺激性气体。对于有显著喘鸣、活动后或夜间咳嗽明显患者可予对症治疗。

1. 镇咳　对于频繁或剧烈咳嗽造成的不适，影响学习、生活、工作和睡眠，甚至可能引起气胸等并发症的患者，可酌情应用右美沙芬、喷托维林或苯丙哌林等镇咳剂。但对于痰多者不宜用可待因等强力镇咳药，以免影响痰液排出。

2. 祛痰　复方氯化铵、溴己新、N-乙酰半胱氨酸、氨溴索和标准桃金油等均具有祛痰作用。

3. 解痉抗过敏　对于支气管痉挛（喘鸣）的患者，可给予解痉平喘和抗过敏治疗，如给予氨茶碱、沙丁胺醇和马来酸氯苯那敏等。

4. 抗感染治疗　对无肺炎的急性单纯性气管-支气管炎不需要常规抗生素治疗，考虑为细菌感染则使用抗生素，可选用青霉素类、头孢菌素类、大环内酯类或氟喹诺酮类抗生素。

5. 预防　指导吸烟患者戒烟，避免受凉、劳累，防治上呼吸道感染；改善生活卫生环境，避免过度吸入环境中的过敏原和污染物；参加适当的体育锻炼，增强体质。

第3节　肺　炎

肺炎是由各种不同原因引起的肺组织急性渗出性炎症，可由多种病原体、理化因素、过敏因素等引起。细菌性肺炎是最常见的肺炎，也是最常见的感染性疾病之一，是呼吸系统的常见病、多发病。

一、病因与分类

1. 解剖学分类

（1）大叶性肺炎：炎症起于肺泡，通过肺泡间孔向其他肺泡蔓延，以致一个肺段或肺叶发生炎症（肺实变），故又称为肺泡性肺炎。致病菌多为肺炎链球菌。

（2）小叶性肺炎：病原体经支气管入侵播散引起细支气管、终末细支气管及肺泡的炎症，又称为支气管肺炎。小叶性肺炎常继发于其他疾病，可由细菌、病毒及支原体等引起。

（3）间质性肺炎：为肺间质的炎症，可由细菌、支原体、衣原体、病毒等引起。

2. 病因学分类

（1）细菌性肺炎：最为常见。最常见感染的细菌是肺炎链球菌，其次为金黄色葡萄球菌、肺炎克雷伯杆菌。

（2）病毒性肺炎：由冠状病毒、流感病毒、麻疹病毒、腺病毒等感染引起。

（3）非典型病原体肺炎：由支原体、衣原体、军团菌等感染引起。

（4）真菌性肺炎：由白假丝酵母菌、隐球菌、曲霉菌等感染引起。

（5）理化因素所致的肺炎：如放射线损伤引起的放射性肺炎；吸入刺激性气体等化学物质，可引起化学性肺炎。

3. 根据感染来源分类

（1）社区获得性肺炎：在医院外罹患的感染性肺实质炎症。主要病原菌为肺炎链球菌、支原体、衣原体等。

（2）医院获得性肺炎：患者入院时不存在，也不处于感染潜伏期，而在入院48小时后在医院内发生的肺炎，其中以呼吸机相关肺炎多见。常见病原菌为革兰氏阴性杆菌，包括铜绿假单胞菌、肺炎克雷伯菌、大肠埃希菌、金黄色葡萄球菌等。

考点　肺炎的分类

医者仁心　　　　　　健康所系，生命相托

2020年9月，全国抗击新冠肺炎疫情表彰大会在人民大会堂隆重举行，钟南山获得共和国勋章。2003年抗击"非典"，他勇挑重担；2020年抗击新冠肺炎疫情，84岁的钟南山再次出征，

> 他提出的防控策略和救治措施挽救了无数生命。钟南山率领的重症医学团队对外宣布，一位使用体外膜氧合（ECMO）辅助支持长达111天的新冠肺炎患者成功康复出院，这创造了医学救治的奇迹。钟南山说，"在救治过程中，只要有一线希望，我们可以不惜一切代价。即便看起来必死无疑的患者，我们还是要像绣花一样抢救回来。"

二、肺炎的特点

细菌性肺炎的常见症状有发热、咳嗽、咳痰，出现脓性痰或血痰，伴胸痛。病变范围大者可有呼吸困难，呼吸窘迫。早期肺部体征无明显异常，重症患者可有呼吸频率增快、鼻翼扇动、发绀。肺实变时有典型的体征，如叩诊浊音、触觉语颤增强和出现支气管呼吸音等，并可闻及湿啰音。并发胸腔积液者，患侧胸部叩诊浊音，触觉语颤减弱，呼吸音减弱。肺部革兰氏阴性杆菌感染的共同点是肺实变或病变融合，组织坏死后容易形成多发性脓肿，病变常累及双肺下叶，若波及胸膜，可引起胸腔积液或脓胸。

本节主要介绍肺炎链球菌肺炎。

肺炎链球菌肺炎是由肺炎链球菌（肺炎球菌）所引起的肺炎，典型病变呈大叶性分布。以冬春季节高发，多见于既往健康的青壮年男性或有全身及呼吸道慢性疾病的抵抗力下降者。

（一）病因与发病机制

肺炎链球菌肺炎由肺炎链球菌感染发病。肺炎链球菌是革兰氏阳性球菌，是上呼吸道寄居的正常菌群，当机体免疫功能降低时，细菌进入下呼吸道、肺泡，繁殖生长，引起整个肺叶或肺段的炎症，累及胸膜可出现渗出性胸膜炎。肺炎链球菌在干燥痰中可存活数月，但经阳光直射1小时，或加热至52℃10分钟，即可杀灭，对苯酚等消毒剂也较敏感。

肺炎链球菌肺炎的病理改变分为充血期、红色肝变期、灰色肝变期及消散期。

（二）临床表现

1.症状 发病前常有上呼吸道感染、受凉、淋雨、疲劳等诱因。起病多急骤，寒战、高热，数小时内体温可高达39～40℃，呈稽留热型。全身肌肉酸痛，患侧胸痛明显，咳嗽时加剧。干咳，少量黏痰，典型者在发病24～48小时后咳铁锈色痰。偶有恶心、呕吐、腹胀、腹泻等症状，可被误诊为急腹症。

2.体征 急性病容，面颊绯红、鼻翼扇动、呼吸浅快、严重者口唇青紫。肺实变时表现为患侧呼吸运动减弱，语颤增强，叩诊浊音，听诊出现支气管呼吸音和湿啰音，累及胸膜时，可闻及胸膜摩擦音。

考点 肺炎链球菌肺炎的病因及临床表现

（三）并发症

严重感染时可发生感染性休克，出现血压下降、脉搏细速、面色苍白、出冷汗、四肢厥冷、少尿或无尿及意识模糊、烦躁不安、嗜睡、谵妄、昏迷等神经精神症状；也可表现为体温不升高，无咳嗽、咳痰现象。病变广泛者可因缺氧而出现呼吸困难和发绀，还可并发胸膜炎、脓胸等。

（四）辅助检查

1. 血常规检查　外周血白细胞计数 > $10×10^9$/L 或 < $4×10^9$/L，伴或不伴细胞核左移。

2. C反应蛋白检查　C反应蛋白水平是细菌性感染较敏感的指标。病毒性肺炎C反应蛋白通常较低。C反应蛋白水平持续高水平或持续升高提示抗菌治疗失败或出现并发症（如脓胸、脓毒血症）。

3. 胸部影像学检查　是诊断肺炎、判断病情严重程度、推测致病原、评估治疗效果的重要依据。只要疑似肺炎，就可进行X线检查。早期肺纹理增多或受累肺段、肺叶稍模糊；实变期可见斑片状或大片致密的阴影；消散期，炎性浸润逐渐吸收，可有片状区域吸收较快而呈假空洞征；一般起病3～4周后才完全消散。X线检查病灶显示不清、怀疑肺内隐匿部位存在病变时、疗效不佳的患者、重症肺炎怀疑某些特殊致病原感染者需要与非感染性疾病进行鉴别时，可行胸部CT检查。

（五）诊断与鉴别诊断

根据肺炎链球菌肺炎典型的症状与体征，结合辅助检查结果可做出诊断。

肺炎链球菌肺炎应与急性气管-支气管炎、肺结核、肺癌等相鉴别。

（六）防治要点

1. 抗感染治疗　可使用青霉素类、大环内酯类、多西环素、一代或二代头孢菌素及喹诺酮类等药物。如抗生素治疗有效，24～72小时后体温即可恢复正常。一般可于退热后2～3天且主要呼吸道症状明显改善后停药，通常轻、中度患者疗程5～7天，重症以及伴有肺外并发症患者可适当延长抗感染疗程。

2. 其他治疗

（1）氧疗与呼吸支持：对于存在低氧血症的患者，需维持血氧饱和度在90%以上；对有高碳酸血症的患者，基层医疗机构在转上级医疗机构前，血氧饱和度宜维持在88%～92%。

（2）咳嗽、咳痰处理：如果以干咳为主，可酌情使用镇咳药物，如右美沙芬等。痰量过多或有脓痰时，患者可能会发生咳痰不畅，可予以氨溴索等祛痰药物，有利于排痰。

（3）发热处理：体温过高时可采用物理降温或使用解热退热药物。

3. 预防　增加营养，保障休息，锻炼身体，加强耐寒锻炼。纠正吸烟等不良习惯，避免酗酒、受寒、过度疲劳等诱发因素。对老年人及慢性病患者，应注意气温变化时随时增减衣服，预防上呼吸道感染。对年老体弱、免疫功能减退（如糖尿病、慢性肺疾病、慢性肝病）、长期居住于养老院或其他医疗机构、吸烟的患者，可接种肺炎球菌多糖疫苗。

考点　肺炎链球菌肺炎的防治要点

第4节　慢性阻塞性肺疾病

慢性阻塞性肺疾病（COPD）简称慢阻肺，是一种常见的、可预防和治疗的慢性气道疾病，其特征是持续存在的气流受限和相应的呼吸系统症状。其病理学改变主要是气道和（或）肺泡异常，通常与显著暴露于有害颗粒或气体相关，遗传易感性、异常的炎症反应以及肺异常发育等多种因素参与发病过程。慢性阻塞性肺疾病是一种严重危害人类健康的常见病，严重影响患者的劳动能力和生活质量。

（一）病因与发病机制

慢性阻塞性肺疾病确切的病因尚不清楚，可能与下列因素有关。

1. 个体因素　①遗传因素：如 α_1-抗胰蛋白酶缺乏与肺气肿的发生有密切关系。②年龄和性别：年龄是慢性阻塞性肺疾病的危险因素，年龄越大，慢性阻塞性肺疾病患病率越高。女性对烟草烟雾的危害更敏感。③其他：如肺生长发育不良、支气管哮喘和气道高反应性、低体重指数等都是本病发生的危险因素。

2. 环境因素　①烟草：吸烟是慢性阻塞性肺疾病最重要的环境致病因素。②燃料烟雾：柴草、煤炭和动物粪便等燃料产生的烟雾中含有大量有害成分，可能是不吸烟女性发生慢性阻塞性肺疾病的重要原因。③空气污染：空气污染物中的颗粒物质（PM）和有害气体物质（二氧化硫、二氧化氮、臭氧和一氧化碳等）对支气管黏膜有刺激和细胞毒性作用。④职业性粉尘：如二氧化硅、煤尘、棉尘和蔗尘等。⑤感染和慢性支气管炎：呼吸道感染是慢性阻塞性肺疾病发病和加剧的重要因素。

考点 慢性阻塞性肺疾病的主要病因

（二）临床表现

1. 症状

（1）主要临床表现：慢性咳嗽、咳痰和呼吸困难。咳嗽、咳痰症状通常在疾病早期出现，而后期则以呼吸困难为主要表现。

（2）症状特征及演变：①慢性咳嗽：是慢性阻塞性肺疾病常见的症状，以晨起和夜间阵咳为著。②咳痰：多为咳嗽伴随症状，痰液常为白色黏液、浆液性，常于早晨起床时剧烈阵咳，咳出较多黏液、浆液样痰后症状缓解；急性加重时痰液可变为黏液脓性而不易咳出。③气短或呼吸困难：早期仅在劳力时出现，之后逐渐加重，以致日常活动甚至休息时也感到呼吸困难；活动后呼吸困难是慢性阻塞性肺疾病的标志性症状。④胸闷和喘息：部分患者有明显的胸闷和喘息，常见于重症或急性加重患者。

2. 体征　桶状胸，胸部呼吸运动减弱；双侧语音震颤减弱；叩诊过清音，心浊音界缩小，肺下界和肝浊音界下移；听诊两肺呼吸音减弱，呼气延长，心音遥远。部分患者可闻及干啰音和（或）湿啰音。

（三）病程分期

1. 急性加重期　患者呼吸道症状加重，表现为咳嗽、咳痰、气短和（或）喘息加重，痰量增多，脓性或黏液脓性痰，可伴有发热等。

2. 稳定期　咳嗽、咳痰和气短等症状稳定或症状轻微，病情基本恢复到急性加重前的状态。

（四）并发症

慢性阻塞性肺疾病的并发症有自发性气胸（最常见并发症）、慢性呼吸衰竭、慢性肺源性心脏病、肺性脑病等。肺性脑病可表现为神志恍惚、谵妄、躁动、抽搐、生理反射迟钝等。

考点 慢性阻塞性肺疾病的临床表现

（五）辅助检查

1. 肺功能检查　是判断气流受限的主要客观指标，是慢性阻塞性肺疾病诊断的金标准，也是慢性阻塞性肺疾病严重程度评价、疾病进展监测、预后及治疗反应评估中最常用的指标。慢性阻塞性肺疾病早期可有小气道功能异常，以后可出现第1秒用力呼气容积（FEV_1）占用力肺活量比值减少；慢性阻塞性肺疾病可出现残气量增加，残气量占肺总量百分比增加。

（1）第1秒钟用力呼气容积占用力肺活量百分比（FEV_1/FVC）是评价气流受限的一项敏感指标。吸入支气管扩张药后 $FEV_1/FVC < 70\%$，可确定为持续的气流受限。

（2）肺总量（TLC）、功能残气量（FRC）和残气量（RV）增加，肺活量（VC）减低，表明肺过度充气，有参考价值。TLC增加常不如RV增加程度大，故RV/TLC增高。

2. 胸部影像学检查　①胸部X线检查：慢性支气管炎可见肺纹理增多、紊乱。两下肺较明显。阻塞性肺气肿时，两肺透亮度增加，肋间隙增宽。②胸部CT检查：高分辨率CT对辨别肺气肿类型以及确定肺大疱的大小和数量有较高的敏感度和特异度。

3. 经皮动脉血氧饱和度监测和动脉血气分析　患者临床症状提示有呼吸衰竭或右心衰竭时应监测经皮动脉血氧饱和度（SpO_2），如果 $SpO_2 < 92\%$，应该进行动脉血气分析。

4. 血常规检查　部分患者由于长期低氧血症，其外周血血红蛋白、红细胞和血细胞比容可明显增高，部分患者可表现为贫血。

（六）诊断与鉴别诊断

根据病史、临床表现，结合肺功能检查的结果，可以诊断慢性阻塞性肺疾病。对有慢性咳嗽或咳痰、呼吸困难、反复下呼吸道感染史和（或）有慢性阻塞性肺疾病危险因素暴露史的患者，应该考虑慢阻肺诊断的可能性。肺功能检查表现为持续气流受限是确诊慢阻肺的必备条件，吸入支气管舒张剂后 $FEV1/FVC < 70\%$ 即明确存在持续的气流受限。

慢性阻塞性肺疾病应与支气管哮喘、支气管扩张、肺结核、充血性心力衰竭、弥漫性泛细支气管炎等相鉴别。

考点 慢性阻塞性肺疾病的诊断标准

（七）防治要点

1. 稳定期（缓解期）治疗

（1）劝导患者戒烟，避免诱发因素，加强锻炼，增强体质。

（2）应用药物以预防和减轻症状，如沙丁胺醇气雾剂和（或）氨茶碱口服等，松弛支气管平滑肌，使支气管扩张。对痰不易咳出者可应用祛痰药。吸入糖皮质激素与长效 β_2 受体激动剂联合使用，可减少急性发作频率，提高生活质量。

（3）长期氧疗，吸氧能提高生存率，改善生活质量。一般持续鼻导管低流量吸氧1～2L/min。

（4）协助患者进行呼吸训练，改善呼吸状态。

1）缩唇呼气：在呼气时将口唇缩成吹笛子状，气体经缩窄的口唇缓慢呼出，称缩唇呼气。其作用是提高支气管内压，防止呼气时小气道过早塌陷，以利于肺泡气体排出。

2）腹式呼吸：通过腹肌的主动舒张与收缩加强腹肌训练，可使呼吸阻力减低，肺泡通气量增加，提高呼吸效率。

（5）其他：如介入治疗及手术等。

2.急性加重期（急性发作期）治疗

（1）控制感染：应根据致病菌的性质及药物敏感试验选择抗生素。较轻患者口服抗生素，如青霉素类、头孢菌素类、大环内酯类或喹诺酮类等。重者可选择静脉注射广谱抗菌药物，如β-内酰胺类、第三代头孢菌素等。

（2）糖皮质激素：重者可应用糖皮质激素，口服或静脉给药。

（3）祛痰止咳：解痉平喘治疗药物同稳定期，痰液黏稠者可采用雾化吸入，雾化液中可加入抗生素及痰液稀释剂。对老人、体弱者及痰多者，不应使用强镇咳剂如可待因等。

（4）合理吸氧：根据血气分析，调整吸氧的方式和氧浓度。一般给予鼻导管、低流量（1～2L/min）低浓度（25%～29%）持续吸氧，应避免吸入氧浓度过高引起二氧化碳蓄积。

3.预防　积极戒烟，避免有害粉尘、烟雾的吸入。协助患者进行呼吸训练、家庭氧疗，注意防寒保暖，预防感冒。

考点 慢性阻塞性肺疾病的防治要点

第5节　支气管哮喘

支气管哮喘是由多种细胞以及细胞组分参与的慢性气道炎症性疾病，临床表现为反复发作的喘息、气急，伴或不伴胸闷或咳嗽等症状，同时伴有气道高反应性和可变的气流受限，随着病程延长可导致气道结构改变，即气道重塑。支气管哮喘是一种异质性疾病，具有不同的临床表型。

（一）病因与发病机制

1.病因　尚未完全清楚，支气管哮喘是多基因遗传病，受遗传和环境因素的双重影响。

（1）遗传因素：支气管哮喘患者亲属的患病率高于正常人群，且亲缘关系越近，其亲属患病率越高。患者存在与气道高反应性、IgE调节和特异性反应相关的基因，这些基因在哮喘发病中起着重要的作用。

（2）环境因素：可诱发支气管哮喘的因素有①吸入性过敏原，如花粉、尘螨、动物的毛屑、二氧化硫、氨气等各种特异和非特异性的吸入物；②感染，如病毒、细菌、原虫、寄生虫等的感染；③食物，如鱼、虾蟹、蛋类、牛奶等；④其他，如气候变化、某些药物、剧烈运动以及精神因素等均可诱发支气管哮喘。

2.发病机制　尚未完全阐明，目前认为主要有气道炎症-免疫机制、神经调节机制等。气道的慢性炎症是支气管哮喘的基本特征，也是导致气道高反应性的重要机制之一，气道重构是支气管哮喘的重要病理特征。神经因素是支气管哮喘发病的重要环节之一，患者β-肾上腺素受体功能低下，迷走神经张力增加，可引起支气管平滑肌痉挛。

（二）临床表现

1. 典型哮喘的临床表现

（1）反复发作性喘息、气促，伴或不伴胸闷或咳嗽，夜间及晨间多发，常与接触变应原、冷空气、物理性刺激、化学性刺激以及上呼吸道感染、运动等有关。

（2）发作时及部分未控制的慢性持续性哮喘，双肺可闻及散在或弥漫性哮鸣音，呼气相延长。

（3）上述症状和体征可经治疗缓解或自行缓解。

2. 不典型哮喘的临床表现　无喘息症状、也无哮鸣音的不典型哮喘，患者仅表现为反复咳嗽、胸闷或其他呼吸道症状，如咳嗽变异性哮喘、胸闷变异性哮喘、隐匿性哮喘等。

考点　支气管哮喘的临床表现

（三）支气管哮喘的分期

1. 急性发作期　指喘息、气促、咳嗽、胸闷等症状突然发生，或原有症状加重，常有呼吸困难，以呼气流量降低为其特征，常因接触变应原、刺激物或呼吸道感染诱发。

2. 慢性持续期　指患者每周均不同频度和（或）不同程度地出现喘息、气急、胸闷、咳嗽等症状。

3. 临床控制期　指患者无喘息、气促、胸闷、咳嗽等症状4周以上，1年内无急性发作，肺功能正常。

（四）辅助检查

1. 支气管舒张试验　吸入支气管舒张剂后第1秒用力呼气容积（FEV_1）增加＞12%，且其绝对值增加＞200ml。

2. 呼气流量峰值（PEF）及其变异率测定　连续两周或以上监测PEF，平均每昼夜PEF变异率＞10%。

3. 支气管激发试验　阳性。

（五）诊断与鉴别诊断

根据病因，以及发作性的伴有哮鸣音的呼气性呼吸困难的临床表现，结合辅助检查的结果，可以诊断支气管哮喘。

支气管哮喘应与左心功能不全、慢性阻塞性肺气肿、支气管扩张、嗜酸细胞肉芽肿性血管炎、变应性支气管肺曲菌病、左心功能不全、上呼吸道阻塞性病变等相鉴别。

（六）防治要点

虽然目前支气管哮喘尚不能根治，但长期规范化治疗可使大多数哮喘患者达到良好或完全的临床控制，减少复发乃至不发作。

1. 药物治疗　治疗支气管哮喘的药物主要分为两类。一类是控制类药物，即需要每天使用并长时间维持应用的药物，主要通过其抗炎作用使哮喘患者维持在临床控制状态，包括吸入性糖皮质激素（ICS，最有效安全的控制类药物）、ICS+长效$β_2$受体激动剂（ICS+LABA）、全身性激素、白三烯调节剂（LTRA）、缓释茶碱、抗IgE单克隆抗体；另一类是缓解类药物，又称急救药物，急性发作时可按需使用，主要通过迅速解除支气管痉挛来缓解患者的哮喘症状，包括速效吸入和短效 $β_2$ 受体激动剂（SABA）、ICS 或福莫特罗、全身性激素、吸入性抗胆碱药物、短效茶碱。

(1) 糖皮质激素：是最有效的控制哮喘气道炎症的药物。糖皮质激素可有效控制气道炎症、降低气道高反应性、减轻哮喘症状、改善肺功能、提高生命质量、减少哮喘发作的频率和减轻发作时的严重程度。哮喘慢性持续期以吸入给药最为常见，常见的吸入制剂主要有二丙酸倍氯米松、布地奈德、丙酸氟替卡松等。

(2) $β_2$ 受体激动剂：除有迅速松弛支气管平滑肌作用外，还具有一定的抗气道炎症、缓解哮喘症状作用。短效 $β_2$ 受体激动剂代表药物主要有沙丁胺醇、特布他林，是缓解轻中度哮喘急性症状的首选药物。长效 $β_2$ 受体激动剂代表药物主要有沙美特罗和福莫特罗。福莫特罗起效快，也可作为缓解药物按需使用。

(3) ICS+LABA 复合制剂：ICS 和 LABA 具有协同的抗炎和平喘作用，联合使用可增加患者的依从性、减少大剂量 ICS 的不良反应，尤其适用于中重度慢性持续哮喘患者的长期治疗，常用制剂有氟替卡松+沙美特罗、布地奈德+福莫特罗等。

(4) 白三烯调节剂：可减轻哮喘症状、改善肺功能、减少哮喘的恶化。常用的药物有孟鲁司特。

(5) 茶碱：具有舒张支气管平滑肌及强心、利尿、兴奋呼吸中枢和呼吸机的作用，低浓度茶碱具有一定的抗炎作用。常用口服茶碱有氨茶碱、多索茶碱、茶碱缓释片等。常用静脉茶碱有氨茶碱、多索茶碱等。

(6) 抗胆碱药物：短效抗胆碱药物异丙托溴铵和长效的抗胆碱药物噻托溴铵都具有一定的舒张支气管作用。短效抗胆碱药物用于哮喘急性发作期，按需使用；噻托溴铵用于中重度慢性持续哮喘患者。

(7) 其他治疗哮喘药物：①抗组胺药物，如氯雷他定、阿司咪唑、氮䓬斯汀、特非那定和曲尼司特等，适用于过敏性哮喘的治疗。②中医中药，采用辨证施治，可有助于减轻哮喘症状多用于缓解期哮喘的治疗。

2. 非药物治疗　可减轻哮喘患者的症状、减少未来急性发作的风险。

(1) 脱离变应原及消除诱发因素：部分患者能找到引起哮喘发作的变应原或其他非特异刺激因素。立即脱离并长期避免接触变应原、避免有关诱发因素，是防治哮喘最有效的方法。

(2) 戒烟及避免香烟暴露：鼓励患者及家人戒烟。

(3) 体育运动：建议患者进行规律的体育活动；为运动诱发哮喘发作的患者提供运动相关的建议。

(4) 健康饮食：建议患者多吃水果、蔬菜。

(5) 其他治疗：过敏原特异性免疫疗法，合理吸氧等。

3. 预防　嘱患者避免使用可能诱发哮喘的药物，如阿司匹林、吲哚美辛、普萘洛尔等；室内不放花草，不饲养猫、狗、鸟等动物，不使用地毯、羊毛毯、羽毛枕及不穿羽绒衣；嘱患者随身携带止喘气雾剂，并掌握正确的吸入方法。掌握峰流速仪的使用方法、坚持记哮喘日记。

> **链接**
>
> **哮喘日记**
>
> 患者起始治疗期间每日早晚做1次呼气流量峰值（PEF）测定，获得个人PEF最佳值，并书写以PEF记录表为主，有附加症状和用药情况的哮喘日记。哮喘日记的记录主要包括以下几个方面。①日间症状发生的频率：小于每周1次、大于每周1次但小于每天1次、每日都有症状。②夜间症状发生的频率：小于每月2次、大于每月2次、大于每周1次、经常出现。③发作时对日常生活的影响：短暂发作不影响、可能影响活动和睡眠、频繁发作影响活动睡眠。④PEF昼夜变异率：小于20%、20%～30%、大于30%。⑤每日短效β_2受体激动剂（药物名称）应用次数、吸氧时间及次数。

考点 支气管哮喘的防治要点

第6节 慢性肺源性心脏病

肺源性心脏病（简称肺心病）是由呼吸系统疾病（包括支气管-肺组织、胸廓或肺血管病变）导致右心室结构和（或）功能改变的疾病，肺血管阻力增加和肺动脉高压是其中的关键环节。慢性肺心病主要由慢性阻塞性肺疾病引起。吸烟者发病率高，冬春季节、呼吸道感染是肺心病急性发作的重要诱因。

（一）病因与发病机制

1. 病因

（1）支气管、肺疾病：包括慢性阻塞性肺疾病、支气管哮喘、支气管扩张、肺结核、间质性肺疾病等。

（2）肺血管疾病：原发于肺血管的病变，包括特发性肺动脉高压、慢性血栓栓塞性肺动脉高压等均可引起肺血管阻力增加、肺动脉压升高和右心室负荷加重，从而发展为慢性肺心病。

（3）胸廓运动障碍性疾病：较少见，严重胸廓或脊椎畸形以及神经肌肉疾病均可引起胸廓活动受限、肺受压、支气管扭曲或变形，导致肺功能及肺血管受损，继发肺动脉压力升高，产生肺心病。

（4）其他：原发性肺泡通气不足、睡眠呼吸暂停综合征等均可产生低氧血症，引起肺血管收缩，导致肺动脉高压，发展成慢性肺心病。

2. 发病机制　肺动脉高压是肺心病发生的关键环节。慢性支气管炎反复发作累及邻近小动脉及缺氧和二氧化碳蓄积使血管痉挛，导致肺血管床减少，再加上血液黏稠度增加和血容量增多等因素，使肺小动脉痉挛收缩，肺循环阻力增大，导致肺动脉高压。长期肺循环阻力增加使右心负担加重，右心室代偿性肥厚。随着病情发展，可导致右心衰竭。

考点 慢性肺源性心脏病的病因与发病关键环节

（二）临床表现

1. 症状　本病发展缓慢，临床上除原有支气管、肺和胸廓疾病的各种症状和体征外，主要是逐步出现肺、心功能障碍以及其他脏器功能损害的表现。活动后呼吸困难、乏力和劳动耐力下降是最主要的症状，其他症状包括心悸、食欲不振、腹胀、恶心等。随着病情进展，上述症状逐渐加重，感染也可使上述症状加重。该病可分为急性加重期和缓解期。

2. 体征　除原发肺脏疾病体征，如肺气肿体征，干、湿啰音等外，常表现为肺动脉瓣区第二心音（P_2）＞主动脉瓣区第二心音（A_2），三尖瓣区可出现收缩期杂音或剑突下心脏搏动增强；颈静脉充盈甚至怒张，肝-颈静脉回流征阳性，下肢甚至躯干部水肿，严重心力衰竭时出现腹水、胸腔积液等。

考点　慢性肺源性心脏病的临床表现

（三）辅助检查

1. X线检查　除肺、胸基础疾病及可能存在的急性肺部感染表现外，常见表现为肺动脉高压和右心室增大，包括右下肺动脉干扩张，其横径≥15mm；肺动脉段明显突出；中心肺动脉扩张和外周分支纤细，形成残根征；右心室增大。

2. 心电图检查　主要表现为右心室肥大、肺型P波等。

3. 血气分析　低氧血症、高碳酸血症，当PaO_2＜60mmHg和（或）$PaCO_2$＞50mmHg时，提示有呼吸衰竭。

4. 超声心动图检查　右心室流出道内径≥30mm，右心室内径≥20mm，右心室前壁厚度≥5mm，左、右心室内径比值＜2，右肺动脉内径或肺动脉干增大等，是诊断肺心病的依据。

（四）诊断与鉴别诊断

根据慢性咳嗽、咳痰、喘息等呼吸系统疾病病史；出现活动后呼吸困难症状，伴有肺动脉压增高、右心室增大或右心功能不全的征象，如颈静脉怒张、肺动脉瓣区第二心音亢进、剑突下心脏搏动增强、肝大伴有压痛、肝-颈静脉回流征阳性、下肢水肿等；结合辅助检查如心电图、X线、超声心动图检查等可诊断肺心病。

慢性肺心病应与冠状动脉粥样硬化性心脏病、风湿性心脏病、原发性心肌病等相鉴别。

（五）防治要点

治疗目标包括减轻患者症状，改善患者生命质量和活动耐力，减少急性加重次数，提高患者生存率。

1. 急性加重期治疗　患者最好留院观察或住院治疗。治疗原则为积极控制急性加重的诱发因素，通畅呼吸道，改善呼吸功能，纠正缺氧和（或）二氧化碳潴留，控制心力衰竭，防治并发症。

（1）治疗和去除肺心病急性加重的诱发因素：呼吸系统感染是引起慢性肺心病急性加重致肺、心功能失代偿的常见原因，如存在感染征象，需积极控制感染。

（2）控制呼吸衰竭：根据基础病因的不同，采取相应措施，纠正呼吸衰竭，减轻心脏负荷。以慢性阻塞性肺疾病导致的肺心病为例，可给予扩张支气管、祛痰等治疗，通畅呼吸道，改善通气功能。合理氧疗纠正缺氧，需要时给予无创正压通气或气管插管有创正压通气治疗。

（3）控制心力衰竭：慢性肺心病患者一般经积极抗感染治疗，改善呼吸功能后，心力衰竭可缓解。无效者可适当应用利尿剂，但应避免大量利尿引起血液浓缩、痰液黏稠，加重气道阻塞及低钾血症等。慢性肺心病患者使用利尿剂以缓慢、小量、间歇为原则，注意防止发生电解质紊乱。当感染控制、呼吸功能已改善，经利尿后右心衰竭控制仍不满意时可加用强心药（以快速、小剂量为原则），根据病情适当使用血管扩张药。

（4）防治并发症：纠正酸碱失衡及电解质紊乱，治疗心律失常，防治静脉血栓栓塞症，防治消化道出血。

2. 缓解期治疗　①积极治疗原发病，避免诱因，减少急性发作，改善心肺功能。②提高机体免疫力，如接种流感疫苗和肺炎链球菌多糖疫苗。③提倡家庭氧疗及呼吸功能锻炼，改善呼吸功能。④积极戒烟，增加营养，加强康复锻炼。

3. 预防　积极戒烟，避免粉尘刺激。指导患者进行家庭氧疗及呼吸训练，增加抵抗力，预防呼吸道感染。

考点 慢性肺源性心脏病的防治要点

第7节　原发性支气管肺癌

原发性支气管肺癌（简称原发性肺癌），是起源于支气管黏膜或腺体的恶性肿瘤，是我国及世界范围内发病率和死亡率最高的恶性肿瘤之一，男性发病多于女性。

（一）病因与分类分型

1. 病因　目前尚未完全明确，肺癌的发生与下列因素有关。

（1）吸烟：是肺癌的重要危险因素。烟雾中的尼古丁、苯并芘等均有致癌作用。

（2）环境污染：广义的环境污染包括室外大环境污染和室内小环境污染。各种农业、工业废气、粉尘和汽车尾气等，可导致呼吸系统疾病发病率上升及心肺疾病死亡率上升。室内污染也是导致肺癌发生不容忽视的原因，如室内烹饪燃烧的烟煤释放的大量苯并芘，可导致肺癌发病率升高。

（3）职业暴露：职业中长期接触铀、镭等放射性物质和石棉、氡、砷及其化合物等。

（4）肺癌家族史及既往肿瘤病史：一级亲属被诊断肺鳞状细胞癌的个体患肺癌的风险明显升高。

（5）年龄：在我国，≥45岁人群肺癌的发病率呈现明显增加趋势。

（6）其他：肺结核、慢性阻塞性肺疾病和肺尘埃沉着病等慢性肺部疾病患者肺癌发病率高于健康人。

2. 分类分型

（1）按解剖学分类：分为中央型肺癌和周围型肺癌。

（2）按病理组织学分型：①鳞状细胞癌：简称鳞癌，以中央型肺癌多见，与吸烟的关系密切，多见于老年男性，手术切除的机会多。②腺癌：以周围型肺癌常见，与吸烟关系不大，对放射治疗（放疗）、化学治疗（化疗）敏感性较差。③腺鳞癌：含有腺癌及鳞状细胞癌两种成分。④大细胞癌：恶性程度较高。⑤神经内分泌癌：包括小细胞癌、大细胞神经内分泌癌、类癌及不典型类癌。

(二)临床表现

原发性肺癌的临床表现具有多样性但缺乏特异性,因此常出现肺癌诊断的延误。周围型肺癌通常不出现任何症状,常在健康查体或因其他疾病行胸部影像学检查时被发现。

1. 原发肿瘤表现 中央型肺癌可表现出相应的呼吸道症状,周围型肺癌早期常无呼吸道症状。①咳嗽、咳痰:常以阵发性刺激性呛咳为早期症状,可无痰或有少许白色黏液痰;肿瘤肿大引起支气管狭窄,咳嗽呈高调金属音。②咯血:多为痰中带血或间断血痰,部分患者以咯血为首发症状。当癌肿侵犯大血管可引起大咯血。③喘鸣、胸闷、气急:呼吸气流通过受压或部分阻塞形成的气管狭窄处可引起喘鸣。对不明原因反复局部出现喘鸣者尤应警惕。肿瘤进展可导致肺不张、胸腔积液,可表现为不断加重的胸闷、气急。突发胸闷、气急者需排除肺栓塞的可能。④发热:肿瘤组织坏死可以引起发热,肿瘤引起的继发性肺炎也可引起发热。

2. 原发肿瘤侵犯邻近器官、结构引起的表现 肿瘤直接侵犯邻近结构如胸壁、膈肌、心包、膈神经、喉返神经、上腔静脉、食管,或转移性肿大淋巴结机械压迫上述结构,可以出现特异的症状和体征,包括胸腔积液、声音嘶哑、膈神经麻痹、吞咽困难、上腔静脉阻塞综合征、心包积液等。

3. 肿瘤远处转移表现 最常见的是中枢神经系统转移出现的头痛、恶心、呕吐等症状;骨转移则通常出现较为剧烈且不断进展的疼痛症状。

4. 其他表现 如高钙血症、抗利尿激素分泌异常综合征、异位库欣综合征、副肿瘤性神经综合征、血液系统异常及黑棘皮病等皮肤异常表现。

考点 肺癌的临床表现

(三)辅助检查

1. 实验室检查

(1)一般检查:如血常规、肝功能、肾功能及出凝血功能检查等。

(2)血清学肿瘤标志物检测:常用的原发性肺癌标志物有癌胚抗原、神经元特异性烯醇化酶、胃泌素释放肽前体、鳞状上皮细胞癌抗原等。肿瘤标志物联合检测可提高临床应用的灵敏度和特异度。

2. 影像学检查 主要包括X线、CT、MRI、超声、核素显像、正电子发射计算机断层扫描(PET-CT)等方法,主要用于肺癌诊断和鉴别诊断、分期和再分期、评估手术可切除性、疗效监测及预后评估等。X线正、侧位胸片常是基层医院发现肺部病变的基本影像学检查方法,一旦X线检查怀疑肺癌应及时行胸部CT扫描。胸部CT是目前肺癌诊断、分期、疗效评价及治疗后随诊中最重要和最常用的影像学检查方法。CT能够显示X线胸片上难以发现的影像信息,可以有效地检出早期肺癌,进一步验证病变所在的部位和累及范围。

3. 内镜及其他检查 支气管镜检查和超声支气管穿刺活检术对于肿瘤的定位诊断和组织学诊断具有重要价值。通过超声支气管镜还可以对邻近支气管的肺门和纵隔淋巴结进行穿刺活检,用于肺癌的定性诊断和纵隔淋巴结分期诊断。

4. 痰脱落细胞学检查 是肺癌定性诊断简便有效的方法之一,也可以作为肺癌高危人群的筛查手段。

5. 病理组织学检查　在胸部 CT、B 超引导下取病变组织，进行病理学检查，是确诊肺癌及分型最重要的依据。

（四）诊断与鉴别诊断

根据原发性肺癌的临床表现，结合辅助检查的结果，排除转移性肿瘤，可以诊断原发性肺癌。

原发性肺癌应与肺结核、肺炎、肺脓肿、肺部良性肿瘤等相鉴别。

（五）防治要点

肺癌的治疗应采取多学科综合治疗与个体化治疗相结合的原则，即根据患者的病情及组织学分型等采取多学科综合治疗的模式，合理地应用手术、放射治疗、化学治疗、分子靶向治疗和免疫治疗等手段，最大限度地延长患者的生存时间、提高生存率、控制肿瘤进展和改善患者的生活质量。

1. 手术治疗　是早中期肺癌的主要治疗方法。非小细胞肺癌Ⅰ期及Ⅱ期患者应行以治愈为目标的手术治疗。

2. 药物治疗　肺癌的药物治疗包括化学治疗、分子靶向治疗以及免疫治疗。化疗分为新辅助化疗、辅助化疗、姑息化疗，分子靶向治疗需要明确基因突变状态，依据分子分型指导靶向治疗。近年来，以免疫检查点抑制剂（如 PD-1 单抗或 PD-L1 单抗等）为代表的免疫治疗已被证实生存获益。

3. 放射治疗　包括根治性放疗、姑息放疗、辅助放疗和预防性放疗等。小细胞肺癌放疗效果最好，鳞癌效果次之，腺癌效果最差。

4. 支气管镜介入治疗　是目前治疗肺癌的新方法，对控制肿瘤的发展和缓解患者的症状有较好疗效。

5. 支持对症治疗　化痰、平喘、止咳、止血、止痛、输血、输注人血白蛋白等。

6. 预防　对高危人群进行低剂量螺旋 CT 筛查，争取早期诊断及治疗。宣传肺癌的预防保健知识，如戒烟、积极防治肺部慢性疾病等。

第 8 节　慢性呼吸衰竭

> **案例 5-1**
>
> 患者，男，68 岁，因反复咳嗽、咳痰 22 年伴喘息 11 年、双下肢水肿 2 年，加重并出现躁动 3 天就诊。查体：血压 110/65mmHg，口唇发绀，桶状胸，双肺可闻及细湿啰音，双下肢凹陷性水肿。血气分析示 PaO_2 43mmHg，$PaCO_2$ 70mmHg。
>
> **问题：** 1. 该患者的初步诊断是什么？
> 　　　　2. 主要的治疗措施有哪些？

（一）概述

慢性呼吸衰竭是由于各种慢性呼吸系统疾病引起的肺通气和（或）换气功能障碍，从而不能进行有效的气体交换，导致缺氧和（或）二氧化碳蓄积，并引起一系列生理功能和代谢紊乱的临床综合征。

在海平面大气压下，静息呼吸室内空气，动脉血氧分压（PaO_2）＜8.0kPa（60mmHg）和（或）动脉血二氧化碳分压（$PaCO_2$）＞6.7kPa（50mmHg）即为呼吸衰竭。

按动脉血气分析结果分为：①Ⅰ型呼吸衰竭：只有缺氧，PaO_2＜60mmHg；无二氧化碳蓄积，$PaCO_2$正常或降低，是由换气功能障碍所致。②Ⅱ型呼吸衰竭：既有缺氧，PaO_2＜60mmHg；又伴有二氧化碳蓄积，$PaCO_2$＞50mmHg，是由肺泡通气不足所致。

考点 呼吸衰竭的分型

（二）病因与发病机制

1. 病因

（1）呼吸道病变：呼吸道分泌物或异物阻塞、喉头水肿、支气管痉挛等。

（2）肺组织病变：慢性阻塞性肺疾病是最常见的病因，其他肺组织病变如各种肺炎、重症肺结核等。

（3）胸廓病变：胸廓畸形、外伤、大量气胸、胸腔积液、手术创伤等。

（4）神经肌肉疾病：脑血管病变、脑炎、脊髓灰质炎、脑外伤、多发性神经炎及重症肌无力等。

（5）其他：肺水肿、肺栓塞等。

2. 发病机制

（1）低氧血症和高碳酸血症：各种病因通过引起肺泡通气不足、弥散障碍、肺泡通气/血流比例失调、肺内动-静脉解剖分流增加和氧耗量增加等，使通气和（或）换气过程发生障碍，导致呼吸衰竭。临床上常常是多种机制并存。

（2）低氧血症和高碳酸血症对机体的影响

1）对中枢神经系统的影响：脑组织耗氧量大，对缺氧十分敏感。通常供氧完全停止4～5分钟即可引起不可逆的脑损害。缺氧对中枢神经系统的影响程度取决于缺氧的程度和发生速度。

2）对循环系统的影响：缺氧和二氧化碳蓄积均可引起反射性心率加快、心肌收缩力增强、心排血量增加。

3）对呼吸的影响：缺氧和二氧化碳蓄积对呼吸的影响都是双向的，既有兴奋作用又有抑制作用。当PaO_2＜60mmHg时，可作用于颈动脉体和主动脉体化学感受器，反射性兴奋呼吸中枢。

4）对消化系统和肾功能的影响：严重缺氧可使胃壁血管收缩，胃黏膜屏障作用降低。而二氧化碳蓄积可增强胃壁细胞碳酸酐酶活性，使胃酸分泌增多，导致胃肠黏膜糜烂、坏死、溃疡和出血。缺氧可损害肝细胞，使氨基转移酶升高。缺氧使肾血管痉挛，肾血流量减少，导致肾功能不全。

5）对酸碱平衡和电解质的影响：严重缺氧可抑制细胞能量代谢的中间过程，使能量产生减少，并产生大量乳酸和无机磷，引起代谢性酸中毒。

(三)临床表现

临床表现除原发病症状外,主要是缺氧和二氧化碳蓄积引起的多脏器功能紊乱的表现。

1. **呼吸困难** 是呼吸衰竭最早、最突出的表现,多表现为呼吸浅快、呼气延长。慢性阻塞性肺疾病所致的呼吸衰竭,病情较轻时表现为呼吸费力伴呼气延长,严重时发展成浅快呼吸。若并发 CO_2 蓄积发生 CO_2 麻醉时,患者可由呼吸过速转为浅慢呼吸或潮式呼吸。

2. **发绀** 是缺氧的典型表现,口唇、指甲等出现发绀。

3. **心血管症状** 表现为早期血压升高、心率增快,晚期血压下降、心率减慢、心律失常等。

4. **精神神经症状** 慢性呼吸衰竭伴 CO_2 蓄积时,随着 CO_2 升高可表现为先兴奋后抑制现象。兴奋症状包括失眠、烦躁、躁动、夜间失眠而白天嗜睡(昼夜颠倒现象)。但此时切忌用镇静或催眠药,以免加重 CO_2 蓄积,发生肺性脑病。肺性脑病表现为神志淡漠、肌肉震颤或扑翼样震颤、间歇抽搐、昏睡,甚至昏迷等,可出现腱反射减弱或消失,锥体束征阳性等。

5. **消化系统症状** 表现为消化道出血、氨基转移酶升高,部分患者出现黄疸。

6. **二氧化碳蓄积** 早期表现有睡眠习惯改变,表现为昼睡夜醒等精神神经症状,血压升高,呼吸及心率增快、皮肤温暖、红润多汗、球结膜充血水肿(图 5-1)等;严重时出现神志恍惚、肌肉抽搐、昏迷等二氧化碳麻醉现象,出现血压下降、心动过速、心律不齐,甚至休克等。

7. **其他表现** 如尿中有蛋白、红细胞和管型等,可能影响肾功能。

考点 呼吸衰竭的临床表现

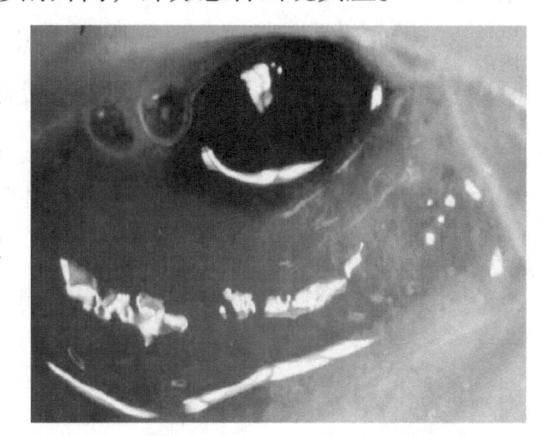

图 5-1 球结膜水肿(慢性呼吸衰竭)

(四)辅助检查

1. **动脉血气分析** 可判定呼吸衰竭的性质、程度和血液酸碱度,指导氧疗及机械通气各种参数的调节。$PaO_2 < 60mmHg$,伴或不伴 $PaCO_2 > 50mmHg$,为呼吸衰竭的诊断标准。$pH < 7.35$ 为酸中毒,$pH > 7.45$ 为碱中毒。

2. **血电解质检查** 可有低血钾、高血钾、低血钠、低血氯等。

考点 诊断呼吸衰竭的必要辅助检查

(五)诊断与鉴别诊断

除原发疾病、缺氧和二氧化碳蓄积引起的临床表现外,慢性呼吸衰竭的诊断主要依靠动脉血气分析。结合肺功能、胸部影像学和纤维支气管镜等检查对于明确呼吸衰竭的病因至关重要。

慢性呼吸衰竭应与急性呼吸衰竭相鉴别。

(六)防治要点

呼吸衰竭的基本治疗原则是迅速纠正缺氧和二氧化碳蓄积,积极处理原发病和诱因,维持心、脑、肾等脏器的功能,预防和治疗并发症。

1. **保持呼吸道通畅** 缓解支气管痉挛,清除呼吸道分泌物,必要时建立人工气道。

2. 氧疗

（1）氧疗指征：根据动脉血气分析的结果进行氧疗，慢性呼吸衰竭时，$PaO_2 < 60mmHg$ 是氧疗指征，$PaO_2 < 55mmHg$ 是必须氧疗的指征。氧疗的目的是使 $PaO_2 > 60mmHg$ 或 $SaO_2 > 90\%$，改善低氧血症所引起的组织缺氧。

（2）给氧途径：可采用鼻导管法、面罩法、鼻塞法、气管插管或气管切开行机械通气。吸入氧气浓度（FiO_2）与吸入氧流量的关系：$FiO_2=21+4×$吸入氧流量（L/min）。吸入的氧浓度还与潮气量、每分通气量、呼吸频率和呼吸比等有关。

（3）氧疗方法：①Ⅰ型呼吸衰竭多为急性呼吸衰竭，缺氧不伴二氧化碳蓄积，应给予较高浓度（35%～50%）或高浓度（＞50%）氧气吸入。注意吸氧浓度和持续时间，避免长时间高浓度给氧，避免引起氧中毒，导致急性肺损伤和急性呼吸窘迫综合征。②Ⅱ型呼吸衰竭为缺氧伴明显二氧化碳蓄积，氧疗原则为低流量（1～2L/min）、低浓度（＜30%）持续给氧。

3. 增加通气量，减少二氧化碳蓄积　可应用呼吸兴奋剂，如尼可刹米、洛贝林等，刺激呼吸中枢或外周化学感受器，刺激呼吸运动，增加通气量。对严重呼吸衰竭患者，抢救生命的主要治疗措施是机械通气。

4. 抗感染治疗　呼吸道感染是慢性呼吸衰竭最常见的诱因。根据痰培养及药物敏感试验，选择有效的抗生素控制感染。

5. 纠正电解质紊乱和酸碱平衡失调，维持重要脏器功能，治疗并发症等。

考点 呼吸衰竭的氧疗方法

自 测 题

A₁/A₂型题

1. 患者，男，58岁。咳嗽、咳痰、胸闷、气短6年。肺功能检查：吸入支气管扩张药后 $FEV_1/FVC < 70\%$，最可能的诊断是
   A. 支气管哮喘　　B. 自发性气胸
   C. 肺部感染　　　D. 肺心病
   E. 慢性阻塞性肺疾病

2. 患者，男，18岁。反复出现发作性呼吸困难10年，发作前常有喷嚏、流涕，症状持续10余分钟后可自然缓解，缓解后无任何不适，最可能的诊断是
   A. 心源性哮喘　　B. 过敏性肺炎
   C. 支气管哮喘　　D. 自发性气胸
   E. 慢性喘息性支气管炎

3. 患者，男，76岁。患慢性肺心病10年。近3天神志恍惚，白天嗜睡，夜间兴奋，今晨出现谵妄、肌肉抽搐，昏迷，抢救无效死亡。其死亡最可能的原因是
   A. 呼吸衰竭　　　B. 心力衰竭
   C. 肺性脑病　　　D. 呼吸性酸中毒
   E. 上消化道出血

4. 某慢性肺源性心脏病患者，喘憋明显，略有烦躁。在治疗过程中应慎用镇静剂，以避免
   A. 洋地黄中毒　　B. 双重感染
   C. 脱水、低血钾　D. 诱发肺性脑病
   E. 加重心力衰竭

5. 某呼吸衰竭患者因病情严重,正在应用人工呼吸器抢救。值班护士在监护过程中发现患者突然出现烦躁不安、浅表静脉充盈、球结膜充血水肿、皮肤潮红、大汗淋漓,此时应立即
   A. 检查有无气道阻塞
   B. 加大氧流量
   C. 增加呼吸频率
   D. 抽血,做血气分析
   E. 应用呼吸兴奋剂

6. 一老年呼吸衰竭患者,因近日咳嗽、咳痰、气急明显,又出现神志不清、发绀、多汗和皮肤温暖,动脉血气分析 pH 7.31,PaO$_2$ 6.7kPa(50mmHg),PaCO$_2$ 8kPa(60mmHg)。应给予
   A. 高浓度、高流量持续吸氧
   B. 低浓度、低流量持续吸氧
   C. 高浓度、高流量间歇吸氧
   D. 低浓度、低流量间歇吸氧
   E. 乙醇湿化吸氧

7. 慢性肺心病发生的关键环节是
   A. 肺动脉高压   B. 左心室肥厚
   C. 右心室扩大   D. 体循环淤血
   E. 心功能不全

8. 某哮喘患者,呼吸极度困难,一口气不能说完一句话,伴发绀、大汗淋漓。对该患者首先必须
   A. 专人护理,准备抢救用品
   B. 加强巡视,防止情绪激动
   C. 帮助口服平喘药物
   D. 避免进食可能诱发哮喘的食物
   E. 采血做血气分析

A$_3$/A$_4$ 型题

(9～10题共用题干)

患者,男,89岁。患慢性支气管炎17年,近两周来急性发作入院,患者入院后出现频繁咳嗽、咳痰、痰稠不易咳出。2分钟前护士发现患者剧烈咳嗽,突然呼吸极度困难,喉部有痰鸣音,表情惊恐,两手乱抓。

9. 患者最可能发生了
   A. 急性心肌梗死
   B. 患者从睡梦中惊醒
   C. 出现急性心力衰竭
   D. 呼吸道痉挛导致缺氧
   E. 痰液堵塞气道导致窒息

10. 此时护士最恰当的处理是
    A. 立即通知医师
    B. 给予氧气吸入
    C. 应用呼吸兴奋剂
    D. 立即清除呼吸道痰液
    E. 立即配合医生行气管插管

(11～13题共用题干)

患者,男,72岁。阻塞性肺气肿病史10年。咳嗽、咳脓痰伴气急加重3周。今晨起神志恍惚。体检:嗜睡,口唇发绀,两肺湿啰音。心率116次/分,律齐;血压173/105mmHg;神经系统检查未发现定位体征。

11. 患者最可能的诊断是
    A. 脑血管意外   B. 呼吸衰竭
    C. 急性左心衰竭   D. 右心衰竭
    E. 高血压危象

12. 为明确诊断,首选哪项辅助检查
    A. 脑CT   B. 心电图
    C. 动脉血气分析   D. 脑电图
    E. 肺功能

13. 此时最主要的处理为
    A. 降压药+祛痰剂
    B. 氧疗+镇静剂
    C. 利尿剂+强心剂
    D. 吸入丙酸倍氯米松
    E. 氧疗+呼吸兴奋剂+抗感染

(解志宏)

第 6 章
循环系统疾病

第 1 节 高血压病

案例 6-1

患者,男,60 岁。因发现血压增高伴头痛、头晕 7 年加重 3 天就诊。7 年来,间断服用降压药,血压有时高、有时正常。3 天前头痛、头晕加重,无恶心呕吐,无肢体活动异常。就诊测得血压 180/120mmHg[1]。

问题:1. 患者最可能的诊断是什么?
2. 如何对患者进行健康宣教?

高血压是一种以体循环动脉血压升高为特征的临床心血管综合征。高血压可分为原发性高血压和继发性高血压,继发性高血压少见,原发性高血压又称为高血压病,本节主要介绍原发性高血压。高血压是严重威胁人类健康的主要心血管疾病,发病率高,可引起心、脑和肾等靶器官的损害,也是导致患者伤残或死亡的直接原因。

在未服用降压药物的情况下,非同日 3 次测量收缩压≥140mmHg 和(或)舒张压≥90mmHg,可诊断为高血压。如目前正在服用降压药物,血压虽<140/90mmHg,仍诊断为高血压。血压水平分级见表 6-1。

表 6-1　血压水平分级

分级	收缩压 [SBP(mmHg)]	舒张压 [DBP(mmHg)]
正常血压	<120 和	<80
正常高值	120~139 和(或)	80~89
高血压	≥140 和(或)	≥90
1 级高血压(轻度)	140~159 和(或)	90~99
2 级高血压(中度)	160~179 和(或)	100~109
3 级高血压(重度)	≥180 和(或)	≥110
单纯收缩期高血压	≥140 和	<90

注:当收缩压和舒张压分属于不同级别时,以较高的分级为准。

考点 高血压的诊断标准、分类和分级

(一)病因与发病机制

1. 病因　高血压的病因未完全阐明,主要影响因素如下。①超重和肥胖:超重和肥胖可

---
[1] 1mmHg=0.133kPa。

增加高血压和心脑血管疾病的患病风险，尤其是向心性肥胖。②膳食：高盐、高脂饮食可导致血压升高，过量饮酒可增加血压升高的风险。③吸烟：交感神经末梢释放去甲肾上腺素增加而致血压增高。④精神心理因素：焦虑、抑郁状态可增加高血压的患病风险。⑤其他：年龄、高血压家族史、缺乏体力活动，以及糖尿病、血脂异常等。个体具有的危险因素越多，程度越严重，高血压患病风险越大。

2. 发病机制　与胰岛素抵抗，神经递质浓度与活动异常，肾脏功能的异常，肾素-血管紧张素-醛固酮系统激活，大动脉、小动脉结构与功能的变化有关。

（二）临床表现

高血压按起病缓急可分为缓进型和急进型，以缓进型多见。

1. 缓进型高血压　又称为良性高血压，起病缓慢，早期多无症状，多数患者在体检时发现血压增高，仅在情绪激动、精神紧张或劳累后感头晕、头痛。后期可出现心、脑、肾及视网膜等靶器官的损害和相应的临床表现。长期高血压可引起心肌劳损，表现为心悸、气急，心脏扩大甚至心力衰竭，称高血压性心脏病。

2. 急进型高血压　又称为恶性高血压，发病急骤、病情凶险、预后恶劣，一般发生于中、重度良性高血压基础上，个别也可见于原来血压正常者。急进型高血压以30～40岁多见，血压升高明显，舒张压多在130mmHg以上；有口渴、乏力、多尿等症状；视力迅速减退，眼底视网膜出血、渗出及视神经盘水肿；迅速出现蛋白尿、血尿与肾功能损害；也可发生心力衰竭、高血压脑病和高血压危象。急进型高血压病程进展迅速，患者多死于尿毒症。

考点　高血压的临床表现

（三）辅助检查

1. 基本项目　血生化（血钾、血钠、空腹血糖、血脂、血尿酸和肌酐）、血常规、尿液分析（尿蛋白、尿糖和尿沉渣镜检）、心电图等。

2. 推荐项目　超声心动图、颈动脉超声、口服葡萄糖耐量试验、糖化血红蛋白、血高敏C反应蛋白（CRP）、尿白蛋白/肌酐比值、尿蛋白定量、眼底、胸部X线摄片、脉搏波传导速度（PWV）以及踝臂血压指数（ABI）等。

3. 选择项目　对怀疑继发性高血压患者，根据需要可以选择以下检查项目：血浆肾素活性或肾素浓度、血和尿醛固酮水平、血和尿皮质醇水平、血游离甲氧基肾上腺素及甲氧基去甲肾上腺素水平、血或尿儿茶酚胺水平、肾动脉超声和造影、肾和肾上腺超声、CT或MRI、肾上腺静脉采血以及睡眠呼吸监测等。对有合并症的高血压患者，进行相应的心功能、肾功能和认知功能等检查。

（四）诊断与鉴别诊断

根据非同日3次测量血压值确立高血压诊断，确定血压水平分级，判断高血压的原因，区分原发性高血压或继发性高血压，根据心脑血管危险因素、靶器官损害以及相关临床情况，做出高血压病因的鉴别诊断。

（五）防治要点

1. 治疗目的　①降低并稳定维持血压至正常范围。②控制症状，改善和提高生活质量。

③防止靶器官损害，减少和防治并发症。④延长患者生命，降低病死率，提高生存率。

2.治疗方法

（1）非药物治疗：主要在于改善生活方式，包括减轻体重、戒烟、减少乙醇摄入、适当的体力活动、减少钠盐摄入、保持良好的心态等。

（2）药物治疗：降压药物种类繁多，应遵循以下应用原则。①起始剂量，除危重病例外，一般均从小剂量开始。②长效降压药物，优先选用长效降压药物，有效控制24小时血压，有效预防心脑血管并发症。如使用中、短效制剂，需每天给药2～3次，平稳控制血压。③联合治疗。④注意个体化用药。⑤药物经济学原则。

考点 高血压治疗的药物应用原则

第2节 冠状动脉粥样硬化性心脏病

冠状动脉粥样硬化性心脏病（冠心病）是指冠状动脉粥样硬化使管腔狭窄、痉挛或阻塞导致心肌缺血、缺氧或坏死而引发的心脏病，统称为冠状动脉性心脏病或冠状动脉疾病，简称冠心病，归属为缺血性心脏病，是动脉粥样硬化导致器官病变的最常见类型。根据发病特点和治疗原则不同分为两大类：慢性冠状动脉疾病和急性冠状动脉综合征。前者包括稳定型心绞痛、缺血性心肌病和隐匿性冠心病等；后者包括不稳定型心绞痛、非ST段抬高型心肌梗死和ST段抬高型心肌梗死等。本节主要介绍稳定型心绞痛、ST段抬高型心肌梗死。

> **案例6-2**
>
> 患者，男，57岁，因胸骨后压榨性疼痛半小时就诊。患者晚餐后即感胸骨中段后剧烈压榨性疼痛，向左肩放射，伴心悸、胸闷，有恶心感，呕吐1次，呕吐物为胃内容物。就诊测体温36.6℃，脉搏106次/分，呼吸23次/分，血压140/120mmHg。心电图示：Ⅱ、Ⅲ、aVF导联ST段弓背向上抬高；Q波深＞1/4R波，时间为0.05秒。
>
> 问题：1.患者可初步诊断为什么疾病？
>
> 2.应检查什么项目？如何急救？

一、稳定型心绞痛

稳定型心绞痛是在冠状动脉固定性严重狭窄基础上，心肌负荷增加引起的心肌急剧、短暂缺血缺氧的临床综合征，通常为一过性的胸部不适，其特点为短暂的胸骨后压榨性疼痛或憋闷（心绞痛），可由运动、情绪波动或其他应激因素诱发。

（一）病因与发病机制

心绞痛的直接发病原因是心肌供血不足，心肌缺血、缺氧引起疼痛。当冠状动脉的供血满足不了心肌对血液的需求时，会导致心肌内积聚过多的代谢产物，刺激心脏内自主神经的传入神经纤维末梢，经1～5胸交感神经节和相应的脊髓节段传至大脑，产生心绞痛。

（二）临床表现

1.症状　以发作性胸痛为主要表现，并具有以下特点。

（1）诱因：常由情绪激动、劳累、寒冷、饱食、吸烟、心动过速等诱发。

（2）部位：疼痛的部位多在胸骨体之后，可波及心前区，也可横贯胸前，可向左上肢、两肩，尤其是左臂内侧及小指和环指放射。

（3）性质：多表现为压榨性疼痛或紧缩感、闷胀感、窒息感，也可有烧灼感，偶伴濒死感。发作时患者往往被迫停止正在进行的活动，直至症状逐渐缓解。

（4）持续时间：多为3～5分钟，一般不超过半小时。

（5）缓解方式：一般在休息或舌下含用硝酸甘油后可缓解。

2. 体征　发作时，患者表情焦虑、面色苍白、心率增快、皮肤冷或出汗、血压升高，心尖区可闻及舒张期奔马律和收缩期杂音。

考点　心绞痛的疼痛特点

（三）辅助检查

1. 实验室检查　是评估心血管危险因素及判断预后的重要方法。可检查血糖和血脂，了解冠心病危险因素；查外周血常规注意有无贫血；必要时检查甲状腺功能；胸痛较明显患者，需查血肌钙蛋白、肌酸激酶（CK）及同工酶（CK-MB）。

2. 心电图检查　对于疑诊稳定型心绞痛的患者在就诊时均建议行静息心电图检查。心绞痛发作时心电图检查常有心肌缺血的表现，如ST段压低超过0.1 mV，有时可出现T波倒置，发作过后数分钟内逐渐恢复。心电图无改变的患者可考虑做负荷试验或24小时动态心电图连续监测。

3. 其他检查　如胸部X线检查、超声心动图检查、心肌缺血负荷试验、冠状动脉造影等。

考点　心绞痛的辅助检查

（四）诊断与鉴别诊断

根据典型的发作特点和体征，结合辅助检查，排除其他原因所致的心绞痛即可确诊。临床上需与急性冠状动脉综合征、心脏神经症、肋间神经痛等疾病鉴别。

（五）防治要点

稳定型心绞痛的治疗原则是改善冠状动脉血供，减低心肌耗氧量，阻止心绞痛的发生及防止其复发，同时积极防治冠状动脉粥样硬化。

1. 发作时的治疗

（1）休息：发作时立刻休息，患者一般在停止活动后症状即可缓解。

（2）药物治疗：发作较重者，可使用速效的硝酸酯制剂硝酸甘油0.3～0.6mg或硝酸异山梨醇（消心痛）5～10mg舌下含化，1～2分钟即开始起作用，反复发作可静脉使用，但要注意耐药性。这类药物除扩张冠状动脉、降低阻力、增加血流量外，还可通过扩张周围血管，减少静脉回心血量，降低心室容量、心腔内压、心排血量和血压，减低心脏前后负荷和心肌的需氧量，从而缓解心绞痛。

2. 缓解期的治疗　避免各种诱发因素，合理饮食，避免进食过饱；戒烟禁酒；调整生活与工作，减轻精神负担；保持适当的体力活动。可遵医嘱单独选用、交替应用或联合应用以下药物，以防心绞痛发作。

（1）硝酸酯类药：常用的有戊四硝酯制剂、硝酸异山梨酯等。服用长效片剂使硝酸甘油持续而缓慢释放。用2%硝酸甘油软膏或膜片制剂涂或贴在胸前皮肤，作用可维持12～24小时。硝酸酯类药物的不良反应包括头痛、面色潮红、低血压等。

（2）β受体阻滞剂：具有减慢心率，降低血压，降低心肌收缩力，从而降低心肌耗氧量以达到缓解心绞痛发作的目的。常用制剂有美托洛尔、比索洛尔、卡维地洛等。

（3）钙通道阻滞剂：本类药物抑制心肌收缩，减少心肌耗氧；扩张冠状动脉，解除冠状动脉痉挛，改善心内膜下心肌的血供；扩张周围血管，降低动脉血压，减轻心脏负荷；改善心肌的微循环。常用制剂有维拉帕米、硝苯地平等。

（4）冠状动脉扩张剂：目前应用的有胺碘酮、吗多明、乙氧黄酮、奥昔非君、卡波罗孟、氨茶碱等。

（5）抗氧化：动脉粥样硬化的核心原因是氧化应激及炎症反应，现在比较肯定的疗法是有效地抗氧化，如应用虾青素、花青素等天然抗氧化剂。

3. 外科手术治疗　主要是在体外循环下施行主动脉-冠状动脉旁路移植手术。

考点　稳定型心绞痛的应急处理

二、ST段抬高型心肌梗死

心肌梗死是指急性心肌损伤，同时有急性心肌缺血的临床证据，包括：①急性心肌缺血症状；②新的缺血性心电图改变；③新发病理性Q波；④新的存活心肌丢失或室壁节段运动异常；⑤冠状动脉造影、腔内影像学检查等证实冠状动脉血栓。在临床实践中通常根据有缺血症状时心电图是否存在相邻至少两个导联ST段抬高，将心肌梗死分为ST段抬高型心肌梗死（STEMI）和非ST段抬高型心肌梗死（NSTEMI）。本节主要介绍ST段抬高型心肌梗死。

（一）病因与发病机制

ST段抬高型心肌梗死是冠心病的一种类型，其病理基础是动脉粥样硬化。已明确的导致动脉粥样硬化的危险因素包括年龄、男性、高血压、吸烟、血脂异常、糖尿病及早发冠心病家族史等。

在各种危险因素的长期作用下，脂质在动脉内膜中沉积并诱发炎症过程，最终在动脉壁中形成粥样硬化斑块。斑块内部的脂质核心外面覆盖着一层纤维帽，若冠状动脉斑块的纤维帽发生破裂，继发血栓形成，将导致冠状动脉管腔持续、完全闭塞，使心肌发生严重而持久的急性缺血。当冠状动脉急性闭塞所致缺血时间达到20分钟以上时，心肌即可发生缺血性坏死，临床上通常表现为ST段抬高型心肌梗死。

（二）临床表现

1. 症状　约半数以上的患者，在起病前1～2天或1～2周有乏力、胸部不适、活动时心悸等前驱症状，其中以新发生心绞痛和原有心绞痛加重最突出，发作时间延长，硝酸甘油效果变差。典型的心肌梗死症状如下。

（1）疼痛：是最先出现的症状，突然发作剧烈而持久的胸骨后或心前区压榨性疼痛，持续时间长达 15～30 分钟以上，休息和含服硝酸甘油不能缓解，常伴有烦躁不安、出汗、恐惧或濒死感。少数患者以休克或急性心力衰竭、心律失常、猝死为首发症状。

（2）心律失常：75%～95% 的患者可出现心律失常，多在发病 1～2 天内出现，以 24 小时内最多见。室性期前收缩最常见，房室传导阻滞、束支传导阻滞亦常见，室上性心律失常少见。

（3）低血压、休克：急性心肌梗死时由于剧烈疼痛、恶心、呕吐、出汗、血容量不足、心律失常等可引起低血压；大面积心肌梗死（梗死面积＞40%）时心排血量急剧减少，收缩压＜80mmHg，可引起心源性休克，表现为面色苍白、皮肤湿冷、烦躁不安或神志淡漠，心率增快，尿量减少（＜20ml/h）。

（4）心力衰竭：主要是急性左心衰竭，在起病的最初几天内易发生，表现为呼吸困难、咳嗽、烦躁、发绀等症状。

2. 体征　发病后第一周内体温可升至 38℃ 左右，部分患者收缩压下降；可出现第一心音减弱、第二心音分裂，少数有第三心音奔马律；心尖部可闻及收缩期杂音，有时可闻及心包摩擦音。

考点　ST 段抬高型心肌梗死的临床表现

（三）并发症

梗死后早期（1 周内）可并发乳头肌功能失调或断裂、心脏破裂，梗死后 1～2 周附壁血栓脱落可引起梗死。后期可并发心脏室壁瘤、心脏梗死后综合征等。

（四）辅助检查

1. 心电图检查　特征性改变为新出现宽而深的 Q 波及 ST 段弓背向上型抬高和 ST-T 动态演变。

2. 血清心肌坏死标志物检查　肌酸激酶同工酶（CK-MB）及肌钙蛋白（cTnT 或 cTnI）升高是诊断急性心肌梗死的重要指标。二者可于发病 3～6 小时开始增高，肌酸激酶同工酶于 3～4 天恢复正常，肌钙蛋白于 11～14 天恢复正常。

3. 影像学检查　超声心动图等影像学检查有助于对急性胸痛患者进行鉴别诊断和危险分层。

考点　ST 段抬高型心肌梗死的辅助检查特征

（五）诊断与鉴别诊断

根据典型的临床表现、特征性心电图演变以及血清标志物的动态变化，可诊断本病。表现不典型者需与急腹症、肺梗死、主动脉夹层等鉴别。

（六）防治要点

ST 段抬高型心肌梗死的治疗原则：尽早恢复心肌的血流灌注，挽救濒死心肌，防止梗死面积扩大，保护心功能，及时处理严重心律失常、泵衰竭和各种并发症，防止猝死。

1. 紧急处理　卧床休息，保持环境安静；监测生命体征，密切观察心律、心率、血压和心功能变化等；对于有呼吸困难和血氧饱和度降低的患者，可给予吸氧治疗；建立静脉通道，保持给药途径通畅；解除疼痛，注意低血压和呼吸功能抑制的不良反应。

2. 再灌注治疗　是急性 ST 段抬高型心肌梗死的主要治疗措施之一。在起病 3～6 小时，最多12小时内开通闭塞的冠状动脉，可缩小心肌梗死面积，改善预后。

（1）直接冠状动脉介入治疗（PCI）：在患者到达医院90分钟内能完成第一次球囊扩张的情况下，对所有发病12小时以内的急性ST段抬高型心肌梗死患者均应进行直接PCI治疗。急性期只对梗死相关动脉进行处理。

（2）溶栓治疗：如无行急诊PCI条件，或不能在90分钟内完成第一次球囊扩张时，若患者无溶栓禁忌证，对发病12小时内者应进行溶栓治疗。常用溶栓剂包括尿激酶、链激酶和重组组织型纤溶酶原激活剂（rt-PA）等。

（3）补救性PCI：溶栓治疗后仍有明显胸痛、抬高的ST段无明显降低者，应尽快进行冠状动脉造影。

3. 抗栓治疗　对于所有ST段抬高型心肌梗死患者，无论采取何种治疗策略，只要无抗血小板治疗禁忌证，均应行抗血小板治疗，立即嚼服阿司匹林150～300 mg，继以75～100 mg/次、1次/天，长期维持。对于行PCI的患者，术中均应给予抗凝治疗。抗凝药物可使用普通肝素、比伐芦定等。

4. 抗缺血治疗　使用硝酸酯类药物或β受体阻滞剂。

5. 其他药物治疗　在无禁忌证的情况下，应给予血管紧张素转换酶抑制剂（ACEI）长期治疗，对于不能耐受ACEI者，可使用血管紧张素Ⅱ受体阻滞剂（ARB）。对于已接受ACEI和β受体阻滞剂治疗，但仍存在左心室收缩功能不全、心力衰竭或糖尿病，且无明显肾功能不全和高钾血症的患者，应给予醛固酮受体拮抗剂治疗。患者应于入院后尽早开始使用他汀类药物，且无需考虑胆固醇水平。

第3节　心力衰竭

心力衰竭（心衰）是由心脏结构或功能异常导致心室充盈或射血能力受损的一组复杂临床综合征。其主要临床表现为呼吸困难和乏力（活动耐量受限）以及液体潴留（肺淤血和外周水肿）。

心力衰竭分为左心衰竭、右心衰竭、全心衰竭；按心力衰竭发生的时间、速度、严重程度可分为急性心力衰竭、慢性心力衰竭；按左心室射血分数（LVEF）大小可分为射血分数降低性心力衰竭（LVEF＜40%）、射血分数保留性心力衰竭（LVEF≥50%）和中间范围射血分数心力衰竭（40%≤LVEF＜49%）。

考点　心力衰竭的分类

一、慢性心力衰竭

慢性心力衰竭（CHF）是由于慢性心脏病变和长期的心室负荷过重，以致心肌收缩力减弱，心脏血液泵出困难，表现为静脉系统淤血，而动脉系统每搏量减少，从而不能满足组织代谢需要的临床综合征。

（一）病因与发病机制

1. 病因　心力衰竭为各种心脏疾病的严重和终末阶段。心力衰竭的主要病因包括冠状动脉粥样硬化性心脏病、高血压、风湿性心脏病等。心力衰竭加重的主要诱因为感染、劳累或应激反应及心肌缺血。

2. 发病机制　心肌病理性重构是心力衰竭的主要发病机制之一。导致心力衰竭进展的两个关键过程，一是心肌死亡的发生；二是神经内分泌系统的失衡，其中肾素-血管紧张素-醛固酮系统（RAAS）和交感神经系统过度兴奋起主要作用，切断这两个关键过程是有效预防和治疗心力衰竭的基础。

（二）临床表现

1. 症状　常见的症状为劳力性呼吸困难、夜间阵发性呼吸困难、端坐呼吸、运动耐量降低、疲劳、夜间咳嗽、腹胀、纳差等。病史收集应注意患者原发病的相关症状，如心绞痛、高血压等的相关症状。

2. 体征　心力衰竭主要体征有颈静脉怒张、肺部啰音、第三心音（奔马律）、肝-颈静脉回流征阳性、下肢水肿等。

（三）辅助检查

1. 心电图检查　心力衰竭患者几乎都存在心电图异常。怀疑存在心律失常或无症状性心肌缺血时应行24小时动态心电图。

2. X线检查　可提供肺淤血、水肿和心脏增大的信息，但X线片正常并不能排除心力衰竭。

3. 生物学标志物检查　①血浆利钠肽：B型利钠肽（BNP）或N末端B型利钠肽原（NT-proBNP）测定可用于因呼吸困难而疑为心力衰竭患者的诊断和鉴别诊断。②心肌损伤标志物：心肌肌钙蛋白（cTn）可用于诊断原发病如急性心肌梗死（AMI），也可以对心力衰竭患者做进一步的危险分层。

4. 经胸超声心动图检查　是评估心力衰竭患者心脏结构和功能的首选方法，也是目前临床上唯一可判断舒张功能不全的成像技术。

5. 其他辅助检查　如心脏磁共振（CMR）冠状动脉造影、心脏CT、核素心室造影及核素心肌灌注和（或）代谢显像、心肺运动试验及生命质量评估等。

（四）诊断与鉴别诊断

1. 慢性心力衰竭的诊断　有心脏病既往史，有心力衰竭的症状与体征，结合辅助检查可明确诊断。

2. 纽约心脏病协会（NYHA）心功能分级　见表6-2。

表6-2　纽约心脏病协会（NYHA）心功能分级

分级	症状
Ⅰ	活动不受限。日常体力活动不引起明显的气促、疲乏或心悸
Ⅱ	活动轻度受限。休息时无症状，日常活动可引起明显的气促、疲乏或心悸
Ⅲ	活动明显受限。休息时可无症状，轻于日常活动即引起显著的气促、疲乏、心悸
Ⅳ	休息时也有症状，任何体力活动均会引起不适。如无须静脉给药，可在室内或床边活动者为Ⅳa级；不能下床并需静脉给药支持者为Ⅳb级

考点　心功能分级

（五）防治要点

1. **去除诱发因素** 常见的诱发因素如感染、心律失常、缺血、电解质紊乱和酸碱失衡、贫血、肾功能损害、过量摄盐、过度静脉补液以及应用损害心肌或心功能的药物等。

2. **调整生活方式** 限钠（<3g/d）有助于控制NYHA心功能Ⅲ～Ⅳ级心力衰竭患者的淤血症状和体征。心力衰竭患者宜低脂饮食，戒烟，肥胖患者应减轻体重。临床情况改善后，应鼓励患者进行运动训练或规律的体力活动。综合性情感干预（包括心理疏导）可改善心功能，必要时酌情应用抗焦虑或抗抑郁药物。

3. **药物治疗** 利尿剂用于减轻症状和改善功能。神经激素抑制剂用于提高存活率和延缓疾病进展。应用利尿剂、ACEI/ARB、β受体阻滞剂和醛固酮受体拮抗剂，仍持续有症状的慢性心力衰竭患者应使用地高辛等洋地黄类药物。

二、急性心力衰竭

急性心力衰竭（AHF）是指心力衰竭症状和体征迅速产生或恶化。急性左心衰竭指急性发作或加重的左心功能异常，心肌收缩力明显降低、心脏负荷加重，造成急性心排血量降低、肺循环压力突然升高、周围循环阻力增加，引起肺循环充血从而出现急性肺淤血、肺水肿，以及伴组织器官灌注不足的心源性休克的一种临床综合征。急性右心衰竭指某些原因使右心室心肌收缩力急剧下降或右心室的前后负荷突然加重，从而引起右心排血量急剧减低的临床综合征。

（一）病因与发病机制

1. **病因** 新发急性心力衰竭的常见病因为急性心肌坏死和（或）损伤（如急性冠状动脉综合征、重症心肌炎、心肌病等）和急性血流动力学障碍（如急性瓣膜功能障碍、高血压危象、心脏压塞、严重心律失常等）。心肌缺血是引起新发心力衰竭的主要原因。慢性心力衰竭急性失代偿常有一个或多个诱因，感染是促使心力衰竭患者住院的主要诱因，其次为劳累过度或应激反应及心肌缺血。合并慢性阻塞性肺疾病的患者更容易因感染而诱发心力衰竭。

2. **发病机制** ①急性心肌损伤和坏死；②血流动力学障碍；③神经内分泌激活，交感神经系统和肾素-血管紧张素-醛固酮系统过度兴奋；④心肾综合征等。

（二）临床表现

急性心力衰竭的临床表现是由肺淤血、体循环淤血以及组织器官低灌注导致的各种症状及体征。根据病情的严重程度表现为劳力性呼吸困难、夜间阵发性呼吸困难、不能平卧、端坐呼吸等。查体可发现心脏增大、舒张早期或中期奔马律、肺动脉瓣区第二心音（P_2）亢进、两肺部干湿啰音、体循环淤血体征（颈静脉充盈、肝-颈静脉回流征阳性、下肢和骶部水肿、肝大、腹水等）。

考点 急性心力衰竭的临床表现

（三）辅助检查

1. **心电图检查** 可提示患者的基础心脏病信息，如心肌缺血、心肌梗死、心律失常等，为急性心力衰竭的病因诊断及鉴别诊断提供重要参考。

2. **B型钠尿肽（BNP）检查** 所有急性呼吸困难和疑诊急性心力衰竭患者均应检测血浆BNP水平。

3. 血清降钙素检测 用于急性心力衰竭患者的病因诊断（如急性心肌梗死）和预后评估。

4. X线检查 对疑似、急性、新发的心力衰竭患者应行胸片检查，以识别和排除肺部疾病或其他引起呼吸困难的疾病，提供肺淤血、水肿和心脏增大的信息，但胸片正常并不能排除心力衰竭。

5. 其他辅助检查 如超声心动图和肺部超声、动脉血气分析等。

（四）诊断与鉴别诊断

根据基础心血管疾病、诱因、临床表现及各种辅助检查可做出急性心力衰竭的诊断。

（五）防治要点

1. 急救要点 ①体位：患者取坐位，双腿下垂，减少静脉回流。②吸氧：立即高流量经面罩或鼻导管吸氧，必要时用50%乙醇置于氧气的滤瓶中，随氧气吸入，以消除肺泡内泡沫。③镇静：吗啡3～5mg静脉缓注，可以减少躁动、扩张小血管，减轻心脏负荷。老年患者可酌情减量或改为皮内注射。④利尿：快速应用呋塞米（速尿），可以减少血容量、扩张血管、缓解肺水肿。⑤血管扩张剂：给予硝普钠、硝酸甘油、酚妥拉明静脉滴注，根据血压调整剂量，使收缩压维持在100mmHg左右。⑥洋地黄类药物：可用毛花苷C（西地兰）0.4mg静脉注射，24小时总量不超过0.8～1.2mg。急性心肌梗死发生后24小时内慎用。⑦解痉：氨茶碱可解除支气管痉挛，有一定的增强心肌收缩、扩张血管、利尿的作用。

2. 控制基础病因和矫治心力衰竭的诱因 控制高血压，控制感染，控制血糖水平，积极治疗各种影响血流动力学的快速性或缓慢性心律失常，应用硝酸酯类药物改善心肌缺血。

3. 缓解各种严重症状 ①低氧血症和呼吸困难：给予吸氧。②胸痛和焦虑：应用吗啡。③呼吸道痉挛：应用支气管解痉药物。④淤血症状：利尿剂有助于减轻肺淤血和肺水肿，亦可缓解呼吸困难。

4. 稳定血流动力学状态，维持收缩压≥90mmHg 纠正和防止低血压可应用各种正性肌力药物和（或）血管收缩药物。血压过高者的降压治疗可选择血管扩张药物。

5. 纠正水、电解质紊乱和维持酸碱平衡 静脉应用袢利尿剂应注意补钾和保钾治疗；血容量不足、外周循环障碍、少尿或伴肾功能减退的患者要防止高钾血症。出现酸碱平衡失调时，应及时纠正。

6. 保护重要脏器 如肺、肾、肝和大脑，防止功能损害。

考点　急性心力衰竭的防治要点

第4节 深静脉血栓形成

深静脉血栓形成（DVT）是血液在深静脉内不正常凝结引起的静脉回流障碍性疾病，常发生于下肢。血栓脱落可引起肺动脉栓塞（PE），深静脉血栓形成与肺动脉栓塞统称为静脉血栓栓塞症（VTE），是同种疾病在不同阶段的表现形式。深静脉血栓形成的主要不良后果是肺动脉栓塞和血栓后综合征，它可以显著影响患者的生活质量，甚至导致死亡。

（一）病因与发病机制

深静脉血栓形成的主要原因是静脉壁损伤、血流缓慢和血液高凝状态。原发性危险因素包括抗凝血酶缺乏、先天性异常纤维蛋白原血症、高同型半胱氨酸血症、蛋白S缺乏、蛋白C缺乏、纤溶酶原缺乏等。继发性危险因素包括肥胖、吸烟、损伤或骨折、手术与制动、口服避孕药、妊娠或产后、肾病综合征、心肺衰竭、恶性肿瘤化疗、中心静脉留置导管、脑卒中或长期卧床、长时间乘坐交通工具等。深静脉血栓形成多见于大手术或严重创伤后、长期卧床、肢体制动、肿瘤患者等。

(二) 临床表现

深静脉血栓形成分为急性期、亚急性期和慢性期。急性下肢深静脉血栓形成主要表现为患肢的突然肿胀、疼痛等，体检患肢呈凹陷性水肿、软组织张力增高、皮肤温度增高，在小腿后侧和（或）大腿内侧、股三角区及患侧髂窝有压痛。严重的下肢深静脉血栓形成，患者可出现股青肿，由于髂股静脉及其属支血栓阻塞，静脉回流严重受阻，组织张力极高，患者下肢动脉受压和痉挛、肢体缺血。临床表现为下肢极度肿胀、剧痛、皮肤发亮呈青紫色、皮温低伴有水疱。足背动脉搏动消失，全身反应强烈，体温升高。如不及时处理，可发生休克和静脉性坏疽。

静脉血栓一旦脱落，可随血流漂移、堵塞肺动脉主干或分支，引起肺栓塞（PE）的临床表现。慢性期可发展为深静脉血栓后综合征（PTS），表现为患肢的沉重、胀痛、静脉曲张、皮肤瘙痒、色素沉着、湿疹等，严重者出现下肢的高度肿胀、脂性硬皮病、经久不愈的溃疡。

考点 深静脉血栓形成的临床表现

(三) 诊断

结合临床表现诊断一般不困难，无论临床表现典型与否，均需行进一步的实验室检查和影像学检查以明确诊断。

1. **血浆D-二聚体测定** 下肢DVT时，血液中D-二聚体水平升高，但临床的其他情况如手术后、孕妇、病情危重及恶性肿瘤时，D-二聚体也会升高。

2. **彩色多普勒超声检查** 敏感性、准确性均较高，临床应用广泛，是DVT诊断的首选方法，适用于筛查和监测。

3. **CT静脉成像** 主要用于下肢主干静脉或下腔静脉血栓的诊断，准确性高。

4. **核磁静脉成像** 能准确显示髂、股、腘静脉血栓，但不能很好地显示小腿静脉血栓。

5. **静脉造影** 准确率高，可以有效判断有无血栓，血栓部位、范围、形成时间和侧支循环情况，目前仍是诊断下肢DVT的金标准。缺点是有创、造影剂过敏、肾毒性以及造影剂本身对血管壁有损伤等。目前，临床上已逐步用超声检查来部分代替静脉造影。

(四) 防治要点

1. **抗凝** 是DVT的基本治疗方法，可抑制血栓蔓延、利于血栓自溶和管腔再通，降低肺栓塞的发生率和病死率。抗凝药物有普通肝素、低分子肝素、维生素K拮抗剂和新型口服抗凝剂等。

2. **溶栓治疗** 尿激酶最常用，在急性期应用具有起效快、效果好、过敏反应少的特点。重组链激酶溶栓效果较好，但过敏反应多，出血发生率高。重组组织型纤溶酶原激活剂溶栓效果好，出血发生率低，可重复使用。新型溶栓药物包括瑞替普酶、替奈普酶等，溶栓效果好、单次给药有效，使用方便，不需调整剂量，且半衰期长。

3. 手术取栓　是清除血栓的有效治疗方法，可迅速解除静脉梗阻。

4. 其他治疗　血栓清除后，患肢可应用间歇加压充气治疗或弹力袜，以预防血栓复发。应用静脉活性药可促进静脉血液回流，减轻患肢肿胀和疼痛等。

考点 深静脉血栓形成的防治要点

（五）预防

为避免肺栓塞的严重威胁，对所有易发生深静脉血栓形成的高危患者均应提前进行预防。股骨头骨折、较大的骨科或盆腔手术、中老年人如有血液黏度增高等危险因素者，在接受超过 1 小时的手术前大多采用小剂量肝素预防。华法林和其他同类药物也可选用。

阿司匹林等抗血小板药物无预防作用。对于有明显抗凝禁忌者，可采用保守预防方法，包括早期起床活动、穿弹力长袜等。定时充气压迫腓肠肌有较好的预防效果，但患者多难以接受。

考点 深静脉血栓形成的预防

自 测 题

A₁/A₂ 型题

1. 根据诊室测量的血压值，需非同日测量几次均达高血压诊断标准可诊断高血压
   A. 1 次　　B. 2 次　　C. 3 次
   D. 4 次　　E. 5 次

2. 急进型高血压常见的致死原因是
   A. 脑梗死　　　　B. 尿毒症
   C. 心律失常　　　D. 阿-斯综合征
   E. 心力衰竭

3. 多数心肌梗死患者最早出现和最突出的症状是
   A. 剧烈而持久的胸骨后疼痛
   B. 心源性休克
   C. 心律失常
   D. 胃肠道反应
   E. 心力衰竭

4. 心绞痛发作的典型部位是
   A. 心前区
   B. 心尖部
   C. 胸骨体上段或中段之后
   D. 左臂
   E. 剑突附近

5. 患者，女，75 岁。因胸骨后疼痛 1 小时入院，心电图示急性广泛心肌梗死。住院当日夜间，发现患者反应迟钝，皮肤湿冷，面色苍白，脉搏细速，应首先考虑
   A. 急性肺水肿　　B. 心源性休克
   C. 脑梗死　　　　D. 肺部感染
   E. 心肌梗死后综合征

6. 患者，男，50 岁。1 个月来休息时感气短、心绞痛、下肢水肿，强迫端坐位，咳白色泡沫痰。查体：血压 154/72mmHg，皮肤黏膜发绀，双肺底少量小水泡音，颈静脉怒张，心尖部可闻及舒张期奔马律，双下肢凹陷性水肿（+），应考虑为
   A. 心功能Ⅳ级，全心衰竭
   B. 心功能Ⅳ级，左心衰竭
   C. 心功能Ⅲ级，左心衰竭
   D. 心功能Ⅲ级，右心衰竭
   E. 心功能Ⅳ级，右心衰竭

（钱裕君）

第 7 章
消化系统疾病

第 1 节　慢性胃炎

慢性胃炎是消化系统常见病，是由多种病因引起的胃黏膜慢性炎症或萎缩病变。本质是胃黏膜上皮反复受到损害使黏膜发生改变，最终导致不可逆的胃固有腺体萎缩，甚至消失。该病易反复发作，不同程度地影响患者生命质量。

慢性胃炎按病因可分为幽门螺杆菌（Hp）相关性胃炎和非幽门螺杆菌相关性胃炎；按病理可分为萎缩性胃炎和非萎缩性胃炎；按发生部位可分为胃体为主胃炎、胃窦为主胃炎和全胃炎。

（一）病因与发病机制

1. 幽门螺杆菌感染　是慢性胃炎的最主要病因。Hp 感染者几乎都存在胃黏膜活动性炎症，长期感染可致部分患者发生胃黏膜萎缩、肠化生，甚至异型增生、胃癌。Hp 能在胃内穿过黏液层移向胃黏膜，通过产氨作用、分泌空泡毒素 A 等物质而引起细胞损害和强烈的炎症反应、免疫反应，从而导致胃黏膜的慢性炎症。

2. 饮食和环境因素　进食过冷、过热以及粗糙、刺激性食物等不良饮食习惯可致胃黏膜损伤。

3. 自身免疫　自身免疫性胃炎是自身免疫机制所致的慢性萎缩性胃炎，患者体内产生针对胃组织不同组分的自身抗体，如抗内因子抗体（致维生素 B_{12} 吸收障碍）、抗壁细胞抗体，造成组织破坏或功能障碍。

4. 其他因素　胆汁反流、抗血小板药物、非甾体抗炎药（NSAIDs）、乙醇等因素也是慢性胃炎相对常见的病因。NSAIDs 等药物可直接损伤胃黏膜，并抑制前列腺素等的合成，导致胃黏膜的损伤。乙醇摄入可引起胃黏膜损伤，甚至胃黏膜糜烂、出血。

考点　慢性胃炎的病因

（二）临床表现

慢性胃炎无特异性临床表现，多数无明显症状，有症状者主要表现为上腹痛、腹胀、早饱感、嗳气等消化不良表现，部分还伴焦虑、抑郁等精神心理症状。症状的严重程度与内镜所见及病理组织学分级并不完全一致。自身免疫性胃炎可长时间缺乏典型临床症状，首诊症状常以贫血和维生素 B_{12} 缺乏引起的神经系统症状为主。

（三）辅助检查

1. 胃镜及胃黏膜组织学检查　是最可靠和准确的检查方法。胃镜下，慢性非萎缩性胃炎可见黏膜红斑、粗糙或出血点，可有水肿、充血、渗出等表现；慢性萎缩性胃炎表现为黏膜红白相间，白相为主，皱襞变平、血管透见、伴有颗粒或结节状物（图7-1）。活检时，慢性非萎缩性胃炎黏膜有炎性细胞浸润，腺体一般正常；慢性萎缩性胃炎黏膜腺体减少或消失，有不同程度炎性细胞浸润，伴或不伴肠腺化生和假幽门腺化生，少数可见不典型增生。

考点 慢性胃炎的病理特点

2. Hp检测 有非侵入性检测和侵入性检测两种方法。非侵入性检测方法常用 ^{13}C 或 ^{14}C 尿素呼气试验（UBT），该检查操作方便、不受Hp在胃内灶性分布的限制，且准确性相对较高，是临床上最受推荐的方法。侵入性检测方法包括快速尿素酶试验（RUT）、胃黏膜组织切片染色镜检。

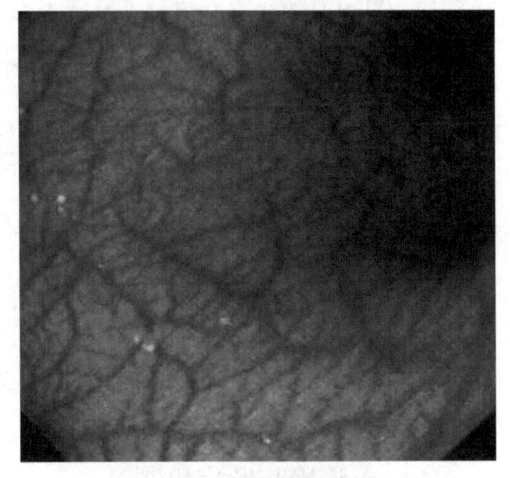

图7-1 慢性萎缩性胃炎

3. 血清抗壁细胞抗体、抗内因子抗体及维生素 B_{12} 水平测定 有助于自身免疫性胃炎的诊断。

（四）诊断与鉴别诊断

胃镜及胃黏膜组织学检查是诊断慢性胃炎的关键性检查。为了明确病因，除了解病史外，还可检测幽门螺杆菌和血清抗壁细胞抗体、抗内因子抗体及维生素 B_{12} 水平。

（五）防治要点

1. 一般治疗 饮食习惯的改变和生活方式的调整是慢性胃炎治疗的重要部分，建议患者清淡饮食，避免进食刺激、粗糙食物，避免过多饮用咖啡、大量饮酒和长期吸烟。

2. 病因治疗 Hp相关性胃炎应行Hp根除治疗，有利于胃黏膜的修复，显著改善胃黏膜炎症反应，阻止和延缓胃黏膜萎缩、肠化生的发生和发展，甚至有可能逆转部分萎缩。目前推荐根除治疗方案为铋剂四联方案，即质子泵抑制剂（PPI）+铋剂+2种抗生素，需要注意选择抗生素时尽量选用Hp耐药性低的抗生素，如阿莫西林、四环素、呋喃唑酮等；十二指肠-胃反流者可使用助消化、促进胃肠蠕动的药物；自身免疫性胃炎可以考虑使用糖皮质激素等。

3. 对症治疗 以上腹部灼热感或上腹痛为主要症状者，可根据病情或症状严重程度选用质子泵抑制剂或抗酸剂、胃黏膜保护剂。

4. 其他治疗 对有胃黏膜肠化生、不典型增生者可以适量补充维生素和含锡药物等，对用药不能逆转的局灶性重度不典型增生者可行内镜下黏膜下剥离术，并定期随访。

第2节 消化性溃疡

案例7-1

患者，男，40岁，因上腹部疼痛伴反酸两年余，两小时前呕吐咖啡色物一次就诊。患者自诉上腹痛餐前明显，进餐后可缓解；患者两小时前与朋友聚餐时突发恶心、呕吐，呕吐物为咖啡色，量约 500ml，伴头晕，被朋友送来就诊。查体：剑突下压痛，血常规示血红蛋白 80g/L，大便潜血试验 +++。

问题： 1. 该患者的初步诊断是什么？

2. 为进一步明确诊断，该做哪些检查？

消化性溃疡是指在各种致病因子的作用下，黏膜发生炎性反应与坏死、脱落，形成溃疡，溃疡的黏膜坏死、缺损，穿透黏膜肌层，严重者可达固有肌层或更深。病变可发生于食管、胃或十二指肠，也可发生于胃-空肠吻合口附近或含有胃黏膜的梅克尔憩室内，其中以胃、十二指肠最常见。本病在全世界均常见，可见于任何年龄，以 20~50 岁居多，男性多于女性，临床上十二指肠溃疡多于胃溃疡。

（一）病因与发病机制

消化性溃疡的发病机制主要是外界对胃十二指肠黏膜的损害因素和黏膜自身防御-修复因素失衡。损害因素包括幽门螺杆菌感染、非甾体抗炎药应用、应激、胃酸和（或）胃蛋白酶引起黏膜的自身消化等。防御因素包括胃黏液与黏膜屏障、丰富的黏膜血流量、前列腺素和表皮生长因子等。

1. 幽门螺杆菌感染　是消化性溃疡的重要发病原因和复发因素之一。大量临床研究已证实，消化性溃疡患者的 Hp 检出率显著高于普通人群，而根除 Hp 后溃疡复发率明显下降。

2. 非甾体抗炎药　如阿司匹林、吲哚美辛等，是消化性溃疡的另一个常见致病因素，该类药可抑制前列腺素的合成，破坏其对胃、十二指肠黏膜的保护作用而形成溃疡。

3. 胃酸　无酸无溃疡的观点得到普遍认同。胃酸对消化道黏膜的损伤作用一般只有在正常黏膜防御和修复功能遭受破坏时才发生。

4. 其他因素　胃排空异常、遗传、长期吸烟、大量饮酒、应激等也与消化性溃疡发生发展有关。

（二）临床表现

1. 症状　中上腹痛、反酸是消化性溃疡的典型症状，腹痛发生与进餐时间的关系是鉴别胃溃疡与十二指肠溃疡的重要临床依据。消化性溃疡的中上腹痛呈周期性、节律性发作。胃溃疡的腹痛多发生于餐后 0.5~1.0 小时，而十二指肠溃疡的腹痛则常发生于空腹时。亦有患者症状不典型，部分患者以上消化道出血为首发症状，或表现为恶心、厌食、纳差、腹胀等消化道非特异性症状。

2. 体征　溃疡发作期患者可有剑突下、上腹部或右上腹部局限性轻压痛，缓解期无明显体征。

考点 消化性溃疡的病因及临床表现

（三）并发症

1. 出血　是消化性溃疡最常见的并发症，也是引起上消化道出血最常见的病因。出血程度不同引发的临床表现也不同，轻者出现大便潜血试验阳性或黑便，重者出现呕血或暗红色血便。

2. **穿孔** 溃疡病灶向深部发展穿透浆膜层可并发穿孔。若溃破入腹腔导致腹膜炎，患者可突发剧烈的腹痛；若溃疡穿透与邻近器官发生组织粘连，称为穿透性溃疡；如穿破入空腔脏器可形成瘘管。

3. **幽门梗阻** 多由十二指肠球部溃疡及幽门管溃疡所引起。主要症状是呕吐，呕吐物含宿食，严重呕吐可致水、电解质、酸碱失衡。

4. **癌变** 临床统计表明，十二指肠溃疡并不增加胃癌的发生，甚至两者呈负相关，而胃溃疡与胃癌尤其是非贲门部位的胃癌发生呈正相关，但从病理组织学角度而言，十二指肠溃疡和胃溃疡是否会发生恶变尚无定论。

考点 消化性溃疡的并发症

（四）辅助检查

1. **胃镜及胃黏膜组织学检查** 胃镜检查是诊断消化性溃疡的首选方法。胃镜检查过程中应注意溃疡的部位、形态、大小、深度、病期，以及溃疡周围黏膜的情况。胃镜检查对鉴别良恶性溃疡具有重要价值。必须指出，胃镜下溃疡的各种形态改变对病变的良恶性鉴别仅有参考价值。胃溃疡患者应常规做活组织检查，治疗后应复查胃镜直至溃疡愈合。

2. **X线钡餐检查** 适用于对胃镜检查有禁忌者、不接受胃镜检查者、没有胃镜检查条件时。溃疡的X线直接征象为龛影（图7-2，图7-3），胃溃疡更加明显；间接征象为局部压痛、十二指肠球部激惹和球部畸形、胃大弯侧痉挛性切迹。

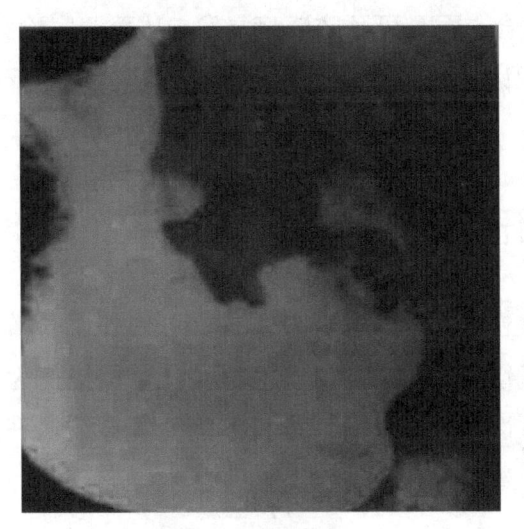

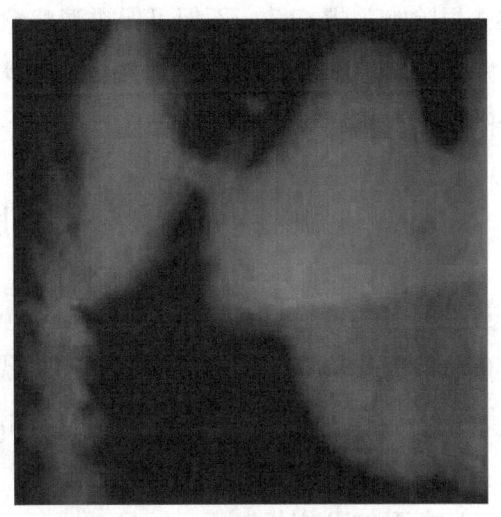

图 7-2 胃溃疡   图 7-3 十二指肠球部溃疡

3. **幽门螺杆菌检测** 可作为消化性溃疡诊断的常规性检查，有无幽门螺杆菌感染决定治疗方案的选择。

4. **其他检查** 如血常规、大便潜血试验，可了解消化道是否有出血。消化性溃疡发作时，大便潜血试验可呈阳性。

（五）诊断与鉴别诊断

根据慢性病程、典型的周期性和节律性上腹部疼痛等病史，一般可做出初步诊断。但确诊需靠胃镜检查，X线钡餐检查如有龛影征象亦可诊断溃疡。

消化性溃疡应注意与其他可引起慢性上腹疼痛的疾病相鉴别，如功能性消化不良、慢性胃炎、十二指肠炎、慢性肝胆胰疾病。另外也要注意与胃癌鉴别，胃镜下典型的癌性溃疡形态多不规则，直径常>2cm，边缘呈结节状，底部凹凸不平、覆污秽状苔。

考点 消化性溃疡的诊断

（六）防治要点

消化性溃疡主要采取内科治疗，治疗目的是消除病因、缓解症状、促进溃疡愈合、防止复发和避免发生并发症。

1. 一般治疗　生活规律，注意休息，保持乐观情绪，避免过度的精神紧张。规律饮食，避免辛、辣、酸等刺激性饮食，戒除烟、酒。慎用非甾体抗炎药物。

2. 药物治疗

（1）抑制胃酸分泌：主要有 H_2 受体拮抗剂（H_2RA）和质子泵抑制剂（PPI）。H_2 受体拮抗剂可拮抗壁细胞基底膜的 H_2 受体，抑制胃酸分泌，常用药物有西咪替丁、雷尼替丁、法莫替丁等；质子泵抑制剂主要是通过抑制壁细胞 H^+-K^+ ATP 酶，使壁细胞内的 H^+ 不能转移进入胃腔而抑制胃酸分泌，常用药物有奥美拉唑、兰索拉唑、泮托拉唑、雷贝拉唑等。质子泵抑制剂是目前已知的应用最广泛和最强效的抑酸剂。

（2）胃黏膜保护剂：可在胃黏膜上形成保护膜，阻止胃酸和胃蛋白酶对黏膜的自身消化，促进溃疡愈合。常用药物有硫糖铝、米索前列醇、枸橼酸铋钾等。

（3）根除幽门螺杆菌：不但可促进溃疡愈合，而且可预防溃疡复发，从而彻底治愈溃疡。因此，幽门螺杆菌相关性消化性溃疡的患者无论溃疡活动与否、有无并发症，均需行根除幽门螺杆菌治疗，推荐铋剂四联方案。

第3节　肝　硬　化

肝硬化是各种慢性肝病进展至以肝脏弥漫性纤维化、假小叶形成、肝内外血管增殖为特征的病理阶段，代偿期无明显临床症状，失代偿期以门静脉高压和肝功能严重损伤为特征，患者常因并发腹水、消化道出血、脓毒症、肝性脑病、肝肾综合征和癌变等导致多脏器衰竭而死亡。

（一）病因与发病机制

肝硬化的常见病因有：乙型肝炎病毒（HBV）和丙型肝炎病毒（HCV）感染；酒精性肝病；非酒精性脂肪性肝病；自身免疫性肝病，包括原发性胆汁性肝硬化、自身免疫性肝炎和原发性硬化性胆管炎等；遗传、代谢性疾病，主要包括肝豆状核变性、血色病、肝淀粉样变、遗传性高胆红素血症、肝性卟啉病等；药物或化学毒物等；寄生虫感染，主要有血吸虫病、华支睾吸虫病等；循环障碍所致，常见的有巴德-基亚里综合征（布-加综合征）和右心衰竭。

肝硬化的形成是一种损伤后的修复反应，肝脏星状细胞活化是中心环节，还包括正常肝细胞外基质的降解，纤维瘢痕组织的聚集、血管扭曲变形以及细胞因子的释放等。代偿期肝硬化无明显病理生理特征，失代偿期主要表现为门静脉高压和肝功能减退。

（二）临床表现

肝硬化起病隐匿，病程进展大多缓慢，临床上将肝硬化分为代偿期肝硬化和失代偿期肝硬化。

1. **代偿期肝硬化** 大多无症状或症状轻微，如乏力、食欲减退、腹部不适、消化不良、腹泻等，一般呈间歇性，多在劳累、精神紧张或伴随其他疾病时诱发，经休息、助消化治疗后缓解。肝脏是否增大取决于肝硬化的类型，因门静脉高压，脾脏常有轻、中度增大。肝功能检查正常或轻度异常。

2. **失代偿期肝硬化** 主要有肝功能减退和门静脉高压两大类临床表现，以及多种并发症。

（1）肝功能减退

1）全身症状：全身营养状况差，如体重减轻、疲乏、精神萎靡不振、皮肤黝黑、干燥、无光泽、弹性减退。

2）黄疸：可出现溶血性黄疸或肝细胞性黄疸。

3）消化道症状：食欲明显减退，上腹饱胀不适、恶心、厌食，餐后加重，进油腻饮食可出现腹泻等。

4）出血和贫血：可表现为皮肤黏膜瘀点、瘀斑，牙龈出血、鼻出血和消化道出血等，以及不同程度的贫血。

5）内分泌失调：由于肝功能减退，肝脏对雌激素的灭活水平减少，导致体内雌激素增多，患者出现蜘蛛痣及肝掌。此外，男性患者可出现性欲减退、睾丸萎缩、毛发脱落、乳房发育，女性患者出现月经失调、闭经、不孕等。

（2）门静脉高压

1）脾大、脾功能亢进：脾大是肝硬化门静脉高压出现较早的体征。门静脉高压时脾淤血肿大，可引起脾功能亢进，表现为外周血白细胞、红细胞计数和血小板水平降低，易并发感染和出血。

2）侧支循环的建立与开放：持续门静脉高压时可形成侧支循环使门静脉血液绕行入肝静脉，以此降低门静脉压力。常见的有①食管胃底静脉曲张：其破裂出血是肝硬化门静脉高压最常见的并发症和引起上消化道出血的重要原因。②腹壁静脉曲张：门静脉高压时，位于脐周的腹壁静脉易见或迂曲变粗，呈放射状分别流向脐上和脐下。③痔静脉曲张：导致痔核形成，易破裂产生便血。

3）腹水：由肝功能减退和门静脉高压共同导致，是肝硬化失代偿期最突出的表现。患者常自觉腹胀，大量腹水使腹部隆起似蛙腹，甚至出现脐疝。

（三）并发症

1. **腹水** 肾素-血管紧张素-醛固酮系统失衡及低蛋白血症在腹水的形成中发挥重要作用。

2. **食管等静脉曲张及破裂出血** 多在进食粗糙食物、胃酸腐蚀、腹压增高等时诱发，患者表现为突发呕血和黑便，甚至可导致休克或诱发肝性脑病而死亡。

3. **肝性脑病** 是肝硬化患者最严重的并发症和最常见的死亡原因。

4. **其他** 如胆石症、电解质和酸碱平衡紊乱、肝肾综合征、肝肺综合征、原发性肝癌等。

考点 肝硬化失代偿期的临床表现及并发症

（四）辅助检查

1. **肝功能检查** 代偿期大多正常或轻度异常。失代偿期则多有异常：①血清胆红素有不同程度增高；②氨基转移酶常有轻中度增高，一般 ALT 增高比较显著，肝细胞严重坏死时 AST 活力常高于 ALT；③血清总蛋白可正常、降低或增高，但白蛋白（A）降低、球蛋白（G）增高，A/G 降低或倒置；④凝血酶原时间有不同程度延长。

2. **血清免疫学检查** ①病毒性肝炎标志物：病毒性肝炎血清标志物测定有助于分析肝硬化的病因。②甲胎蛋白（AFP）：肝硬化时，由于肝细胞坏死和再生，AFP 增高，AFP 明显增高应怀疑原发性肝癌。③血清自身抗体测定：如抗核抗体、抗平滑肌抗体阳性提示自身免疫性肝病。

3. **影像学检查** ①超声检查：肝脏的形态变化、脾大、少量的腹水均可以通过超声、CT、MRI 检查来诊断。② X 线钡餐检查：可发现食管及胃底静脉曲张征象，食管静脉曲张时呈虫蚀样或蚯蚓状充盈缺损，胃底静脉曲张时呈菊花样充盈缺损，但 X 线钡餐检查的敏感性不如胃镜检查。

4. **腹水检查** 抽取腹水可以做常规性检查、细菌培养和细胞学检查等。如有血性腹水应高度怀疑有癌变。

5. **内镜检查** 胃镜可直接观察并确定食管及胃底有无静脉曲张，了解其曲张程度及范围。

6. **腹腔镜检查及镜下肝穿刺活组织检查** 通过腹腔镜直接观察肝表面情况、感知肝脏硬度等。也可在严格掌握指征的情况下，通过腹腔镜直视进行肝穿刺取活组织检查，如果有假小叶形成可确诊肝硬化，但肝穿刺有一定风险。

（五）诊断与鉴别诊断

诊断肝硬化的主要依据：①有病毒性肝炎、长期酗酒等相关病史。②有肝功能损伤和门静脉高压症的临床表现。③肝功能检查异常，B 超、CT、MRI 检查有符合肝硬化的征象，做出诊断并不困难。诊断有困难时，可通过肝活组织检查来确诊。

肝硬化应注意与其他引起腹水和腹部膨隆、肝大及肝脏结节性病变、上消化道出血等的疾病进行鉴别。

（六）防治要点

肝硬化诊断明确后，应尽早开始综合治疗。重视病因治疗，必要时抗感染、抗肝纤维化，积极防治并发症。

1. **一般治疗**

（1）休息：代偿期患者适当减少活动，避免劳累和剧烈运动；失代偿期尤其是有并发症的患者以卧床休息为主；保持心情愉悦，避免焦虑、抑郁等不良情绪。

（2）饮食：严禁饮酒。代偿期患者可给予高热量、高蛋白、高维生素、易消化的食物；当肝功能显著减退或疑有肝性脑病先兆时，应严格限制蛋白质的摄入；有腹水者应低盐或无盐饮食；食管胃底静脉曲张患者避免进食粗糙、坚硬、刺激性食物。

（3）对症支持治疗：对病情重、进食少、营养差的患者宜静脉补充营养，同时应注意调节水、电解质、酸碱平衡；对血浆蛋白低、有水肿及腹水者，可输注复方氨基酸、白蛋白、血浆等；脂肪肝或血脂高者可用降脂药；食欲差、腹胀者可用助消化药、促胃肠动力药。

2. 抗病毒治疗　常用药物有阿德福韦、恩替卡韦、拉米夫定、干扰素等。

3. 腹水治疗

（1）卧床休息、限制水钠摄入：摄水量限制在1000ml/d以下。低钠血症患者应限制摄水量在500ml/d以下，氯化钠的摄入量限制在2.0g/d以下，应少食含钠多的食物。

（2）利尿：联合使用保钾和排钾利尿剂，宜从小剂量开始，利尿不宜过猛、过快，以免诱发电解质紊乱、肝性脑病、肝肾综合征。

（3）经颈静脉肝内门体分流术（TIPS手术）：通过手术降低门静脉压力，可以有效改善由门静脉高压导致的腹水和胃底食管静脉曲张。

（4）抽放腹水加输注白蛋白：单纯放腹水能临时减轻症状；在大量放腹水的同时输注白蛋白，可以提高血浆胶体渗透压、促进水肿和腹水的消退，一般每放腹水1000ml，可输注白蛋白8g。

4. 并发症治疗　积极治疗和预防食管胃底静脉曲张破裂出血、肝性脑病、自发性细菌性腹膜炎等。

5. 手术治疗　肝硬化晚期首选肝移植。

医者仁心　　　　　　　　**70载肝胆春秋——吴孟超**

吴孟超，我国肝脏外科的开拓者和主要创始人、国际肝胆外科专家。他推动中国的肝脏医学从无到有，从有到精，他的成就令同行瞩目、敬佩，被誉为中国肝胆外科之父。他既是一名杰出的科学研究者，又是一位优秀的肝胆外科医生，从医70余年，他成功救治了1.6万余名患者，96岁高龄仍在工作，他常感慨地说，"我老了，能工作的时间不像年轻人一样多了，所以更要争分夺秒！"

第4节　胆囊炎、胆石症

一、胆囊炎

胆囊炎是一种常见的消化道疾病，根据起病的急缓分为急性胆囊炎和慢性胆囊炎。胆囊炎常并发于胆囊结石后，由于胆道梗阻，胆汁淤积造成感染，一旦起病，发展迅速。部分患者发生时无胆囊结石。

（一）急性胆囊炎

急性胆囊炎按胆囊内有无结石，分为急性结石性胆囊炎和急性非结石性胆囊炎，绝大多数患者合并有胆囊结石。发病人群以女性居多。

1. 病因与发病机制

（1）胆囊管梗阻：早期胆囊结石堵塞胆囊管或嵌顿于胆囊颈，使黏膜损伤、胆汁排出受阻，胆囊腔内压力增高。

（2）细菌感染：随着胆汁淤积时间的延长，致病菌如大肠埃希菌、克雷伯菌、铜绿假单胞菌等经胆道逆行进入胆囊造成感染。

（3）其他：通常在严重创伤、烧伤、腹部非胆道手术后等危重患者中可发生急性非结石性胆囊炎。

2. 临床表现

（1）症状：主要为右上腹疼痛。患者首先出现右上腹胀痛不适，后阵发性加剧呈绞痛，疼痛可向右肩、肩胛、背部放射。疼痛常在夜间发作，饱餐、进食油腻食物可诱发发作。发作时可伴有恶心、呕吐、发热等症状，体温多不超过38.5℃，少数患者可出现黄疸。

（2）体征：有右上腹压痛或包块，墨菲（Murphy）征阳性，炎症波及浆膜时会有压痛、反跳痛和腹肌紧张。

考点 急性胆囊炎的临床表现

3. 辅助检查　大多数患者血常规检查示白细胞增多，尤其是中性粒细胞比例增高。腹部超声检查对急性胆囊炎的诊断准确率高，可见胆囊增大、囊壁增厚或水肿，囊内结石强回声，后有声影。必要时可做CT、MRI协助诊断。

4. 诊断与鉴别诊断　根据临床表现、结合辅助性检查可做出诊断。需与消化性溃疡穿孔、急性胰腺炎、高位阑尾炎、肝脓肿、胆囊癌等疾病进行鉴别。

5. 防治要点

（1）非手术治疗：急性胆囊炎发作时可以给予禁食，呕吐、腹胀患者可行鼻导管胃肠减压，静脉补液、纠正电解质紊乱，给予解痉、止痛、抗感染等治疗，等病情稳定后，根据患者的情况选择下一步治疗措施。

（2）手术治疗：对反复发作、伴有胆囊结石的急性胆囊炎患者，应首选腹腔镜胆囊切除术。对高危患者或局部粘连解剖不清者，可先行经皮肝胆囊穿刺引流术来减轻胆囊内压，待病情稳定后再行择期胆囊切除术。

（二）慢性胆囊炎

慢性胆囊炎一般是由长期存在的胆囊结石所致的胆囊慢性炎症，或由急性胆囊炎反复发作迁延而来，是胆囊持续的、反复炎症发作的病理状态，其临床表现差异较大，可表现为无症状、反复右上腹不适或腹痛，也可出现急性发作。根据胆囊内是否存在结石，分成结石性胆囊炎与非结石性胆囊炎，胆囊结石分成胆固醇结石或以胆固醇为主的混合性结石和胆色素结石，我国人群中胆固醇结石占70%以上。

1. 病因与发病机制　长期存在的胆囊结石导致胆囊发生慢性炎症，或急性胆囊炎反复发作致使胆囊壁纤维组织增生增厚并逐渐瘢痕化，甚至胆囊萎缩、功能完全丧失。

2. 临床表现　症状常不典型，仅有不规则的上腹隐痛，患者常在饱餐、进食油腻食物后出现上腹部或右季肋区间歇性腹痛、腹胀或右肩背部不适，腹痛程度不一，可伴有恶心、呕吐，较少出现畏寒、发热、黄疸。腹部检查无明显阳性体征，也可仅有右上腹胆囊区压痛或不适，墨菲征可呈阳性。

3. 辅助检查

（1）超声检查：常规腹部超声检查是诊断慢性胆囊炎、胆囊结石最常用、最有价值的检查方法，对胆囊结石诊断准确率可达95%以上。

（2）CT：能良好地显示胆囊壁增厚，但不能显示X线检查阴性的结石。

4. 诊断与鉴别诊断　有腹痛发作，超声检查示胆囊壁增厚或萎缩、胆囊排空障碍或有胆囊结石可以做出诊断。慢性胆囊炎需与消化性溃疡、胃食管反流性疾病、胃炎、消化道肿瘤等疾病进行鉴别。

5. 防治要点　对伴有结石或不伴有结石的慢性胆囊炎确诊患者行胆囊切除，首选腹腔镜胆囊切除术。对无症状或怀疑由其他并存疾病引起腹痛者，手术需慎重。不能耐受手术者可进行非手术治疗，如药物溶石、体外震波碎石等。

二、胆　石　症

胆石症即为胆结石，是一种常见和多发性疾病。按结石发生的部位不同可分为胆囊结石、肝外胆管结石、肝内胆管结石，其中胆囊结石最常见。按结石的化学成分不同可分为胆固醇结石、胆色素结石、其他结石（如碳酸钙结石、磷酸钙结石等）。

（一）病因与发病机制

1. 胆囊结石　主要为胆固醇结石。结石成因比较复杂，任何造成胆汁中胆固醇、胆汁酸、磷脂成分比例失调和胆汁淤滞的因素，如怀孕、口服避孕药、肥胖、高脂饮食、长期肠外营养、糖尿病、肝硬化、胆囊动力下降、溶血等，都能导致结石形成。

2. 肝内胆管结石　主要与胆道感染、胆道寄生虫、胆汁淤滞、胆管解剖变异等因素有关。肝内胆管结石大多为胆色素结石，常分布于肝左外叶和右后叶。肝内胆管结石易进入胆总管并发肝外胆管结石。

3. 肝外胆管结石　分为原发性结石和继发性结石。原发性结石多为胆色素结石或混合性结石，其形成与胆道感染、胆道梗阻、胆道异物、胆道节段性扩张等因素有关；继发性结石主要是胆囊结石或肝内胆管结石排至肝外胆管内而发生的结石。

（二）临床表现

1. 胆囊结石　一般见于成年人，大多无症状，称为无症状性胆囊结石。少数患者可有典型的胆绞痛症状，称为有症状性胆囊结石，常在饱餐、进食油腻食物后或改变体位等时诱发发作，疼痛位于右上腹或上腹部，呈阵发性或持续性疼痛阵发加剧，可向右肩胛、背部放射，同时可伴有恶心、呕吐。胆囊结石长期嵌顿或阻塞胆囊管但未合并感染时，胆囊黏膜吸收胆色素并分泌黏液可导致并发胆囊积液。一般胆囊结石的患者自然病程中会依次经历以上无症状、有症状、产生并发症的病变过程。

2. 肝内胆管结石　可数年无症状或仅有上腹及胸背部胀痛不适，因此不容易被发现。合并感染可出现寒战、高热和腹痛，感染严重时还可能出现全身脓毒血症或感染性休克等，炎症反复发生可导致胆源性肝脓肿，甚至胆汁性肝硬化等。体检可见不对称性肝大，肝区有压痛和叩击痛。

3. 肝外胆管结石　一般无症状或仅有上腹不适。当结石造成胆管梗阻时可出现腹痛或黄疸，腹痛发生在剑突下或右上腹部，黄疸呈间歇性和波动性。如继发胆管炎时，可有较典型的夏科（Charcot）三联征，即腹痛、寒战高热、黄疸，如若炎症继续加重可在三联征的基础上出现神志障碍、休克，称为雷诺（Reynolds）五联征。

考点　胆石症的临床表现

（三）辅助检查

超声检查可发现结石及其大小和部位，可作为首选检查方法。口服法胆囊造影检查对诊断结石也有一定的价值，当患者存在胆管结石伴梗阻时可行经皮肝穿刺胆管造影检查来确定梗阻的部位。

（四）诊断与鉴别诊断

根据典型的胆绞痛病史，结合超声检查可帮助确诊胆囊结石、肝外胆管结石及肝内胆管结石。

胆石症需与右肾绞痛、肠绞痛、壶腹癌或胰头癌等疾病相鉴别。

（五）防治要点

1. 非手术治疗　改善生活方式，包括低脂、低热量膳食和定量、定时的规律饮食方式等。无症状者可观察和随诊，有症状者可给予对症支持治疗如抗感染、解痉、利胆、护肝等内科治疗。对于年老、体弱、有严重的心脑血管疾病而不能耐受手术者，可行药物溶石治疗。

2. 手术治疗　可根据结石的部位不同选择不同的术式，如胆囊结石首选腹腔镜胆囊切除术，肝外胆管结石可选胆肠吻合术或胆总管切开取石、T 管引流，肝内胆管结石进行胆管切开取石、胆肠吻合术、肝切除术等。

第 5 节　急性胰腺炎

案例 7-2

患者，女，39 岁，因上腹部剧痛 3 小时就诊。患者今日外出进餐，3 小时前突发剧烈上腹痛，疼痛呈持续性，放射至腰背部，伴腹胀、恶心、呕吐。患者 3 年前患胆结石未彻底治疗。查体：体温 37.8℃，脉搏 126 次 / 分，血压正常，神志清楚，表情痛苦，查体合作，上腹部有压痛，无反跳痛。B 超示胰腺形态异常，明显肿大，尤其以胰头、胰体明显，胰周有液性暗区，胰管增粗。

问题：1. 该患者的初步诊断是什么？

2. 为进一步明确诊断，还需要做哪些检查？

急性胰腺炎（AP）指因胰酶异常激活对胰腺自身及周围器官产生消化作用而引起的、以胰腺局部炎性反应为主要特征，甚至可导致器官功能障碍的急腹症。按照病情轻重可分为轻症急性胰腺炎（MAP）、中度重症急性胰腺炎（MSAP）、重症急性胰腺炎（SAP）。

（一）病因与发病机制

急性胰腺炎病因众多，胆石症及胆道感染等是急性胰腺炎的主要病因，其次为高三酰甘油血症及过度饮酒。其他原因包括使用药物、内镜逆行胰胆管造影（ERCP）术后、高钙血症、感染、遗传、自身免疫疾病和创伤等。对病因的早期控制有助于缓解病情，改善预后，并预防急性胰腺炎复发。

考点 急性胰腺炎的主要病因

（二）临床表现

急性胰腺炎的典型症状为急性发作的持续性上腹部剧烈疼痛，常向背部放射，伴有腹胀、恶心、呕吐，且呕吐后疼痛不缓解，部分患者可出现心动过速、低血压、少尿等休克表现，严重脱水和老年患者可出现精神状态改变。临床体征轻者仅表现为腹部轻压痛，重者可出现腹膜刺激征，偶见腰肋部格雷-特纳征（皮下瘀斑征，Grey-Turner 征）和卡伦征（脐周皮下瘀斑征，Cullen 征）。急性胰腺炎可并发一个或多个器官功能障碍，以呼吸功能、肾功能损害常见。

1. 轻症急性胰腺炎（MAP）　具备 AP 的临床表现和生物化学改变，不伴有器官衰竭以及局部或全身并发症。MAP 通常在 1～2 周内恢复，无需反复进行胰腺影像学检查，病死率极低。

2. 中度重症急性胰腺炎（MSAP）　具备 AP 的临床表现和生物化学改变，伴有一过性（48 小时内可以恢复）器官衰竭，或伴有局部或全身并发症。对于有重症倾向的 AP 患者，要定期监测各项生命体征并持续评估。

3. 重症急性胰腺炎（SAP）　具备 AP 的临床表现和生物化学改变，伴有持续性（> 48 小时）器官衰竭，如后期合并感染则病死率极高。

（三）辅助检查

实验室检查可见血清淀粉酶及脂肪酶升高，脂肪酶升高对急性胰腺炎诊断的特异度优于淀粉酶，血清淀粉酶及脂肪酶升高程度与疾病的严重程度无关。腹部 CT 是诊断急性胰腺炎的重要影像学检查方法。急性胰腺炎早期典型的影像学表现为胰腺水肿、胰周渗出、胰腺和（或）胰周组织坏死等。

1. 影像学检查　典型的 CT 表现是诊断急性胰腺炎的重要依据，发病初始的影像学特征不能反映疾病的严重程度。除确诊需要外，通常应在发病 72 小时后进行 CT 检查。MRI 检查适用于碘造影剂过敏、肾功能不全、年轻或怀孕患者，其检查胰腺水肿的敏感度优于 CT，但对诊断积聚液体中气泡的敏感度较低。磁共振胰胆管成像（MRCP）或内镜超声（EUS）检查有助于发现隐匿性胆道系统结石。

2. 血清酶学　血清淀粉酶和（或）脂肪酶活性升高 3 倍以上时应考虑急性胰腺炎。血清淀粉酶活性一般在急性胰腺炎发作后 6～12 小时内升高，3～5 天恢复正常；血清脂肪酶活性一般在急性胰腺炎发作后 4～8 小时内升高，24 小时达峰值，8～14 天恢复正常。因此，对于发病 12 小时后至 3 天内就诊的患者，淀粉酶的灵敏度更高；而对于早期或者后期就诊的患者，脂肪酶的灵敏度可能更高。两者的活性高低与病情严重程度不相关。

3. 血清标志物　血清 C 反应蛋白是组织损伤和炎症反应的非特异性标志物，发病 72 小时后的血清C反应蛋白≥150mg/L提示AP病情较重。尿素氮持续升高、血细胞比容升高、血肌酐进行性上升都是病情重症化的指标。血钙水平降低通常提示胰腺坏死严重。降钙素原水平的升高也可作为有无继发局部或全身感染的参考指征。

（四）诊断与鉴别诊断

首先应确定急性胰腺炎的诊断，一般需具备以下3点中的任意2点：①具有急性胰腺炎特征性腹痛，即急性、持续性中上腹痛；②血淀粉酶和（或）脂肪酶＞正常值上限的3倍；③急性胰腺炎特征性的影像学变化。患者就诊48小时内就应明确诊断，其次应确定急性胰腺炎的程度。

急性胰腺炎应与胆石症、急性胆囊炎、消化性溃疡急性穿孔、急性肠梗阻及心肌梗死等疾病相鉴别。

（五）防治要点

急性胰腺炎治疗需寻找并去除病因、控制炎症。其治疗方法包括非手术和手术治疗，临床以非手术治疗为主，手术治疗主要是针对各种并发症的治疗。如诊断为胆源性急性胰腺炎，应尽可能在此次住院期间完成内镜治疗或在疾病康复后择期行胆囊切除术，避免以后复发。

1. 非手术治疗

（1）监护及对症支持治疗：①密切观察病情，不同的患者从轻症发展到重症，病情变化复杂，时间长短不一，所以监护一定要细致，重症患者如有条件应转入重症监护病房。②静脉补充液体，既可以迅速纠正组织缺氧，又可以保持血容量，防治休克，维持水、电解质、酸碱平衡。③营养支持，禁食期患者给予完全胃肠外营养，待病情稳定、肠功能恢复后可早期给予肠内营养。④诊断明确，腹痛剧烈者可给予盐酸哌替啶肌内注射；禁用吗啡，以免引起奥迪（Oddi）括约肌痉挛。⑤胃肠减压，对有明显腹胀者可给予胃肠减压。

（2）抑制胰液分泌：可采用禁食、胃肠减压、抑制胃酸分泌、使用生长抑素等方法来抑制胰液和胰酶分泌。

（3）应用抗生素：不建议常规预防性使用抗生素。胆源性胰腺炎常合并胆道感染，可针对G^-杆菌选用第三代头孢菌素等。

2. 手术治疗

（1）内镜治疗：对胆源性胰腺炎可尽早内镜下行奥迪括约肌切开紧急减压、放置鼻胆管引流和取石术去除胆石梗阻等微创手术，可起到治疗和预防胰腺炎发展的作用。

（2）腹腔引流或灌洗：胰腺坏死继发感染者可行腹腔引流或灌洗，感染仍不能控制时应行坏死组织清除和引流手术，适用于重症患者伴腹腔内大量渗液者。

大部分患者可通过内镜治疗痊愈，少数患者或不能进行内镜治疗的医院则需进行外科手术解除梗阻。

第6节 急性阑尾炎

急性阑尾炎是外科最常见的疾病之一，其典型临床特征为转移性右下腹痛，右下腹有固定压痛点。本病多由阑尾管腔阻塞、细菌感染等因素导致，需要及时诊治。尽早手术，效果良好；如果耽误治疗，可能发生阑尾穿孔、弥漫性腹膜炎、感染性休克等并发症。

（一）病因与发病机制

1. 阑尾管腔阻塞　是急性阑尾炎最为常见的病因。如淋巴滤泡增生、肠石、异物、炎症狭窄、食物残渣、蛔虫、肿瘤等因素可引起阑尾管腔阻塞，其机制主要是由于解剖上阑尾管腔细而长，远端为盲端，系膜短使阑尾蜷曲，导致管腔极易阻塞，腔内分泌物积存，压力增高，进而发生血运障碍，使炎症加剧。

2. 细菌入侵　阑尾管腔阻塞，细菌入侵并繁殖，分泌内、外毒素，造成阑尾黏膜损伤、缺血甚至梗死和坏疽。致病菌多来源于肠道，多为 G^- 杆菌和厌氧菌。

3. 其他　阑尾先天畸形，如阑尾过长、扭曲、管腔细小、血运不良等。

（二）临床表现

1. 症状

（1）腹痛：70%～80%的患者具有典型的转移性右下腹痛，即腹痛起始于上腹部，逐步移向脐部，后转移并局限在右下腹。不同类型的阑尾炎其腹痛特点不同，如单纯性阑尾炎呈轻度隐痛；化脓性阑尾炎呈阵发性胀痛或剧痛；坏疽性阑尾炎呈持续性剧烈腹痛；阑尾炎穿孔后疼痛暂时减轻，并发腹膜炎后疼痛又持续加剧。不同位置的阑尾炎其腹痛部位也不同，如盲肠后位阑尾炎疼痛位于右侧腰部；肝下区阑尾炎疼痛位于右上腹；盆位阑尾炎疼痛位于耻骨上区；极少数左下腹阑尾炎疼痛位于左下腹。

（2）胃肠道症状：发病早期可有厌食、恶心、呕吐及腹泻等症状。

（3）全身症状：如乏力、不同程度的发热等。

2. 体征　①右下腹压痛：是最常见的重要体征。压痛点通常位于麦氏点，可随阑尾位置的变异而改变。②腹膜刺激征：当炎症波及腹膜时，可出现反跳痛、腹肌紧张等腹膜刺激征，肠鸣音减弱或消失。③右下腹肿块：若右下腹扪及固定性肿块，且边界不清、有压痛，应考虑阑尾周围脓肿。④结肠充气试验：患者取仰卧位，医生用右手压迫患者左下腹，再用左手挤压近端结肠，结肠内气体可传至盲肠和阑尾，引起右下腹疼痛者为阳性。⑤腰大肌试验：患者取左侧卧位，右侧下肢后伸，引起右下腹疼痛者为阳性，说明阑尾位于腰大肌前方，为盲肠后位或腹膜后位。⑥闭孔内肌试验：患者取仰卧位，右髋和右侧大腿屈曲向内旋转，引起右下腹疼痛者为阳性，表明阑尾靠近闭孔内肌。⑦直肠指检：可引起炎症阑尾所在位置压痛。

考点　急性阑尾炎的临床表现

（三）辅助检查

1. 血常规检查　多数患者白细胞和中性粒细胞计数增高。

2. 影像学检查　阑尾炎穿孔、腹膜炎时，腹部平片可见盲肠扩张和液-气平面等，有助于诊断；腹部B超和CT可发现肿大的阑尾或脓肿。

3. 腹腔镜检查　可直观观察阑尾状况，对明确诊断和鉴别诊断都有重大价值，并可在腹腔镜下做阑尾切除术。

（四）诊断与鉴别诊断

主要根据病史、临床症状、体征和辅助检查做出诊断，但临床上有少部分阑尾炎患者表现不典型，故需与其他原因导致的急腹症，如胃十二指肠溃疡穿孔、右侧输卵管结石、妇科疾病、急性肠系膜淋巴结炎等相鉴别，必要时可行腹腔镜探查或剖腹探查来明确诊断。

（五）防治要点

1. 手术治疗　绝大多数急性阑尾炎一经确诊，应尽早行阑尾切除术。当阑尾炎症还处于管腔阻塞或仅有充血水肿时就进行阑尾切除即为早期手术，此时手术操作简单，术后并发症少。如果发生阑尾化脓坏疽或穿孔后再手术，不但操作难度大，术后并发症也多。

2. 非手术治疗　选择有效的抗生素进行治疗。非手术治疗仅适用于单纯性阑尾炎及早期阑尾炎可以通过药物治愈者、不接受手术治疗者、全身条件差或客观上不允许手术者。

自测题

A₁/A₂型题

1. 慢性胃炎最常见的病因是
   A. 自身免疫　　　　B. 十二指肠-胃反流
   C. 年龄因素　　　　D. 幽门螺杆菌感染
   E. 胃动力异常

2. 诊断慢性胃炎最可靠、最准确的辅助检查是
   A. 胃镜检查及活检　B. 抗壁细胞抗体测定
   C. X线钡餐检查　　D. 血清胃泌素测定
   E. 幽门螺杆菌检测

3. 慢性胃炎有下列哪种情况应考虑手术治疗
   A. 胃酸分泌量偏低
   B. 经内科治疗1个月症状未完全缓解
   C. 胃黏膜有重度异型增生
   D. 血清胃泌素浓度下降
   E. 胃黏膜有异型增生

4. 消化性溃疡的最终形成与下列哪项因素有关
   A. 幽门螺杆菌感染
   B. 非甾体抗炎药物的使用
   C. 应激情况
   D. 遗传
   E. 胃酸、胃蛋白酶的自身消化

5. 消化性溃疡临床主要特征为
   A. 幽门螺杆菌感染　B. 嗳气不适
   C. 反酸　　　　　　D. 腹胀不适
   E. 节律性上腹痛

6. 下列哪项不是胃溃疡的并发症
   A. 穿孔　　　　　　B. 反复发作
   C. 幽门梗阻　　　　D. 出血
   E. 癌变

7. 下列哪项不是门静脉高压的表现
   A. 脾大　　　　　　B. 食管胃底静脉曲张
   C. 腹水　　　　　　D. 痔核形成
   E. 肝大

8. 晚期肝硬化最严重的并发症和最常见的死因是
   A. 上消化道出血　　B. 感染
   C. 肝性脑病　　　　D. 原发性肝癌
   E. 肝肾综合征

9. 胆石症患者以下哪种情况时会出现典型的夏科三联征表现
   A. 胆囊结石长期嵌顿
   B. 肝内胆管结石
   C. 胆囊结石胆管梗阻时
   D. 肝外胆管结石继发胆管炎时
   E. 肝外胆管结石

10. 墨菲征阳性提示
    A. 急性阑尾炎　　　B. 急性胰腺炎

C. 急性胆囊炎　　D. 肝脓肿
E. 肝硬化

11. 急性阑尾炎典型的腹痛特点是
　　A. 转移性右下腹痛　B. 右下腹痛
　　C. 脐周疼痛　　D. 右上腹痛
　　E. 左下腹痛

A₃/A₄ 型题

（12～14题共用题干）

患者，男，42岁。反复上腹痛4年，多出现于餐后3小时，进食后可缓解伴反酸。查体：血压正常，腹部无明显压痛。

12. 应首先考虑的诊断是
　　A. 慢性胃炎　　B. 十二指肠溃疡

C. 胃癌　　D. 胃溃疡
E. 胃肠消化功能不良

13. 为进一步明确诊断首选的检查是
　　A. 胃镜检查　　B. X线钡餐检查
　　C. 幽门螺杆菌检测　D. 超声检查
　　E. 胃液分析

14. 为防止病情反复发作，对该患者采取的治疗正确的是
　　A. 使用抑制胃酸分泌的药物
　　B. 使用抗酸剂
　　C. 根除幽门螺杆菌治疗
　　D. 使用胃黏膜保护剂
　　E. 长期维持治疗

（李小云）

第8章
泌尿生殖系统疾病

泌尿生殖系统由肾脏、输尿管、膀胱、尿道等器官组成，具有生成滤过、重吸收和排泄、内分泌等功能。本系统疾病可由其他系统病变引起，又可影响其他系统甚至全身，常见疾病包括感染、炎症、结石、肿瘤等，临床以肾脏疾病多见，主要表现为尿液和（或）排尿改变、疼痛、肿块等，也有如高血压、水肿、贫血等全身性改变。

第1节 尿路感染

尿路感染简称尿感，是指病原体在尿路生长繁殖引起的感染性疾病，病原体包括细菌、真菌、支原体、衣原体、病毒等。尿路感染好发于育龄期女性、老年人、女婴和免疫功能低下者；按照解剖部位可分为上尿路感染和下尿路感染，前者主要为肾盂肾炎，后者主要为膀胱炎和尿道炎。根据有无尿路结构和功能异常可分为复杂性和非复杂性尿路感染，复杂性尿路感染指伴有尿路结石、畸形、膀胱-输尿管反流等结构或功能的异常，或发生在慢性肾实质病变基础上的感染；不伴有上述情况的为非复杂性尿路感染。本节主要介绍急性肾盂肾炎和细菌性膀胱炎。

一、急性肾盂肾炎

（一）概述

急性肾盂肾炎是常见的尿路感染，是由各种原因引起的肾盂、肾盏和肾实质的急性感染性炎症。急性肾盂肾炎好发于女性，以生育期女性、女婴、老年妇女多见。

（二）病因与发病机制

1. 病因　任何致病菌均可引起肾盂肾炎，多为单一病菌感染，最常见者为大肠埃希菌，其次为副大肠埃希菌、变形杆菌、葡萄球菌、粪链球菌、铜绿假单胞菌等，偶见厌氧菌、真菌、病毒或寄生虫感染。

2. 感染途径

（1）逆行（上行）感染：为最常见的感染途径。正常情况下，尿道口周围存在的少量细菌不致病。若机体抵抗力降低或存在尿道黏膜损伤、细菌毒性增强，细菌可经尿道口逆行至膀胱、输尿管、肾实质等引发感染。

（2）血行感染：指病原菌通过血液循环到达肾脏引起的感染。临床较为少见，可发生于有长期慢性病、免疫抑制剂使用者，常见致病菌为金黄色葡萄球菌、沙门菌属等。

（3）直接感染：泌尿系统周围组织、器官发生感染时，病原菌可直接侵入泌尿系统，导致直接感染。

（4）淋巴途径感染：下腹部和盆腔器官淋巴管与肾周围淋巴管有交通支，当盆腔器官有炎症时，细菌可经淋巴管进入肾脏。经淋巴途径感染极为罕见。

3. 易感因素

（1）尿路梗阻或尿流不畅：任何妨碍尿液流出的因素，如尿道狭窄、尿道异物、尿路结石、前列腺增生、肿瘤等，均可引起尿液积聚，细菌不易清除，导致在局部停留生长而引起感染。尿路梗阻合并感染时，可使肾组织遭到破坏。

（2）泌尿系统结构及功能异常：输尿管畸形、肾发育不良、膀胱-输尿管反流等，易引起感染。

（3）医源性因素：留置导尿、膀胱镜检查、逆行性尿路造影等均可引起尿路黏膜损伤，并将尿道口的细菌带入尿路诱发感染。

（4）机体免疫力低下：如长期卧床的慢性重症疾病患者、糖尿病患者、贫血患者、长期免疫抑制剂使用者、艾滋病患者等容易发病。

（5）性别与性生活：女性尿道宽、短、直，距离肛门近，在经期、性生活后易引起感染；前列腺增生引起的尿路梗阻是中老年男性出现感染的重要原因，包皮过长、包茎是男性尿路感染的常见诱因。

（6）其他：妊娠妇女发生感染主要与孕期输尿管蠕动功能减弱、妊娠后子宫增大引起尿流不畅有关。细菌的致病力是决定能否引起感染，引起症状性尿路感染还是无症状性尿路感染、膀胱炎还是肾盂肾炎的重要因素。

考点 尿路感染的病因

（三）临床表现

1. 症状　多起病急骤，以急性感染的全身症状和泌尿系统表现为主。全身症状主要包括高热（体温可达39℃以上）、寒战、全身酸痛、食欲减退、恶心呕吐、疲乏无力、头痛等，轻症者全身表现少见，若高热持续不退多提示与尿路梗阻、肾脓肿、败血症等并存。泌尿系统症状主要为尿频、尿急及尿痛等尿路刺激症状，多伴有腰痛或肾区不适，可见血尿或脓尿；部分患者尿路刺激症状可不明显。

2. 体征　患者急性痛苦病容，一侧或两侧肋脊角压痛，耻骨上膀胱区压痛等。

（四）辅助检查

1. 尿常规检查　可见白细胞尿、血尿、蛋白尿。新鲜中段晨尿的外观多无明显异常，脓尿时可呈浑浊状。急性期尿沉渣镜检见大量白细胞或成堆脓细胞。若见白细胞（脓细胞）管型，不仅有诊断意义，亦提示病变在上尿路。镜下血尿常见，少数为肉眼血尿；尿蛋白检查常为阴性或微量。

2. 细菌学检查　①显微镜检查。取未离心新鲜中段尿沉渣涂片，若每个高倍视野下可见1个或更多细菌，提示有感染；本法简单，阳性率高，可初步确定是杆菌或是球菌、革兰氏阳性或是阴性，对选择有效药物治疗有参考价值。②尿细菌培养。其是常规项目，临床使用清洁中段尿，行导尿及膀胱穿刺做细菌培养，对确定是否为真性细菌尿有重要意义。中段尿细菌定量培养≥10^5CFU/ml（菌落形成单位/ml）为阳性，若能排除假阳性即为真性细菌尿。膀胱穿刺尿细菌定性培养见细菌生长提示为真性细菌尿。

3. 血常规检查　可见白细胞升高，中性粒细胞增多，核左移；血沉有一定程度增快。

4. 肾功能检查　急性肾盂肾炎时，偶有肾小管功能障碍，在有效治疗后可恢复。慢性肾盂肾炎则可出现持续性肾功能损害，内生肌酐清除率降低、血尿素氮增高。

5. 血培养检查　发热患者应该同时做血培养。

6. 影像学检查　反复发作、久治不愈的肾盂肾炎患者可行腹部平片、肾盂造影、膀胱-输尿管反流造影、逆行性肾盂造影等检查，确定有无结石、梗阻、先天性畸形等导致反复发作的因素，但需注意急性期不宜进行静脉肾盂造影。

（五）诊断与鉴别诊断

1. 诊断要点　急性肾盂肾炎依据急性感染全身症状、泌尿系统表现，结合尿常规及细菌学检查可进行诊断。主要通过临床表现、实验室及影像学检查进行诊断，需排除尿路畸形、肾积水、尿潴留等复杂性因素。新鲜中段晨尿尿沉渣每高倍视野白细胞＞5个，提示尿路感染；尿细菌学检查是诊断尿路感染的金标准。

2. 鉴别诊断　急性肾盂肾炎应与下尿路感染、肾小球肾炎、肾结核进行鉴别。下尿路感染常以尿路刺激症状为突出表现，一般少有发热、腰痛等症状。肾小球肾炎多为双侧肾脏受累，且肾小球功能损伤较肾小管功能损伤严重，有明显的蛋白尿、血尿和水肿病史。肾结核则膀胱刺激症状更为明显，一般抗生素治疗无效，尿沉渣可见抗酸杆菌，尿培养结核分枝杆菌阳性，普通细菌培养阴性。

（六）防治要点

1. 一般治疗　临床症状明显者需卧床休息，多饮水增加尿量（保持每日液体摄入量在2500ml以上）；督促患者每两小时排尿一次，促进细菌和炎性渗出物从尿中排出。日常给予易消化、富含维生素的食物，增强抵抗力。

2. 抗感染治疗　足量、全程、合理使用抗生素是本病治疗成功的关键。在尿细菌培养后，选择有效、血药浓度或尿药浓度高的抗生素。常用药包括复方磺胺甲噁唑（复方新诺明）、喹诺酮类（氧氟沙星、诺氟沙星、环丙沙星等）、氨基糖苷类（阿米卡星、依替米星等）等药物；需注意氨基糖苷类抗生素对肾脏有毒性作用。症状轻者单用一种药物口服，症状明显者可联合肌内注射或静脉给药。应用抗生素时适当使用碳酸氢钠碱化尿液，增强抗菌效果。

3. 预防　增强机体抵抗力，去除各种易感因素，养成多饮水、勤排尿的好习惯。保持会阴清洁卫生，女性禁止盆浴，不穿紧身裤，注意经期卫生，女童勤换尿布。急性期治愈后一年内应避孕，避免医源性感染，注意无菌操作。妊娠期妇女应在妊娠后的前3月进行筛查。

二、细菌性膀胱炎

（一）概述

细菌性膀胱炎是一种细菌感染的炎性疾病，为临床常见的下尿路感染性疾病。病理改变以膀胱黏膜血管扩张、充血，上皮细胞肿胀，黏膜下组织充血、水肿，以及炎性细胞浸润为主；

重者可见点状或片状出血、黏膜溃疡。女性发病率较高，尤其在新婚期和更年期后更易发病。

（二）病因与发病机制

1. 病因　最常见致病菌为革兰氏阴性杆菌，以大肠埃希菌最为多见。

2. 发病机制　感染途径与急性肾盂肾炎感染途径相似，逆行感染最为常见，血行感染和淋巴感染较少见。正常情况下，细菌进入膀胱后很快被清除，是否发生膀胱炎除与细菌的数量、毒性有关外，还取决于机体的防御功能。机体的防御机制主要包括：①尿液的冲刷；②尿道和膀胱黏膜的抗菌能力；③尿液中高浓度尿素、高渗透压和低pH等，前列腺分泌物含有的抗菌成分；④感染出现后白细胞清除细菌作用。

（三）临床表现

细菌性膀胱炎占尿路感染的60%以上，分为急性单纯性膀胱炎和反复发作性膀胱炎。一般无明显全身感染症状，主要表现为尿频、尿急、尿痛、排尿不适及下腹部疼痛等，严重者数分钟排尿一次；患者常自诉排尿时有烧灼感，尿液浑浊有异味，部分患者出现血尿，偶见肉眼血尿；可有急迫性尿失禁。少数患者有膀胱区压痛、发热，但体温不超过38℃。如全身症状明显应考虑上尿路感染。

（四）辅助检查

1. 尿常规检查　尿液浑浊有异味，可有白细胞尿、血尿、蛋白尿。极少数急性膀胱炎患者可出现肉眼血尿。

2. 细菌学检查　方法为细菌培养和涂片细菌检查，详见急性肾盂肾炎实验室及其他检查。

3. 影像学检查　影像学检查可了解尿路情况，及时辨别是否存在尿路结石、梗阻、畸形等导致尿路感染发作的因素，对于反复发作或急性感染治疗7～10天无效的女性，应进行影像学检查。男性患者在排除前列腺炎和前列腺增生后应行影像学检查排除尿路解剖和功能异常。

（五）诊断与鉴别诊断

1. 诊断要点　细菌性膀胱炎具有发病部位浅、炎症反应重的特点，尿路刺激症状为突出表现。临床结合症状及实验室检查可明确诊断。

2. 鉴别诊断　与上尿路感染、尿道综合征、肾结核鉴别。上尿路感染多有发热、寒战症状，甚至出现毒血症，伴明显腰痛、输尿管点压痛、肾区叩击痛，伴或不伴有尿路刺激症状。尿道综合征常见于女性，患者有尿频、尿急、尿痛和排尿不适等尿路刺激症状，但检查无真性细菌尿。肾结核患者膀胱刺激症状更为明显，且结核分枝杆菌检查为阳性。

（六）防治要点

1. 一般治疗　急性期注意多休息、多饮水、多排尿，对于反复发作者应积极寻找病因去除诱因。

2. 抗感染治疗　依据病情选择抗生素种类、剂量和疗程。在无病原学检测结果前首选对革兰氏阴性杆菌有效的抗生素，治疗3天无改善者按药物敏感试验结果调整用药。可选用的药物包括复方磺胺甲噁唑、呋喃妥因、磷霉素等，此类药物效果好，对正常菌群的影响较小。

亦可选择阿莫西林、头孢菌素类药物、喹诺酮类药物等。抗生素停药7天后需进行尿细菌定量培养，结果阴性表示细菌性膀胱炎治愈，若仍有真性细菌尿应继续抗生素治疗两周。

3. 预防　做好个人卫生及防护，尽量避免使用尿路器械，必要时严格无菌操作。必须留置导尿者可提前3天应用抗生素。

第2节　泌尿系统结石

（一）概述

泌尿系统结石即尿路结石，又称为尿石症，是最常见的泌尿系统疾病之一。根据尿路结石发生部位不同，分为上尿路结石和下尿路结石；上尿路结石包括输尿管结石和肾结石，下尿路结石包括尿道结石和膀胱结石，其中以肾结石最为常见。

（二）病因与发病机制

1. 流行病学因素　尿路结石的病因极为复杂，许多因素均与尿路结石的形成有关，如性别、年龄、职业、饮食结构、气候环境、水分摄入量、代谢、遗传等。

2. 泌尿系统因素　①尿中形成结石晶体的盐类超饱和、抑制晶体形成的物质不足及核基质的存在，是导致尿路结石的主要因素。②尿pH改变，尿pH升高较易形成磷酸镁铵及磷酸盐类结石，尿pH降低易形成尿酸结石和胱氨酸结石。③尿路感染时，细菌、坏死组织等可形成结石的核心，与磷酸钙结石形成有关。④尿路任何部位的梗阻、狭窄等都可使尿液滞留，导致尿路感染引发结石。

（三）临床表现

1. 肾、输尿管结石　主要症状为血尿和疼痛，程度与患者结石发生的部位、大小、活动与否和有无梗阻、感染、损伤等相关。

（1）疼痛：肾结石可引起肾区疼痛，伴肋脊角叩击痛。输尿管结石活动或引起完全梗阻时表现为肾绞痛，典型肾绞痛位于上腹部或腰部，可沿输尿管向会阴和下腹部放射至大腿内侧，绞痛呈阵发性发作，如刀割般，持续数分钟至数小时不等。结石处于输尿管膀胱壁段或输尿管口时，表现为膀胱刺激症状和阴茎头部放射痛。

（2）血尿：由于结石直接损伤肾及输尿管的黏膜组织，患者多在剧烈疼痛后出现镜下或肉眼血尿，镜下血尿较为常见，血尿的多少与结石对黏膜的损伤程度有关，部分患者活动后镜下血尿为唯一临床表现；结石造成尿路完全梗阻或固定不动，则可能没有血尿。

（3）其他症状：输尿管膀胱壁段结石或伴感染时，可出现尿频、尿急及尿痛；结石继发急性肾盂肾炎可出现发热、畏寒等全身症状；可引起肾积水，完全性梗阻时导致无尿。

2. 膀胱结石　原发性膀胱结石多见于10岁以下男童，与低蛋白血症和营养不良相关。继发性膀胱结石多见于前列腺增生，神经源性膀胱，肾、输尿管结石排入膀胱等。典型症状为排尿突然中断，疼痛可向远端尿道和阴茎头部放射，伴膀胱刺激症状和排尿困难。儿童常在用手搓阴茎、改变排尿姿势后疼痛缓解、继续排尿。常见终末血尿，合并感染后可见脓尿。

3. 尿道结石　结石多来自肾和膀胱，男性多见，典型表现为排尿困难、点滴状尿，可伴疼痛，严重时可出现会阴部剧痛和急性尿潴留。男性前尿道结石在阴茎或会阴部可触及，后尿道结石可通过直肠触及；女性可经阴道触及。

考点 泌尿系统结石的临床表现

（四）辅助检查

1. 实验室检查

（1）血液分析：尿常规，检测血钙、尿酸、草酸、肌酐水平，可帮助明确结石病因。

（2）尿液分析：可见到镜下或肉眼血尿，合并感染时可见脓尿。尿液分析还可测定尿液钙、磷、pH、草酸、尿酸，偶可见晶体尿。

（3）结石成分分析：是确定结石性质的办法，也是选择溶石疗法和预防措施的重要依据，包括物理、化学分析两种方法，前者更为精确，多用红外光谱法分析。

2. 影像学检查

（1）超声检查：推荐作为首选检查方法，属于无创检查，可显示结石的高回声及后方声影，明确是否由结石梗阻引起肾积水，能够发现尿路平片不能发现的小结石和X线检查阴性结石。超声检查适用于妇女、儿童、肾功能不全、造影剂过敏等几乎所有患者。

（2）X线检查：是诊断尿路结石的重要方法，包括泌尿系统摄片、排泄性尿路造影、逆行肾盂造影。95%以上的尿路结石患者可在泌尿系统摄片上显影；排泄性尿路造影可分析结石引起的组织结构及功能异常；逆行肾盂造影用于其他方法不能确定、病情不明的患者。

3. 内镜检查　尿路平片未显示结石，静脉尿路造影有充盈缺损时，借助于内镜可进行诊断和治疗，包括膀胱镜、经皮肾镜、输尿管硬、软镜等。

（五）诊断与鉴别诊断

1. 诊断要点　与活动相关的血尿和疼痛，尤其是典型肾绞痛，有助于本病的诊断确定；结合辅助检查可进行诊断。

2. 鉴别诊断　上尿路结石需与其他能够引起腹部疼痛的疾病，如急性胆囊炎、急性阑尾炎、卵巢囊肿扭转等进行鉴别。

（六）防治要点

1. 治疗　尿道结石病因多变，结石的大小、形态、部位和性质均不相同，而患者泌尿系统局部各异，具有明确的个体差异；因此选择个体化综合治疗。

（1）病因治疗：少数患者可进行病因治疗，如甲状旁腺功能亢进者，切除腺瘤后结石可自行消失。

（2）药物治疗：依据结石的成分决定药物治疗方案，尿酸结石可通过碱化尿液、饮食调节治疗。胱氨酸结石需在碱化尿液的同时摄入足量液体；卡托普利对胱氨酸结石有一定的预防作用。依据尿培养选择合适的抗生素控制感染。

（3）体外冲击波碎石：是一种安全、无痛且有效的非侵入性治疗方法，可用于肾、输尿管上段结石，但需注意其禁忌证。亦可选择手术治疗，包括非开放性手术和开放性手术。

2. 预防　大量饮水是预防结石形成的重要措施，常规每天饮水3000ml以上，睡前及半夜饮水效果更好。根据结石的成分调节饮食，预防复发。长期卧床者，应加强锻炼，防止骨脱钙引起尿中钙含量升高。按要求复诊，检查有无复发和残余结石情况，若有异常及时就诊。

考点 泌尿系统结石的防治

第3节 肾 炎

案例 8-1

患者，男，54岁。因发现蛋白尿伴颜面水肿、乏力2年加重3天就诊。3天前因上呼吸道感染症状加重，出现头晕、剧烈头痛、视物模糊等症状。查体：体温36.8℃，脉搏80次/分，呼吸20次/分，血压146/102mmHg，面色苍白，双下肢凹陷性水肿。尿常规检查示尿蛋白++，红细胞++。血常规检查示红细胞$3.0×10^{12}$/L、血红蛋白90g/L。

问题：
1. 该患者最可能的诊断是什么？
2. 该病的诊断和治疗要点有哪些？

一、急性肾小球肾炎

（一）概述

急性肾小球肾炎简称急性肾炎，是一组急性起病、以两侧肾脏弥漫性肾小球非化脓性炎症为主要病理特征的疾病，常为感染后免疫反应引起的疾病，可伴有一过性肾功能不全。该病起病急、病程短，临床多数为急性链球菌感染后肾小球肾炎，其中以β溶血性链球菌感染后引起者在儿童期最常见，称为急性链球菌感染后肾炎，其他细菌、病毒、寄生虫感染也可引起，本节只介绍急性链球菌感染后肾小球肾炎。该病儿童常见，男女比例为（2～3）：1，有自愈倾向。

（二）病因与发病机制

1. 病因 本病主要由β溶血性链球菌的致炎性菌株感染所致，常见于其感染所致的扁桃体炎、猩红热和脓疱疮后。

2. 发病机制 本病为感染后诱发的免疫反应，多认为是机体对链球菌的某些抗原成分（如胞壁M蛋白、胞质中分泌蛋白等）产生抗体，形成循环免疫复合物沉积于肾小球基膜，导致补体激活，造成肾小球局部免疫病理损伤而致病。

（三）临床表现

本病起病较急，常于感染后两周起病，病情轻重不一，轻者实验室检查异常但无明显临床症状；典型者表现为急性肾炎综合征，重者可发生急性肾损伤。

前驱感染和潜伏期多为链球菌所致的上呼吸道感染，潜伏期1～3周。

典型急性肾炎综合征表现为水肿、尿液异常、高血压、肾功能异常。部分患者首发症状为非凹陷性水肿，由肾小球滤过率减低、水钠潴留造成。水肿症状晨起较重，初期仅累及眼睑及颜面，重者可出现全身性水肿，水肿持续发展提示预后不良。血尿是最常见的尿液异常症状，也可为首发，肉眼血尿时可呈洗肉水样、棕褐色酱油样，1～2周后可转为镜下血尿，镜下血尿持续3个月左右，大多在6个月后消失；极少数患者可出现少尿或无尿；蛋白尿多为轻、中度。血压多见轻、中度升高，大多利尿消肿两周后血压降至正常，若持续不降提示肾脏病变严重。

患者常有乏力、恶心、头晕、呕吐等表现，年长儿自述腰部钝痛，年幼儿自述中腹痛。部分患者在急性期出现严重并发症，包括急性充血性心力衰竭、高血压脑病、急性肾功能不全。

（四）辅助检查

1.尿常规检查　①镜下血尿，几乎见于所有急性肾炎，尿沉渣可见红细胞管型，提示肾小球有出血渗出性炎症，是急性肾炎的重要特点。②尿蛋白，通常为每日1～2g。尿常规一般在4～8周内恢复正常，残余镜下血尿或少量蛋白尿，可持续半年或更长。

2.血常规检查　红细胞计数及血红蛋白可稍低，为轻度贫血；白细胞计数正常或增高，与原发感染灶是否继续存在有关；血沉加快。

3.肾功能检查　肾小球滤过率不同程度下降，血中尿素氮、肌酐升高；蛋白尿达肾病水平者血白蛋白下降明显，可有高脂血症。

4.细胞学和血清学检查

（1）抗链球菌溶血素O（ASO）测定：ASO阳性率50%～80%，通常在链球菌感染后2～3周出现，3～5周滴度达高峰；滴度升高仅提示近期有过链球菌感染，与急性肾炎严重性不直接相关，使用有效抗生素治疗后阳性率可减低。

（2）补体测定：病程早期血清总补体及C3可见明显下降，6～8周后恢复正常；血清补体下降程度与急性肾炎病情轻重无直接相关，但低补体血症持续时提示急性肾炎病变仍在进展，持续8周以上需考虑是否有其他类型肾炎的可能。

（五）诊断与鉴别诊断

1.诊断要点　典型急性肾炎不难诊断，根据3个月内链球菌感染证据（感染部位细菌培养）或链球菌感染后的血清学证据、出现血尿伴（或不伴）蛋白尿伴（或不伴）管型尿、血清C3降低、水肿、高血压等急性肾炎综合征表现，发病8周内尿量逐渐增多，病情逐渐缓解，即可明确诊断。

2.鉴别诊断　本病需与其他病原体感染引起的急性肾炎、膜增生性肾小球肾炎进行鉴别。①其他病原体感染引起的急性肾炎，需找到其他病原菌感染的证据。②膜增生性肾小球肾炎，临床上多伴肾病综合征，多数患者出现持续性低补体血症且8周内不能恢复。

（六）防治要点

1.治疗

（1）一般治疗：①休息：患儿病初两周应卧床休息，待水肿消退、血压正常、肉眼血尿及循环充血症状消失后，才可以下床轻微活动，随后逐渐增加活动量；3个月内避免重体力活动。②饮食：限制水、盐、蛋白质摄入，同时给予易消化的高糖、低盐、低蛋白饮食。③清除感染灶：给予青霉素或其他敏感抗生素治疗。

（2）对症治疗：如有水肿、少尿、高血压、严重循环充血及肺水肿等应对症用药。本病为自限性疾病，多数患者预后良好。反复发作慢性扁桃体炎者，待病情稳定后，可考虑扁桃体切除。

2. 预防

（1）预防链球菌感染：加强自身抵抗力，减少呼吸道或皮肤感染，若有感染及时治疗，并于2～3周后检查尿常规，及时发现异常。对于龋齿、扁桃体炎等经常反复发作的慢性感染灶应及时清除。

（2）自我病情监测：急性肾炎大多4周左右症状可消失，完全康复需要1～2年，患者出院后需做好自我病情监护，定期随访。

（3）预后指导：本病预后与年龄相关，老年人较差，成人较好，小儿良好；成年人易转为慢性肾炎，更应注意。若合并高血压脑病、肺水肿、肾功能不全等，预后较差。

考点 急性肾小球肾炎的预防

二、慢性肾小球肾炎

（一）概述

慢性肾小球肾炎简称慢性肾炎，指由各种原因引起、病理类型不同的双侧肾小球弥漫性或局灶性炎症改变，起病隐匿，病程长、进展缓慢，可有不同程度的肾功能损害，部分患者最终将发展为终末期肾衰竭。

（二）病因与发病机制

绝大多数慢性肾炎是由各种原发性肾小球疾病迁延不愈逐渐发展形成的，多数患者病因不明，少数为链球菌感染后肾炎演变而来。大部分慢性肾炎患者无急性肾炎病史，可能是由多种细菌、病毒等感染后通过免疫机制、炎症递质因子或非免疫机制诱发本病。

（三）临床表现

慢性肾炎起病缓慢、进展隐匿，以中、青年男性为主。本病的共有表现为水肿、高血压和尿液异常。

1. 水肿　患者可出现不同程度水肿，轻者晨起眼眶周围、面部肿胀，午后双下肢踝部水肿；重者表现为全身水肿。

2. 高血压　部分患者以高血压为首发症状，为持续性或间歇性中度血压升高，舒张压升高明显；部分患者血压显著升高，可出现头晕、失眠、记忆力减退等脑缺血表现，少数可见视网膜动脉变细、动静脉交叉压迫现象。

3. 尿液异常　几乎是慢性肾小球肾炎患者必有症状，表现为尿量减少，夜尿增多。

4. 全身症状　头痛、失眠、食欲减退、皮肤和贫血表现。

（四）辅助检查

1. 尿常规检查　尿沉渣可见红细胞增多，尿蛋白定量多为每日1～3g，定性为+～+++。

2. 血常规检查　变化不明显，晚期可见红细胞、血红蛋白下降，血尿素氮及肌酐升高，病情严重者出现血白蛋白下降、血脂升高。血清补体C3水平正常或持续降低8周不恢复。

3. 肾功能检查　肾功能表现为进行性损害，早期肾小球滤过率逐渐降低，后期可降至正常水平的50%以下，严重者有尿毒症表现。

4.影像学检查　晚期B超检查提示肾脏表面不平、体积缩小，肾内结构紊乱。

（五）诊断与鉴别诊断

1.诊断要点　尿检异常（蛋白尿、血尿）、伴或不伴水肿及高血压达3个月以上，无论有无肾功能损害者均应考虑此病，在排除继发性肾小球肾炎及遗传性肾小球肾炎后，即可诊断为慢性肾小球肾炎。

2.鉴别诊断　本病需与继发性肾炎、遗传性肾炎进行鉴别。①继发性肾炎：如狼疮肾炎、糖尿病肾病等，可根据相应疾病病史、特异性实验室检查和临床表现区别。②遗传性肾炎：多有家族史，常起病于青少年，患者除肾功能损害外，可有眼、耳等多部位异常。

（六）防治要点

1.一般治疗　治疗原则为改善临床症状，延缓、防止肾功能进行性恶化，预防严重并发症。症状明显者应卧床休息，避免剧烈活动；指导患者进食优质低蛋白、低磷食物，必要时可加服适量必需氨基酸，水肿、高血压明显者低盐饮食。

2.药物治疗　积极控制高血压和减少尿蛋白是延缓肾功能恶化的重要方法，首选血管紧张素转换酶抑制剂（ACEI）和血管紧张素Ⅱ受体拮抗剂（ARB）。激素和免疫抑制剂一般不用，若患者蛋白尿明显可遵医嘱。

3.预防

（1）避免诱因：慢性肾小球肾炎患者抵抗力较弱，需杜绝诱发因素的存在，生活中避免加重肾功能损害的因素，如劳累、感染、妊娠及肾毒性药物。

（2）预防反复发作：指导患者积极配合，遵医嘱用药，调整饮食，养成良好的生活习惯，避免劳累。

（3）自我监测与随访指导：慢性肾小球肾炎病程长，需定期随访病情进展，告知患者及时就诊、定期复查，指导患者了解影响慢性肾炎预后的相关因素，如大量蛋白尿、水肿，均提示预后较差。

第4节　肾　衰　竭

一、急性肾功能不全

（一）概述

急性肾功能不全又称急性肾功能衰竭，是指由各种原因引起的肾功能在短时间内（数小时或数天）急剧减退的临床综合征，主要表现为肾小球滤过率明显降低引起的氮质血症，肾小管重吸收和排泄功能障碍导致的水、电解质和酸碱平衡失调。根据尿量是否减少可分为少尿（无尿）型和非少尿型。

（二）病因与发病机制

急性肾功能不全病因复杂，可分为肾前性、肾性、肾后性三大类。肾前性肾功能不全是由于有效循环血容量降低引起肾血流量急剧降低、肾脏缺血导致肾小球滤过率下降，如血容量不足、心排血量减少等。肾后性肾功能不全的病因是各种原因引起的急性尿路梗阻，多为可逆性，及时解除病因肾功能可恢复。肾性肾功能不全是由各种肾实质疾病引起，最常见为肾缺血或肾毒性物质损伤肾小管，导致肾功能急剧减退，其他还包括急性间质性肾炎、肾小球疾病、血管疾病等。

（三）临床表现

急性肾功能不全临床表现差异较大，与病因及临床分期不同有关。症状明显多见于肾功能严重减退时，常见症状有食欲缺乏、恶心、呕吐、乏力、尿量减少和尿色加深，容量过多可出现急性左心衰竭。本节以急性肾小管坏死为例进行介绍。

1. 起始期 此期患者多遭受过一些已知或未知损伤，如缺血、低血压、脓毒血症等，尚未发生明显肾实质损伤。此阶段采取有效措施，病情可逆，但随着肾小管上皮损伤逐渐加重，可进入进展期。

2. 进展期和维持期 一般持续7～14天，也可短至数天或长至4～6周。肾小球滤过率低水平时多数患者出现少尿，部分患者尿量仍维持在每天400ml以上，称为非少尿型；不论尿量是否减少，随着肾功能减退，临床上均可出现一系列尿毒症表现。全身表现包括咳嗽、呼吸困难、憋气等呼吸系统症状，恶心呕吐、食欲减退、腹胀腹泻等消化系统症状，高血压、心力衰竭、肺水肿等循环系统症状，躁动、谵妄、抽搐等尿毒症脑病症状，血液系统受累时可有贫血和出血倾向。感染是急性肾衰竭常见且严重的并发症，为主要死亡原因之一。水、电解质和酸碱平衡失调时多表现为代谢性酸中毒、高钾血症、低钠血症、低钙血症等，高钾血症是少尿期的重要死因。

3. 恢复期 此期肾小管细胞修复再生，肾小管恢复完整性。少尿型患者尿量逐渐增多，也可有多尿的表现。因此，进行性尿量增多是肾功能开始恢复的一个标志，尿量增多持续1～3周，继而逐渐恢复正常。肾小管上皮细胞功能恢复所需时间较长，部分患者可遗留不同程度的肾结构及功能永久性损害。

考点 急性肾功能不全的临床表现

（四）辅助检查

1. 尿常规检查 不同病因引起的急性肾功能不全尿检异常相差较大，尿沉渣可见肾小管上皮细胞、颗粒管型及少量红、白细胞；肾前性无蛋白尿和血尿，可见少量透明管型。尿相对密度降低，多在1.015以下；肾小球疾病导致的急性肾功能不全可出现大量血尿、蛋白尿，以畸形红细胞为主；肾后性尿检异常多不明显，可有轻度蛋白尿、血尿，合并感染时可出现白细胞尿。

2. 血常规检查 可有贫血，早期程度较轻，肾功能长时间不能恢复则贫血加重。血肌酐和尿素氮浓度进行性上升，血清钾浓度上升，血液pH降低，血清钠浓度正常或略偏低，血钙水平降低，血磷水平升高。

3. 影像学检查 尿路超声可协助排除尿路梗阻和慢性肾衰竭，若怀疑由梗阻引起可做逆行性肾盂造影。CT、MRI或放射核素检查对了解血管病变有帮助，但确诊需行肾血管造影。

4. 肾活检 是重要检查手段，活检结果可确定急性肾小球肾炎、系统性血管炎、急进性肾炎、急性过敏性间质性肾炎等疾病。

(五)诊断与鉴别诊断

急性肾功能不全的诊断一般基于血肌酐绝对值或相对值的变化,患者突然出现尿量减少、肾功能急剧恶化,或 24～72 小时内血肌酐值相对增加 25%～100%,结合原发病因、临床表现及实验室检查,不难诊断。系统筛查肾前性、肾性和肾后性病因有助于尽早确诊,及时采取对症治疗。

(六)防治要点

1. 治疗　总原则为尽早识别和纠正可逆病因,避免肾功能进一步损伤,维持水、电解质和酸碱平衡,积极治疗并发症,适时进行肾脏替代治疗。

(1)纠正可逆病因:早期首先要纠正可逆病因预防额外损伤,有心力衰竭、急性失血、严重外伤等应及时治疗,包括扩容、输血、抗感染、抗休克等,避免使用影响肾灌注、有肾毒性的药物。

(2)营养支持治疗:优先选择肠道提供营养,适当限制水、钠、钾的摄入;营养支持总量和成分依据患者情况适当增减。做好每日出入量和体重变化记录。

(3)并发症治疗:高钾血症最有效的治疗方法为血液透析或腹膜透析;纠正代谢性酸中毒,可用 5% 碳酸氢钠 100～200ml 静脉滴注;感染为常见并发症,应尽早使用效果好、对肾脏无毒的或低毒类抗生素。

(4)肾脏替代治疗:包括腹膜透析、间歇性血液透析等,可降低感染、出血、昏迷等严重并发症的发生率。重症患者推荐早期开始进行肾脏替代治疗,推荐选择安全、简便、有效、经济的治疗模式。

2. 预后　急性肾功能不全预后与原有疾病严重程度及是否有合并症有关,肾前性肾功能不全若能及早诊断和治疗,肾功能可恢复至基础水平;肾后性肾功能不全若能及时解除梗阻,肾功能也能恢复。肾性肾功能不全病死率较高,部分患者肾功能无法恢复。若原发病为肾小球肾炎或血管炎,肾功能也不一定可完全恢复至基础水平。

3. 预防　①积极治疗原发病,及时去除诱因、危险因素是预防的关键。恢复期的患者应合理休息、劳逸结合、加强营养、增强体质,出院后继续做好肾功能、尿量的监测,定期随访。②禁用库存血,慎用氨基糖苷类抗生素,避免接触重金属、工业毒物等,做好劳动防护。

考点　急性肾功能不全的防治

二、慢性肾衰竭

(一)概述

慢性肾衰竭是各种肾脏疾病持续进展至后期的共同结果,是在各种慢性肾脏疾病基础上发生的肾功能进行性减退的一组临床综合征,临床可分为肾功能代偿期、肾功能失代偿期、肾衰竭期、尿毒症期。

(二)病因与发病机制

1. 病因　慢性肾衰竭的病因主要包括糖尿病肾病、高血压肾小动脉硬化、原发性和继发性肾小球肾炎、肾血管病变等。我国慢性肾衰竭的主要病因为原发性肾小球肾炎,国外以糖尿病肾病、高血压肾动脉硬化为主。慢性肾衰竭进展缓慢，在某些情况下可急剧恶化，应注意识别导致病情进展的危险因素，如高血糖、高血压、蛋白尿、吸烟、营养不良等。

2. 发病机制　慢性肾衰竭的发病机制尚未完全阐明，目前认为其进展机制可能与下列因素有关：肾单位高滤过、肾单位高代谢、肾组织上皮细胞表型转化作用、细胞因子和生长因子粗纤维化等。

（三）临床表现

1. 水、电解质代谢紊乱　慢性肾衰竭常出现多种电解质和酸碱平衡失调，以水钠平衡紊乱、代谢性酸中毒最为常见。水钠平衡紊乱主要表现为水钠潴留，有时可见低血容量和低钠血症，也可出现高钾或低钾血症、水肿或脱水、低钠血症、高磷血症、高镁血症等。

2. 蛋白质、糖类、脂类和维生素代谢紊乱　表现为糖耐量减低、低血糖症、高胆固醇血症、高三酰甘油血症，血浆白蛋白水平降低。患者可出现血清维生素 A 水平升高、叶酸缺乏，与饮食摄入不足、某些酶活性降低有关。

3. 全身表现

（1）心血管系统：心血管系统疾病是常见死因及主要并发症。高血压和左心室肥厚与水钠潴留、肾素-血管紧张素升高有关，高血压可导致左心室肥厚、心力衰竭，加重肾损伤。心力衰竭是尿毒症患者的最常见死亡原因，与水钠潴留、尿毒症心肌病变、高血压等有关。血管钙化和动脉粥样硬化与高血压、脂代谢紊乱有关，也是主要的致死因素。心包病变与尿毒症毒素蓄积、低蛋白血症等因素有关。

（2）血液系统：主要为肾性贫血和出血倾向，前者与肾脏产生促红细胞生成素减少有关，后者与凝血因子减少、血小板功能障碍有关。

（3）消化、呼吸系统：食欲减退是最常见、最早期的胃肠道表现，其他可见恶心、呕吐、腹泻、腹胀，尿毒症晚期时呼气常有氨味。体液过多或酸中毒的患者可出现气促、气短，发生代谢性酸中毒表现为深长呼吸，部分可见胸腔积液或尿毒症性胸膜炎。

（4）神经、肌肉系统：包括中枢和外周神经病变，中枢神经系统症状可见失眠、疲乏、注意力不集中，尿毒症时出现精神异常、反应淡漠、惊厥、昏迷等称为尿毒症性脑病。晚期患者多出现感觉异常、深反射迟钝、肢体麻木等外周神经病变。

（5）其他：皮肤瘙痒是慢性肾衰竭最常见的症状之一，与继发性甲状腺功能亢进相关。其他可见肾性骨营养不良症、内分泌失调、感染，其中感染以肺部、尿路和皮肤感染最常见，是慢性肾衰竭主要死因之一。

考点　慢性肾衰竭的临床表现

（四）辅助检查

1. 尿常规检查　夜尿增多、尿渗透压下降，尿中可见红细胞、白细胞、颗粒管型、蜡样管型，其中蜡样管型对本病有诊断意义。

2. 肾功能检查　血肌酐、尿素氮水平升高，内生肌酐清除率降低。

3. 血常规检查　红细胞计数及血红蛋白浓度降低，白细胞计数升高或略降低。

4. 影像学检查　B 超或 X 线检查提示双肾缩小。

（五）诊断与鉴别诊断

慢性肾衰竭诊断不难，依据患者病史、相关临床表现及肾功能检查进行诊断。需注意的是，各系统表现均有可能成为首发症状，要求临床医生掌握慢性肾衰竭的病史特点，仔细查体和询问病史，在结合肾功能检查的基础上，尽早明确诊断，及时治疗。慢性肾衰竭和急性肾功能不全的鉴别需注意慢性肾衰竭可有急性加重或伴发急性肾损伤，若患者慢性肾衰竭较轻，急性肾损伤症状突出，处理原则与急性肾损伤相同。

（六）防治要点

1. 一般治疗　依据慢性肾衰竭的不同分期选择不同的防治策略。早期治疗原发病，消除引起慢性肾衰竭的可逆因素，促进肾功能恢复。尿毒症期药物治疗无效时应及早透析，必要时进行肾移植。常用药物包括ACEI、ARB等控制高血压和肾小球内高压的药物，重组人促红细胞生成素、叶酸、铁剂等纠正贫血的药物，碳酸氢钠等纠正电解质紊乱、酸中毒的药物，肾毒性小、效果好的抗感染药物。

2. 预防　为患者及其家属讲解疾病相关知识，强调饮食治疗的重要性，控制蛋白质和水钠的摄入。根据病情和个人情况适当活动，避免过度劳累和重体力活动，注意个人卫生，避免去公共场所以防感染。指导患者做好自身病情监测，积极治疗原发病，按时按要求随访。

第5节　良性前列腺增生

（一）概述

良性前列腺增生简称前列腺增生，为老年男性常见病，随着年龄增长患病率逐渐增加。前列腺增生是一种组织学诊断，是指前列腺移行区平滑肌和上皮细胞的增殖。前列腺腺体增大部分直接导致患者膀胱出口梗阻，出现一系列临床表现和病理生理改变。

（二）病因与发病机制

病因尚不清楚，目前公认老龄和有功能的睾丸是发病的两个重要因素。随着年龄的增长，前列腺出现增生，多在50岁以后出现临床症状。前列腺的发育与雄激素有关，人体内性激素水平改变及代谢失调等多种因素导致前列腺增生。

（三）临床表现

1. 尿频　是最常见的早期症状，夜间最为明显。开始时夜尿次数增多，但尿量不多，随即出现白天尿频症状，严重者逐渐出现尿急、急迫性尿失禁。

2. 排尿困难　是前列腺增生最重要的症状，典型表现包括排尿迟缓、断续，尿细、射程短、终末滴沥，排尿时间逐渐延长；梗阻进一步加重则需要增加腺压帮助排尿，常有尿不尽感。

3. 尿潴留　膀胱逼尿肌失代偿后出现残余尿，可使相关肌受损而逐渐出现尿潴留、尿失禁。夜间入睡后，盆底肌肉松弛，尿液更易流出，出现夜间遗尿。

4. 其他症状　可见膀胱结石、血尿、感染、肾功能不全等，长期排尿困难还可引起腹压增高、腹股沟疝、内痔等。

考点 前列腺增生的临床表现

（四）辅助检查

1. 残余尿测定　①B超可测定残余尿和前列腺的大小，正常前列腺呈椭圆形、左右对称，横径约4cm，前后径约2cm。②通过排尿后导尿来测定残余尿，排尿后立即导出的全部尿量为残余尿量；若残余尿量超过60ml为手术治疗适应证。

2. 尿流动力学检查和尿流率检查　①尿流动力学检查可客观评价患者排尿功能，同时可与神经源性膀胱功能障碍相鉴别。②前列腺增生早期可出现排尿功能改变，若尿流率检查显示最大尿流率＜15ml/s，说明排尿不畅；最大尿流率＜10ml/s提示梗阻严重。

3. X线检查　X线检查可了解有无肾、膀胱、前列腺结石；尿路造影可检查双肾功能及是否存在肾积水。

4. 膀胱镜检查　直接观察前列腺各叶增生情况，明确膀胱内有无肿瘤、结石等其他病变，协助决定手术治疗方案。

（五）诊断与鉴别诊断

1. 诊断要点　依据患者性别（男性）、年龄（老年），结合尿频、夜尿增多、排尿困难等典型表现，配以辅助检查可对前列腺增生进行诊断。

2. 鉴别诊断　①尿道狭窄：多有尿道损伤和感染史，可通过尿道膀胱造影及尿道镜检查鉴别。②前列腺癌：前列腺组织坚硬、呈结节状，血清前列腺癌特异性标志物升高，活组织或针吸细胞学检查可明确是否有癌细胞。

（六）防治要点

1. 治疗　前列腺增生应依据患者的症状、梗阻情况及是否有并发症，选择合适的治疗方案。早期症状轻、不影响生活的患者可随访观察，症状加重时及时治疗。

（1）手术治疗：若患者梗阻严重，多次残余尿量超过60ml，应考虑手术治疗。手术治疗的目的是切除增生的前列腺组织，并非整个前列腺，经尿道前列腺切除术已成为前列腺增生患者首选的手术治疗方案，经尿道前列腺电切术（TURP）是当下前列腺增生的微创手术治疗的金标准，经尿道等离子双极电切术（TUPKP）的有效性与TURP相当，安全性更优于TURP。

（2）非手术治疗：年老体弱、尿路梗阻症状轻、心肺功能不全等不能耐受手术的患者可选择药物治疗，常用药物包括α-肾上腺素受体阻滞剂、糖皮质激素类药。前者常见的有酚苄明、特拉唑嗪，可减低膀胱颈及前列腺平滑肌张力、减少尿道阻力，有效改善排尿功能；后者常用5α还原酶抑制剂，服药3个月左右可使前列腺缩小，停药后易复发，需长期使用。

（3）尿道梗阻严重不适合手术者：可应用激光疗法、尿道高温疗法、经尿道气囊高压扩张术等方法治疗。

2. 预防　①避免进食辛辣刺激性食物、不饮酒；少骑自行车，保持心情舒畅；避免长时间憋尿，积极治疗泌尿系统疾病。②手术治疗的患者，术后1~2个月内避免跑步、性生活等剧烈活动，防止继发性出血，术后定期随访，若有异常及时就诊。

考点 前列腺增生的防治

第 6 节 输卵管妊娠

> **案例 8-2**
> 患者，女，27岁，已婚，因停经 50 天伴左下腹剧痛 1 小时就诊。患者自诉伴肛门坠胀感。体格检查：痛苦面容，面色苍白，血压 80/50mmHg，脉搏 110 次/分，左下腹明显压痛、反跳痛。妇科检查示子宫颈口闭合，后穹隆饱满有触痛，子宫颈举痛明显。
> 问题：1. 该患者的诊断应首先考虑什么？
> 　　　2. 此时应立即采取哪些措施？

（一）概述

受精卵在子宫体腔以外的部位着床称为异位妊娠，俗称宫外孕。异位妊娠是妇产科常见的急腹症之一。依据受精卵着床位置不同，异位妊娠可分为输卵管妊娠、卵巢妊娠、子宫颈妊娠、腹腔妊娠、子宫肌壁间妊娠等，其中输卵管妊娠最为常见。本节主要介绍输卵管妊娠。依据输卵管妊娠的不同部位，可分为壶腹部妊娠、间质部妊娠、峡部妊娠和伞部妊娠，其中壶腹部最为常见，其次为峡部。

（二）病因

1. 输卵管炎症　是输卵管妊娠的主要病因，包括输卵管黏膜炎和输卵管周围炎。输卵管黏膜炎和输卵管周围炎可导致黏膜粘连、管腔变窄，蠕动减弱，导致受精卵运行受阻，发生输卵管妊娠。

2. 输卵管发育不良或功能障碍　输卵管过长、纤毛缺乏、肌层发育较差等均可造成输卵管妊娠，不良精神心理因素也可引起蠕动异常及输卵管痉挛，妨碍受精卵运送。

3. 受精卵游走　卵子在一侧输卵管受精后，经宫腔进入对侧输卵管并着床，或游走于腹腔内被对侧输卵管拾取出现输卵管妊娠，此种情况较为少见。

4. 其他　辅助生殖技术，避孕失败，子宫肌瘤、卵巢肿瘤等影响受精卵运行的因素，均可增加输卵管妊娠发生的危险性。

考点　输卵管妊娠的病因

（三）病理

输卵管管腔狭小、管壁较薄且缺乏黏膜下组织，出现输卵管妊娠时不能形成完整蜕膜，导致胚胎发育受限，其结局如下。

1. 输卵管妊娠流产　多发生于妊娠 8～12 周的壶腹部妊娠。受精卵种植于输卵管黏膜皱襞内，蜕膜不能完整发育，胚泡向管腔突出，最终突破包膜与管壁分离。胚泡落入管腔可刺激输卵管逆向蠕动，将卵泡排到腹腔，形成输卵管妊娠完全流产，此时出血一般不多。若胚泡剥离不完整，部分组织排到腹腔，部分附着于输卵管壁，出现输卵管妊娠不全流产可导致反复出血。

2. 输卵管妊娠破裂　多发生于妊娠 6 周左右的峡部妊娠。受精卵着床于输卵管黏膜皱襞间，胚泡发育时绒毛向管壁侵蚀，穿透浆膜导致输卵管妊娠破裂。输卵管肌层血管丰富，短期内可出现腹腔大量出血，可在盆腔和腹腔形成积血和血肿，孕囊经破裂口进入盆腔。输卵管妊娠破裂大多数为自发性，也可见于性交或双合诊后。间质部组织丰富，破裂多发生在孕12～16周，短时间内可出现低血容量性休克。

3. 陈旧性异位妊娠　输卵管妊娠流产或破裂后，长期反复内出血可导致盆腔血肿，血肿机化、与周围组织粘连，形成包块后可存在多年，甚至钙化，临床称为陈旧性异位妊娠。

4. 继发性腹腔妊娠　输卵管妊娠流产或破裂后，胚胎组织进入腹腔或阔韧带位置，偶有存活。存活的胚胎可在腹腔重新种植并生长，形成继发性腹腔妊娠。

考点　输卵管妊娠的病理

（四）临床表现

输卵管妊娠的临床表现与受精卵着床部位、是否发生破裂或流产、出血量及出血时间等有关，典型表现包括停经、腹痛和阴道流血。

1. 停经　多有6～8周停经史，若为间质部妊娠则停经时间较长。少数患者无明显停经史，误将异位妊娠引起的不规则阴道出血视为月经，因此应注意详细询问病史。

2. 腹痛　是输卵管妊娠的主要症状。在输卵管妊娠未发生破裂或流产之前，多表现为一侧下腹部酸胀或隐痛；输卵管妊娠破裂时，患者多感觉突然一侧下腹部撕裂样疼痛。血液积聚于直肠子宫陷凹使患者出现肛门坠胀感，出血多时可造成全腹痛。

3. 阴道流血　表现为不规则阴道流血，暗红或深褐色；一般不超过月经量，点滴状；少数患者阴道出血量较多，似月经。

4. 晕厥及休克　输卵管妊娠破裂后，腹腔内出血多、腹痛剧烈，轻者晕厥，重者短时间内出现失血性休克。出血量越多，晕厥和休克出现越迅速，但严重程度与阴道出血量不成正比。

5. 腹部包块及其他　输卵管妊娠破裂或流产形成血肿，血肿凝固后与周围组织或器官粘连形成包块，可经腹部触及。妇科检查见子宫颈举痛或摇摆痛，内出血较多时，子宫有漂浮感。

考点　输卵管妊娠的临床表现

（五）辅助检查

1. 阴道后穹隆穿刺　适用于可疑腹腔内出血者，方法简单可靠。腹腔出血时血液集聚于直肠子宫陷凹，可经阴道后穹隆穿刺抽出。若穿刺抽出暗红色、不凝血，提示有腹腔积血；若抽出血液较红、放置后自行凝结，提示穿刺误入血管。

2. 妊娠试验　血人绒毛膜促性腺素（HCG）测定是异位妊娠早期诊断的重要方法，异位妊娠患者体内HCG水平较正常妊娠低，连续测定血HCG，若倍增时间超过7日，异位妊娠可能性较大。

3. 超声检查　B超有助于异位妊娠诊断，帮助明确异位妊娠部位和大小。超声示未探及子宫腔内妊娠囊，子宫旁若见异常低回声区及胚芽、原始胎心搏动，可确诊为异位妊娠。临床应用超声检查和血HCG相结合，有助于提高异位妊娠的诊断。

4. 腹腔镜检查　过去认为腹腔镜检查是异位妊娠诊断的金标准，现临床多以腹腔镜手术作为治疗手段，效果较好。

（六）诊断与鉴别诊断

1. 诊断要点　输卵管妊娠未出现流产或破裂时，临床表现不明显，诊断时需结合辅助检查方能确诊。输卵管妊娠流产或破裂后，结合特征性临床表现及辅助检查，诊断多无困难。

2. 鉴别诊断　需与流产、急性阑尾炎等进行鉴别。①流产，主要表现为停经后少量阴道出血，下腹正中阵发性疼痛，有时可见绒毛排出；妇科检查见子宫颈口松弛，后穹隆穿刺阴性，B超提示子宫腔可见妊娠囊或排出组织有绒毛，根据以上表现即可确诊。②急性阑尾炎，主要表现为转移性右下腹痛，可有恶心呕吐；体检有麦氏点压痛、反跳痛，白细胞计数升高，血HCG检查阴性，无阴道出血及盆腔压痛。

（七）防治要点

1. 治疗　包括手术治疗、药物治疗和期待疗法。

（1）手术治疗：在积极纠正休克同时进行手术抢救，依据是否保留输卵管分为保守手术和根治手术，适用于生命体征不稳定、腹腔出血严重、持续性异位妊娠等情况。腹腔镜手术是治疗异位妊娠的主要方法，效果好，术后康复快。

（2）药物治疗：适用于病情稳定的输卵管妊娠患者及保守手术后持续性异位妊娠者，以化学药物为主，全身用药常用甲氨蝶呤（MTX），局部用药可将甲氨蝶呤在超声引导下直接注入输卵管妊娠囊。

（3）期待疗法：多应用于血清HCG水平较低且呈下降趋势、病情稳定的患者；实施前必须解释病情并取得患者及家属同意。

2. 预防　保持良好的生活习惯，戒烟戒酒，远离有害化学物质；保持会阴部清洁卫生，选择合适的避孕方法，避免反复多次流产及子宫腔侵入性操作。

第7节　盆腔炎症

（一）概述

盆腔炎症是女性上生殖道感染引起的一组疾病，包括子宫内膜炎、输卵管炎、输卵管卵巢脓肿和盆腔腹膜炎。引起盆腔炎症的致病微生物多数是由阴道上行而来的，且多为混合感染，炎症可局限于某一部位，亦可几个部位同时受累，临床以输卵管炎和输卵管卵巢炎较为常见。本病好发于性活跃的生育期妇女。盆腔炎症是常见的女性生殖道感染性疾病，处理不及时影响妇女生殖健康，增加家庭及社会负担。

（二）病因与发病机制

1. 病因　病原体包括外源性和内源性两种，可单独存在，也可同时存在，常见为混合感染。外源性病原体主要为性传播疾病的病原体，如淋病奈瑟菌、沙眼衣原体等；内源性病原体多为原寄居于阴道的微生物群，包括需氧菌及厌氧菌，常见金黄色葡萄球菌、溶血性链球菌、大肠埃希菌等。

2. 发病机制　盆腔炎症感染途径常见有四种。

（1）沿生殖道黏膜上行蔓延：是非妊娠期、非产褥期盆腔炎的主要感染途径，病原体侵入外阴及阴道或阴道内的菌群，可经黏膜向子宫颈、子宫内膜、输卵管等黏膜蔓延引发感染，以此方式感染的有淋病奈瑟菌、衣原体及葡萄球菌。

（2）淋巴系统蔓延：是产褥感染、流产后感染的主要途径，病原体经外阴、阴道、子宫颈及子宫体创伤处淋巴组织侵入盆腔及内生殖器其他部位。

（3）血行传播：是结核分枝杆菌的主要感染途径，病原体先侵袭其他系统再经血液循环感染生殖系统。

（4）直接蔓延：腹腔器官炎症可直接蔓延至内生殖器，如阑尾炎可引起右侧输卵管炎症。易感因素包括年龄、性生活、下生殖道感染、子宫腔手术后感染、邻近器官炎症等，及时正确识别易感因素有助于诊断及预防。

考点 盆腔炎症的感染途径

（三）临床表现

盆腔炎症因炎症轻重及范围不同有不同的临床表现，常见症状为持续性下腹痛，活动或性交后加重，伴发热及分泌物增多。严重者可有高热、寒战、头痛、食欲不振等全身表现。若合并腹膜炎可出现呕吐、恶心、腹胀、腹泻等消化系统症状，若形成脓肿可触及包块。查体时轻者无明显体征，或表现为子宫颈举痛、附件区压痛，重者为急性病容。妇科检查可见阴道脓性臭味分泌物，子宫颈水肿充血且有分泌物从子宫颈口流出，子宫体稍大且有压痛，子宫两侧压痛明显，阴道后穹隆饱满、触痛。严重者可引起不孕、输卵管妊娠、输卵管积水、卵巢炎症反复发作。查体可见子宫后倾、活动受限或固定，一侧或两侧输卵管条索状增粗并合并压痛，子宫一侧或两侧片状增厚，盆腔有活动受限性囊性肿物。

（四）辅助检查

1. 病原学检查　阴道微生态检查观察有无阴道炎症、子宫颈分泌物沙眼衣原体及淋病奈瑟菌检测、子宫颈分泌物培养及药物敏感试验等。

2. 感染指标检查　血常规检查可见血C反应蛋白升高，红细胞沉降率升高等。

3. 影像学检查　盆腔器官超声检查提示输卵管积液、输卵管增粗、输卵管卵巢肿块等。

4. 其他检查　尿常规检查、尿或血HCG检测、降钙素原检测、盆腔CT或MRI检查、子宫内膜活检等。

（五）诊断与鉴别诊断

盆腔炎的临床诊断准确度不高，延迟诊治可能增加后遗症的风险。诊断的最低标准为：性活跃妇女及其他患性传播疾病的高危妇女，如排除其他病因且满足子宫压痛、附件压痛、子宫颈举痛三个条件之一者应初步诊断。盆腔炎症临床表现差异大，因此在做出初步诊断后，需进一步明确病原体，同时应与急性阑尾炎、输卵管妊娠破裂或流产等相鉴别。

（六）防治要点

1. 治疗　治疗方案以及时、足量、个体化抗生素治疗为主，90%以上的患者可经药物治疗治愈，必要时手术治疗。盆腔炎症可选择广谱抗生素联合用药，轻症门诊用药，重症需住院治疗。盆腔炎症后遗症需结合患者情况制订合适治疗方案，包括物理疗法、对症支持、中药等综合治疗，不孕者可借助辅助生殖技术受孕，输卵管积水则应手术治疗。

2. **预防** ①注意经期、性生活后、孕期、产褥期卫生，防止病原体上行感染，高危妇女接受沙眼衣原体感染筛查可降低盆腔炎症发生率。②下生殖道感染时应及时接受正规治疗，避免上生殖道感染，急性盆腔炎症需注意防止后遗症出现。③加强公共卫生教育，提升个人对生殖道炎症的认识，强调预防感染的重要性。

考点 盆腔炎症的防治

自 测 题

A₁/A₂ 型题

1. 急性肾盂肾炎最常见的致病菌为
   A. 变形杆菌　　　B. 大肠埃希菌
   C. 葡萄球菌　　　D. 链球菌
   E. 肠球菌

2. 与活动有关的血尿和腰腹疼痛，应首先考虑的是
   A. 急性阑尾炎　　B. 急性肾盂肾炎
   C. 上尿路结石　　D. 膀胱癌
   E. 卵巢囊肿扭转

3. 老年男性急性尿潴留常见的病因为
   A. 前列腺增生　　B. 尿道结石
   C. 尿道外伤　　　D. 尿道肿瘤
   E. 膀胱异物

4. 急性肾功能不全患者少尿期造成死亡的重要原因是
   A. 高镁血症　　　B. 高磷血症
   C. 低氯血症　　　D. 高钾血症
   E. 低钙血症

5. 急性肾小球肾炎水肿的主要机制为
   A. 肾小球滤过滤下降，水钠潴留
   B. 低蛋白血症
   C. 毛细血管通透性增加
   D. 抗利尿激素增多
   E. 继发性醛固酮增多

6. 下列除哪项以外均为慢性肾衰竭导致贫血的原因
   A. 促红细胞生成素减少
   B. 出血及失血过多
   C. 骨髓受到抑制
   D. 电解质代谢紊乱
   E. 代谢性酸中毒

7. 慢性肾衰竭水、电解质和酸碱平衡失调表述不正确的是
   A. 失水或水过多　　B. 水、钠平衡失调
   C. 低钾血症　　　　D. 钙、磷平衡失调
   E. 酸碱平衡失调

8. 异位妊娠最常见的部位是
   A. 卵巢　　　　　B. 腹腔
   C. 输卵管　　　　D. 子宫颈
   E. 大网膜

9. 异位妊娠最主要的原因是
   A. 输卵管发育不良　B. 子宫内膜异位症
   C. 放置宫内节育器　D. 慢性输卵管炎
   E. 精神因素

10. 关于急性盆腔炎的感染途径，下列说法正确的是
    A. 产褥期多为直接蔓延
    B. 流产后感染多为上行蔓延
    C. 血行传播是大肠埃希菌主要的传播途径
    D. 阑尾炎直接蔓延引起输卵管炎
    E. 淋病奈瑟菌主要是经淋巴系统蔓延

11. 患者，男，40岁。慢性肾衰竭，饮食控制欠佳，突发抽搐、意识丧失，心搏骤停。其死亡原因最可能是
    A. 代谢性酸中毒　　B. 高血压
    C. 心功能不全　　　D. 高钾血症
    E. 尿毒症脑病

12. 患者，女，25岁。乏力3个月。血压170/105mmHg，实验室检查：Hb 84g/L；尿常规，蛋白++，颗粒管型2～3个/低倍视野，血BUN 12.3mmol/L，Scr 276.8μmol/L。对该患者不应该采取的措施是

   A. 低磷饮食　　　　B. 控制血压
   C. 根据尿量适当限水　D. 高蛋白饮食
   E. 低钠饮食

13. 患者，女，25岁。尿频、尿急、尿痛10天，无腰痛，无发热，尿常规白细胞20～30个/HP，应首先考虑为

   A. 急性膀胱炎　　　B. 急性肾盂肾炎
   C. 膀胱肿瘤　　　　D. 泌尿系统结核
   E. 膀胱结石

14. 下列关于慢性肾小球肾炎患者治疗措施不正确的是

   A. 消除水肿，维持体液平衡
   B. 合理膳食，保证足够营养
   C. 严密观察，预防感染
   D. 以消除尿红细胞或减轻尿蛋白为目标
   E. 加强指导，提高患者防护能力

15. 患者，女，19岁，G2P0，停经6周，临床诊断为输卵管壶腹部妊娠。患者要求行人工流产术，护士应告知患者输卵管妊娠的治疗原则是

   A. 全部行手术治疗
   B. 药物治疗为主
   C. 手术治疗为主，其次是药物治疗
   D. 发生输卵管妊娠破裂者不能手术治疗
   E. 药物治疗禁用甲氨蝶呤

16. 患者，女，38岁，已婚，G2P1，停经47日，突发右下腹撕裂样疼痛30分钟，急诊入院。患者平素月经规律，周期28日，经期6～7日，无痛经，夫妇同居。曾做过3次人工流产术，后继发不孕5年。这次经输卵管通液术2次后，月经过期19日未来，3日前出现恶心、呕吐，半小时前突发右下腹撕裂样疼痛，检查：血压90/60mmHg，阴道见少量流血。该患者可能发生了

   A. 急性盆腔炎　　B. 输卵管妊娠流产
   C. 急性阑尾炎　　D. 先兆流产
   E. 输卵管妊娠破裂

17. 患者，女，34岁。人工流产后4天突然下腹疼痛，伴高热（体温39.8℃）、寒战，妇科检查见子宫颈外口有脓性分泌物流出，该患者可能的诊断是

   A. 急性子宫颈炎　B. 阴道炎
   C. 急性盆腔炎　　D. 急性阑尾炎
   E. 子宫内膜异位症

（胡　莎）

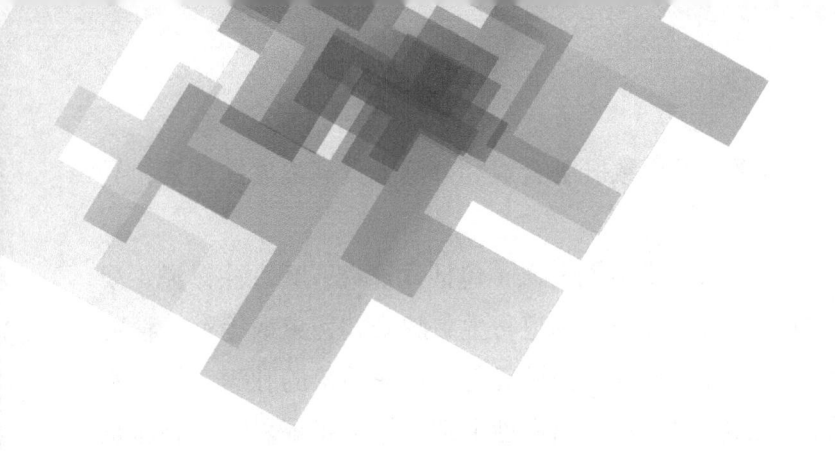

第 9 章
血液系统疾病

第 1 节 缺铁性贫血

贫血是人体外周血单位容积内血红蛋白（Hb）的浓度、红细胞（RBC）计数及血细胞比容（HCT）减少至低于正常范围下限，不能运输足够的氧至组织而产生的综合征。由于红细胞容量测定较复杂，临床上常以血红蛋白（Hb）浓度来代替。在我国海平面地区，成年男性 Hb＜120g/L，成年女性（非妊娠）Hb＜110g/L，孕妇 Hb＜100g/L 即为贫血。应注意，婴儿、儿童的血红蛋白浓度较成人低，久居高原地区居民的血红蛋白正常值较海平面居民较高。

红细胞生成减少、红细胞破坏过多及红细胞丢失是导致贫血的原因。贫血按血红蛋白水平可分为轻度、中度、重度和极重度贫血。Hb 低于正常但高于 90g/L 为轻度贫血，60～90g/L 为中度贫血，30～59g/L 为重度贫血，低于 30g/L 为极重度贫血。

本节主要介绍缺铁性贫血。

考点 贫血及其程度的判断

> **案例 9-1**
> 患者，女，38 岁，因头晕乏力 3 个月就诊。患者面色苍白、口唇指甲苍白。血常规检查：血红蛋白 85g/L，白细胞、血小板计数正常。
> 问题：1. 该患者的初步诊断是什么？
> 　　　2. 为进一步明确诊断，应重点询问什么？该做哪些检查？

铁缺乏症（ID）和缺铁性贫血（IDA）是广泛影响世界各国的重要健康问题。当机体对铁的需求与供给失衡，缺铁引起贫血，称为缺铁性贫血。缺铁和铁利用障碍影响血红素合成，故该类贫血也被称为血红素合成异常性贫血。缺铁性贫血是发展中国家最常见的贫血类型，在育龄期女性更为常见。

正常人每日制造新鲜红细胞的铁主要来自衰老破坏的红细胞释放的铁。人体铁的吸收主要在十二指肠完成；动物食品铁吸收率高，植物食品铁吸收率低；二价亚铁易吸收，维生素 C 及其他还原剂能使高铁还原成亚铁而利于吸收，胃酸分泌不足可影响铁的吸收。

（一）病因与发病机制

1. 病因

（1）需铁量增加而铁摄入不足：多见于婴幼儿、青少年、妊娠和哺乳期妇女。

（2）铁吸收障碍：常见于胃大部切除术后及多种原因造成的胃肠道功能紊乱，如长期不明原因腹泻、慢性肠炎等；另外，炎症和感染可导致肝脏合成和分泌大量高浓度铁调素，导致小肠铁吸收下降。

（3）铁丢失过多：主要见于各种失血，如消化系统失血（包括食管炎、糜烂性胃炎、溃疡病、消化系统肿瘤、炎症性肠病、静脉曲张、痔疮、肠道寄生虫感染如钩虫病等），育龄期女性月经量过多（如宫内置节育环、子宫肌瘤及月经失调等），泌尿系统的肿瘤、结石及炎性疾病所致的慢性失血，血管内溶血，系统性失血如出血性毛细血管扩张等。慢性失血是缺铁性贫血最常见的原因。

2. 发病机制

（1）缺铁导致贫血：当机体对铁的需求与供给失衡时，体内储存铁耗尽，继之红细胞内铁缺乏，使血红素合成障碍，血红蛋白生成减少，红细胞胞质少、体积小，发生小细胞低色素性贫血。

（2）缺铁对组织细胞代谢的影响：组织缺铁，细胞中含铁酶和铁依赖酶的活性降低，进而影响患者的精神、行为、体力、免疫功能，也可引起黏膜组织病变等，患儿则可影响其生长发育和智力。

考点 缺铁性贫血最常见的原因

（二）临床表现

1. 缺铁原发病表现　如消化性溃疡、肿瘤或痔疮导致的黑便、血便或腹部不适；肠道寄生虫感染导致的腹痛或大便性状改变；妇女子宫肌瘤导致的月经过多、下腹包块等。

2. 贫血表现　常见症状为乏力、易疲劳、头晕、头痛、眼花、耳鸣、心悸、气短、纳差，皮肤黏膜苍白、心率增快等。

3. 组织缺铁表现　精神行为异常，如烦躁、易怒、注意力不集中、异食癖；体力、耐力下降；易感染；儿童生长发育迟缓、智力低下；口腔炎、舌炎、舌乳头萎缩、口角皲裂、吞咽困难；毛发干枯、脱落；皮肤干燥、皱缩；指（趾）甲缺乏光泽、脆薄易裂，重者出现匙状甲（图9-1）。

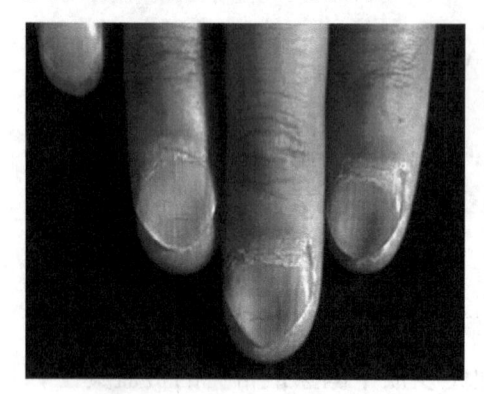

图9-1　贫血患者匙状甲
指甲中央凹陷，边缘翘起，指甲变薄，表面有粗糙的条纹

考点 缺铁性贫血的临床表现

（三）辅助检查

1. 血常规检查　呈小细胞低色素性贫血，血涂片中可见红细胞体积小、中央淡染区扩大；白细胞和血小板计数多正常。

2. 骨髓象检查　增生活跃或明显活跃，以红系增生为主。

3. 铁代谢检查　血清铁下降，总铁结合力升高，转铁蛋白饱和度降低，血清铁蛋白降低（＜14μg/L），血清可溶性转铁蛋白受体水平增加。血清铁蛋白水平是鉴别铁缺乏症最敏感和特异性的指标，可准确反映储存铁下降。

4. 血清可溶性转铁蛋白受体测定　是迄今反映缺铁性红细胞生成的最佳指标，一般浓度＞26.5nmol/L可诊断缺铁。

(四)诊断与鉴别诊断

根据贫血的临床表现、血常规检查呈小细胞低色素性贫血,结合铁缺乏的实验室依据,可以诊断缺铁性贫血。

缺铁性贫血另一个重要方面是病因诊断。只有明确病因,缺铁性贫血才可能根治。有时缺铁的病因比贫血本身更为重要。例如,胃肠道恶性肿瘤伴慢性失血,应多次检查大便潜血,必要时做胃肠道内镜检查才能发现;月经过多的妇女应检查有无妇科疾病等。

缺铁性贫血应与其他原因引起的贫血相鉴别。

(五)防治要点

1. 病因治疗　应尽可能地去除导致缺铁的病因。例如,婴幼儿、青少年和妊娠妇女营养不足引起的贫血,应改善饮食,多补充蛋类、肉类等含铁量较高的食物;月经过多若是由子宫肌瘤引起的,应针对肌瘤进行治疗;寄生虫感染者应进行驱虫治疗等。

2. 输血治疗　红细胞输注适用于急性或贫血症状严重影响到生理功能的缺铁性贫血患者,国内的输血指征是 Hb < 60g/L,对于老年和心脏功能差的患者适当放宽至 ≤ 80g/L。

3. 补铁治疗　无输血指征的患者常规行补铁治疗,补铁治疗需要考虑患者 Hb 水平、口服铁剂的耐受性和影响铁吸收的合并症。口服铁剂中无机铁以硫酸亚铁为代表,有机铁包括右旋糖酐铁、葡萄糖酸亚铁、山梨醇铁、富马酸亚铁、琥珀酸亚铁和多糖铁复合物等。若无禁忌证,治疗应首选口服铁剂,餐后服用胃肠道反应小且易耐受。铁剂治疗应在血红蛋白恢复正常后至少持续 4～6 个月,待铁蛋白正常后停药。若口服铁剂不能耐受、胃肠道吸收障碍、铁需求量超过口服铁能满足的最大量,或患者对口服铁剂的依从性不好,可用静脉铁剂。

4. 预防　重点是婴幼儿、青少年和妇女的营养保健。对婴幼儿应及早添加富含铁的食品,如蛋类、动物肝脏等;青少年应纠正偏食,适当进食蛋类、瘦肉等;孕妇、哺乳期妇女可适当补充铁剂。另外,要做好慢性出血性疾病的防治,如痔疮、消化性溃疡、钩虫感染、子宫肌瘤、肺结核等的防治。

考点 缺铁性贫血的治疗

第 2 节 白 血 病

白血病是一类造血干祖细胞的恶性克隆性疾病,因白血病细胞自我更新增强、增殖失控、分化障碍、凋亡受阻,其停滞在细胞发育的不同阶段。在骨髓和其他造血组织中,白血病细胞大量增生累积,使正常造血受抑制并浸润其他器官和组织。

(一)病因与发病机制

人类白血病的病因尚不完全清楚。

1. 生物因素　白血病的发生与病毒感染和免疫功能异常有关。

2. 物理因素　包括 X 线、γ 射线等电离辐射。

3. 化学因素　长期接触苯以及含有苯的有机溶剂与白血病发生有关。乙双吗啉、某些抗肿瘤药物等有致白血病的作用。

4. 遗传因素　家族性白血病约占白血病的 0.7%。单卵孪生子，如果一个人发生白血病，另一个人的发病率为 1/5，比双卵孪生者高 12 倍。

5. 其他血液病　某些血液病最终可能发展为白血病，如骨髓增生异常综合征、淋巴瘤、多发性骨髓瘤、阵发性睡眠性血红蛋白尿症等。

> **链接**
>
> **切尔诺贝利核电站事故**
>
> 切尔诺贝利核电站事故于 1986 年 4 月发生在乌克兰苏维埃共和国境内，该电站第 4 发电机组爆炸，大量放射性物质泄漏，成为核电时代以来最大的事故。辐射危害严重，导致事故后前 3 个月内有 31 人死亡，之后 15 年内有 6~8 万人死亡，13.4 万人遭受各种程度的辐射疾病折磨，方圆 30 千米地区的 11.5 万多民众被迫疏散。为消除事故后果，耗费了大量人力物力资源。

（二）临床表现

根据白血病细胞的分化成熟程度和自然病程，将白血病分为急性和慢性两大类。急性白血病病情发展迅速，自然病程仅几个月。慢性白血病病情发展缓慢，自然病程为数年。

1. 急性白血病　起病急缓不一。急性起病者可表现为突然高热，类似感冒，或明显出血倾向，或全身衰竭。缓慢起病者常表现为脸色苍白、易疲劳或轻度出血等。

（1）正常骨髓造血功能受抑制表现：骨髓组织受白血病细胞浸润所致。①贫血：约半数患者就诊时已有重度贫血，常为首发症状，呈进行性进展；部分患者因病程短，可无贫血。②出血：可发生在全身各部位，以皮肤瘀点、瘀斑，鼻出血，牙龈出血，月经过多多见；重者可导致颅内出血，可危及患者生命。③发热、感染：发热常为早期表现。可低热，亦可高热，伴有畏寒、出汗等。虽然疾病本身可以出现肿瘤热，但高热往往提示有继发感染。严重的感染是白血病患者死亡的主要原因之一。

（2）白血病细胞髓外浸润的表现：①肝、脾、淋巴结肿大。②骨关节疼痛：骨和骨膜的白血病浸润引起骨痛（儿童较成人多见），骨痛常比较剧烈，部位不固定，主要见于四肢骨、脊柱和骨盆，游走性不明显，应用一般止痛剂疗效不佳。逾 1/3 的患者有胸骨压痛，是白血病常见的体征之一（有助于诊断）。③眼部：可引起眼球突出、复视或失明。④口腔和皮肤：可使牙龈增生、肿胀，皮肤可出现斑丘疹、局部结节等。⑤中枢神经系统：轻者表现为头痛、头晕，重者有呕吐、颈项强直，甚至抽搐、昏迷。⑥其他：肺、心、消化道、泌尿生殖系统等均可受累。

2. 慢性白血病　多数 50 岁以上起病，起病缓慢。早期表现以乏力、食欲下降、低热、盗汗、体重减轻等为主；晚期易出现贫血、出血、感染发热等。

考点　白血病的常见临床表现

（三）辅助检查

1. 血常规检查　大多数患者白细胞计数增多，也有白细胞计数正常或减少者。血涂片分类检查可见数量不等的原始和幼稚细胞。患者常有不同程度的红细胞、血小板减少。

2. 骨髓象检查　骨髓活检有确诊价值。

3. 其他检查　细胞化学染色（如髓过氧化物酶、糖原染色等）是形态诊断的重要组成部分；免疫学检查，根据白血病细胞表达的系列相关抗原可确定其来源；白血病常伴有特异的染色体和基因改变，可做染色体和分子生物学检查等。

考点 确诊白血病的主要依据

（四）诊断与鉴别诊断

根据临床表现、血常规、骨髓象等的特点，诊断白血病一般不难。但因白血病细胞类型、染色体改变、免疫表型和融合基因的不同，治疗方案及预后也不同，故初诊患者应尽力获得全面的资料，以便评价预后、指导治疗。

（五）防治要点

1. 一般治疗

（1）休息及营养支持：高热、贫血或有出血倾向时，应卧床休息。给患者高蛋白、高热量、易消化食物，必要时经静脉补充营养，维持水、电解质、酸碱等的平衡。

（2）紧急处理高白细胞血症：当循环血液中白细胞计数＞100.0×10^9/L时，患者可产生白细胞淤滞，表现为呼吸困难、低氧血症、反应迟钝、言语不清、颅内出血等。因此当血中白细胞＞100.0×10^9/L时，应紧急使用血细胞分离机，单采清除过高的白细胞，同时给予水化和化疗。

（3）防治感染：注意卫生，做好消毒灭菌等工作；必要时，行保护性隔离措施。发热患者应做细菌培养和药物敏感试验，在等待结果时进行经验性抗生素治疗。

（4）成分输血支持：严重贫血可吸氧、输浓缩红细胞；血小板计数过低会引起出血，需输注单采血小板悬液。

（5）防治高尿酸血症肾病：当白血病细胞大量破坏，特别在化疗时，血清和尿中尿酸浓度增高，可引起阻塞而发生高尿酸血症肾病，应多饮水、持续静脉补液、碱化尿液等。

2. 抗白血病治疗 代表药物有长春新碱、柔红霉素、阿糖胞苷、甲氨蝶呤、甲磺酸伊马替尼等。应根据白血病类型、患者病情等选择不同治疗方案。

3. 造血干细胞移植 已成为临床重要的有效治疗方法。

自 测 题

A₁/A₂型题

1. 目前，临床诊断贫血的主要依据是
   A. 红细胞计数　　B. 白细胞计数
   C. 血小板计数　　D. 血红蛋白浓度
   E. 白蛋白浓度

2. 贫血时皮肤、黏膜
   A. 苍白　　　　　B. 红润
   C. 黄色　　　　　D. 樱桃红色
   E. 青紫色

3. 口服铁剂治疗缺铁性贫血，下列有利于铁剂吸收的是
   A. 谷类　　　　　B. 绿茶
   C. 维生素C　　　D. 乳类
   E. 红茶

4. 目前认为与人类白血病的发病可能有关的是
   A. 病毒感染等生物因素

B. 电离辐射

C. 苯等化学因素

D. 遗传因素

E. 以上都是

5. 为明确白血病的诊断，应该做何检查

A. 血常规检查　　B. 骨髓象检查

C. 细胞化学检查　D. 免疫学检查

E. 染色体检查

6. 轻度贫血是指血红蛋白值低于正常，但高于

A. 120g/L　　　　B. 110g/L

C. 90g/L　　　　 D. 60g/L

E. 30g/L

A₃/A₄ 型题

（7～9题共用题干）

患者，女，35岁。子宫肌瘤病史3年。近半年来出现头晕、乏力、心悸，近2个月来出现咽下时有梗阻感。查体：睑结膜苍白、心尖部Ⅱ级收缩期吹风样杂音。

7. 应首先考虑的诊断是

A. 溶血性贫血　　B. 缺铁性贫血

C. 再生障碍性贫血　D. 巨幼细胞贫血

E. 贫血性心脏病

8. 对诊断最有意义的检查结果是

A. 小细胞低色素性贫血

B. 小细胞高色素性贫血

C. 大细胞低色素性贫血

D. 大细胞高色素性贫血

E. 巨细胞性贫血

9. 采取口服铁剂治疗，正确的是

A. 与牛奶同服可减轻消化道反应

B. 从大剂量开始

C. 进餐后服用

D. 与浓茶同服

E. 血红蛋白正常后继续服药1～3个月

（马建强）

第 10 章
内分泌系统和营养代谢性疾病

内分泌系统疾病是指多种原因引起的内分泌系统病理生理改变，表现为功能亢进、减退或功能异常。营养性疾病是由一种或多种营养物质不足、过多或比例不当引起的疾病。代谢性疾病是中间代谢某个环节发生障碍所致的疾病。

第 1 节　甲状腺功能亢进症

> **案例 10-1**
> 患者，女，40 岁，因心悸、多汗、多食、乏力，性情急躁 6 个月就诊。查体：脉搏 115 次/分，血压 130/80mmHg，眼球突出、双手震颤，甲状腺弥漫性对称性肿大。
> 问题：1. 该患者的初步诊断是什么？
> 　　　2. 为进一步明确诊断，应重点询问哪些内容？该做哪些检查？

甲状腺功能亢进症简称甲亢，是指甲状腺腺体不适当地持续合成和分泌过多甲状腺激素而引起的内分泌疾病，以代谢亢进，甲状腺肿大，循环、神经、消化系统兴奋性增高为主要表现。各种甲亢中以弥漫性毒性甲状腺肿（Graves 病）多见，本节主要讨论 Graves 病（GD）。

（一）病因与发病机制

Graves 病为自身免疫性疾病，在具有遗传易感性的人群（特别是女性）中，环境因素如吸烟、高碘饮食、应激、感染、妊娠等可促进发病。细胞免疫及体液免疫均参与了发病过程。该病的特征性自身抗体是促甲状腺激素（TSH）受体抗体（TRAb），这是一组多克隆抗体，主要包括甲状腺刺激性抗体（TSAb）和甲状腺刺激阻断性抗体（TSBAb），TSAb 是诱发 Graves 病的主要致病抗体，通过激活 TSH 受体，促进甲状腺合成和分泌过多的甲状腺激素，导致甲亢。

（二）临床表现

1. 症状和体征　甲亢患者以代谢亢进和神经、循环、消化等系统兴奋性增高为主要临床表现。

（1）高代谢综合征：是最常见的临床表现，包括乏力，怕热，多汗，皮肤温暖、潮湿，低热，体重下降等。

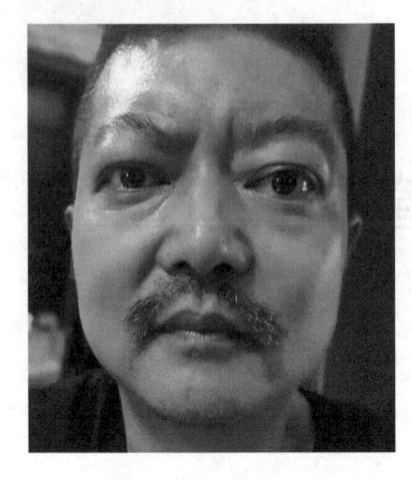

图10-1 眼球轻度突出

（2）神经系统：易激惹、失眠、紧张、焦虑、烦躁、常常注意力不集中。伸舌或双手平举可见细震颤、腱反射活跃。

（3）眼部表现：分为两种类型，一类为非浸润性（单纯性）突眼，病因与甲状腺毒症所致的交感神经兴奋性增高有关，眼球轻度突出（图10-1），可见眼裂增宽、瞬目减少等。另一类为浸润性突眼，病因与眶后组织的炎症反应有关。眼部可有异物感、胀痛、畏光、流泪、复视、视力下降等症状，查体可见眼睑肿胀、结膜充血水肿、眼球活动受限，严重者眼球固定、眼睑闭合不全、角膜外露而形成角膜溃疡、全眼炎，甚至失明（图10-2）。

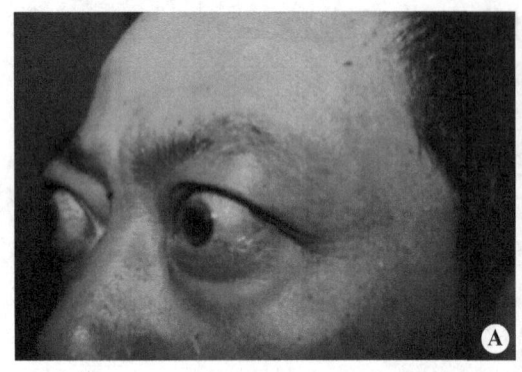

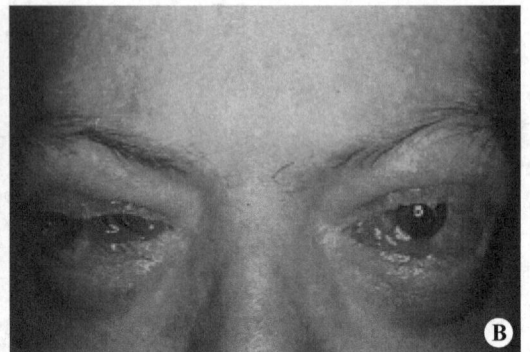

图10-2 甲状腺功能亢进症的眼部表现
A.非浸润性突眼；B.浸润性突眼

（4）甲状腺：多呈弥漫性肿大（图10-3），质地软或坚韧，无压痛，上、下极可触及震颤，闻及血管杂音。

（5）心血管系统：患者心悸、气促，活动后加剧。心率增快、心尖部第一心音亢进、可闻及收缩期杂音；心律失常以房性期前收缩最常见，也可见室性或交界性期前收缩、阵发性或持续性心房颤动。严重者可发生心肌缺血、心脏增大、心力衰竭。

（6）消化系统：常表现为食欲亢进、大便次数增多或腹泻、肠鸣音活跃。

（7）血液系统：部分患者有轻度贫血，外周血白细胞和血小板计数可有轻度降低。

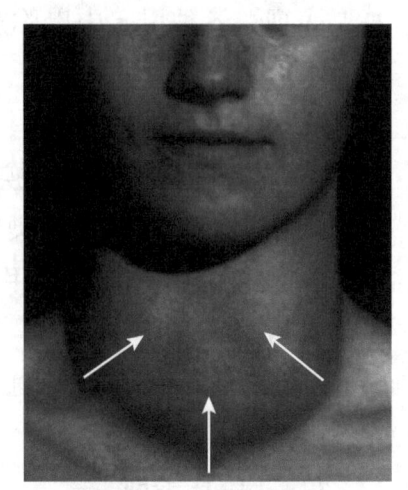

图10-3 甲状腺肿大

（8）胫前黏液性水肿：是Graves病的特征性皮肤表现，常见于胫骨前下1/3部位，皮损多为对称性，早期皮肤增厚、变粗、毛囊角化，可见广泛大小不等的红褐色或暗紫色突起不平的斑块或结节，后期皮肤如橘皮或树皮样，可伴继发性感染和色素沉着。

（9）内分泌系统：女性常表现为月经量减少、周期延长，甚至闭经。男性可出现乳房发育、阳痿等症状。骨代谢转换加速，可引起低骨量或骨质疏松。

2. 特殊临床表现和类型

（1）甲状腺危象：也称甲亢危象，通常发生于未经治疗或治疗不当的 Graves 病患者中，多数有一定的诱因，如感染、创伤、精神应激、手术、妊娠等。典型症状为高热、大汗、烦躁、面部潮红、心动过速、呕吐、腹泻，部分患者可发生心律失常、肺水肿、充血性心力衰竭、黄疸等，病情进一步加重可出现休克、谵妄、昏迷，甚至危及生命。

（2）淡漠型甲亢：发病隐匿，多见于老年人，高代谢症状、眼征和甲状腺肿大均不明显。主要表现为神志淡漠、抑郁、头晕、乏力、心悸、食欲减退，甚至厌食、腹泻、明显消瘦等。

考点 甲亢的临床表现

（三）辅助检查

1. 促甲状腺激素（TSH）测定　血清 TSH 浓度的变化是反映甲状腺功能最敏感的指标。目前，测定敏感 TSH（sTSH）成为筛查甲亢的第一线指标。

2. 甲状腺激素测定　血清总甲状素（TT_4）、血清游离甲状腺素（FT_4）、游离三碘甲状腺原氨酸（FT_3）、血清总三碘甲状腺原氨酸（TT_3）都可有增高。

3. 甲状腺 ^{131}I 摄取率测定　高于正常且高峰前移，是诊断甲亢的传统方法，目前已经被 sTSH 测定所代替。

4. 其他检查　超声、CT、MRI 检查也有助于诊断，可根据情况使用。

考点 诊断甲亢的常用检查项目

（四）诊断与鉴别诊断

1. 诊断要点

（1）甲亢诊断标准：①怕热多汗、多食易饥、大便次数增多、体重下降等高代谢症状和体征。②甲状腺肿大。③血清甲状腺激素水平升高，TSH 水平降低。具备以上 3 项，并排除非甲亢性甲状腺毒症，甲亢诊断即可成立。注意部分不典型甲亢患者可以表现为单一系统首发突出症状，如心房颤动、腹泻、低钾性周期性麻痹等。淡漠型甲亢患者高代谢症状可以不明显。少数患者可以无甲状腺肿大。

（2）Graves 病诊断标准：①甲亢诊断成立。②甲状腺弥漫性肿大。③眼球突出和其他浸润性眼征。④胫前黏液性水肿。⑤TRAb、甲状腺过氧化物酶自身抗体（TPOAb）阳性。在以上标准中，①~②为诊断必备条件，③~⑤为诊断辅助条件。

2. 鉴别诊断

（1）病因鉴别诊断：多结节性毒性甲状腺肿、毒性甲状腺腺瘤、碘甲亢、垂体性甲亢。

（2）非甲亢性甲状腺毒症的鉴别诊断：桥本甲状腺炎（慢性淋巴细胞性甲状腺炎）、产后甲状腺炎、亚急性甲状腺炎等。另外，妊娠期甲亢需与妊娠期一过性甲状腺毒症鉴别。

（3）本病有低热、多汗、心动过速、消瘦需与结核病鉴别；以腹泻为主的患者易误诊为慢性结肠炎；老年性甲亢常有淡漠、厌食、消瘦突出，易误诊为癌症。

（五）防治要点

1. 一般治疗　低碘饮食，戒烟，注意补充足够的热量和营养，包括蛋白质、B 族维生素等。患者平时不宜喝浓茶、咖啡等刺激性饮料,如出汗多,应保证水分摄入。适当休息,避免情绪激动、感染、过度劳累等。

2. 抗甲状腺药物治疗 常用硫脲类药物,主要为咪唑类和硫氧嘧啶类,前者的代表药物是甲巯咪唑,后者的代表药物是丙硫氧嘧啶,可抑制甲状腺素的合成。常见的药物副作用有粒细胞缺乏症、皮疹、中毒性肝病等,使用中应定期复查血常规及肝功能。

3. β受体阻滞剂 用于老年患者或静息心率超过90次/分或合并心血管疾病患者。首选普萘洛尔,备选美托洛尔。

4. ^{131}I治疗 此法简单、经济,治愈率高。少数患者可发生永久性甲状腺功能减退。

5. 手术治疗 甲状腺次全切除效果良好,但可引起多种并发症,应严格遵循手术适应证。

> **考点** 抗甲状腺药物的常见不良反应

第2节 糖 尿 病

糖尿病是一组由胰岛素分泌缺陷和(或)其生物学作用障碍引起的、以高血糖为特征的代谢性疾病。慢性高血糖导致多种脏器多系统损害,尤其是眼、肾、神经及心血管的长期损害、功能不全和衰竭。应激时或重症者还可出现酮症酸中毒或高渗性高血糖状态。

糖尿病可分为以下四种类型:1型糖尿病、2型糖尿病、特殊类型糖尿病、妊娠期糖尿病。其中2型糖尿病占糖尿病的85%~90%。

(一)病因与发病机制

糖尿病病因和发病机制极其复杂,尚不完全清楚,归纳为环境因素和遗传因素两类。目前认为1型糖尿病是自身免疫性疾病,是在遗传易感因素基础上发生的胰岛β细胞衰竭和破坏,多由病毒感染促发;2型糖尿病常有明显家族史,常见的环境影响因素有人口老龄化、摄食过多、营养过剩、化学毒物、体力活动不足等。

胰岛素对物质代谢总的效应是促进合成、抑制分解,其缺乏或不足可导致高血糖。胰岛素不足时,脂蛋白酶活性降低,脂肪合成减少;蛋白质合成减少,分解增多;血三酰甘油、游离脂肪酸浓度升高。

> **链接**
>
> **胰岛素分泌时相**
>
> 静脉快速注射葡萄糖使血糖快速升高,可激发胰岛素快速释放,胰岛素升高并持续5~7分钟(第一相),随后胰岛素持续分泌(第二相)。进食也能诱发胰岛素双相分泌,第一相(0~30分钟)和第二相(正常1~2小时),此双相分泌可维持餐后正常糖耐量,2型糖尿病表现为第一相延迟或缺失。

(二)临床表现

1. 代谢紊乱综合征 典型表现是多尿、多饮、多食和不明原因的体重下降,即"三多一少"。1型糖尿病起病急,进展快,症状明显,病情较重,多发生于青少年,发病一般小于30岁。2型糖尿病起病缓慢,症状轻,半数以上患者无症状,于体检时发现,多发生于40岁以上成年人和老年人，很少发生糖尿病酮症酸中毒。

2. 伴发病　常伴发疖、痈等皮肤化脓性感染，女性常有真菌性阴道炎、泌尿系统感染等。

考点　糖尿病的典型临床表现

（三）并发症

1. 急性并发症

（1）糖尿病酮症酸中毒：是最常见的糖尿病急症。其是胰岛素不足和升糖激素升高所致的严重代谢紊乱综合征。以高血糖、酮症和代谢性酸中毒为主要表现，患者呼吸深快有烂苹果味。进一步发展出现不同程度意识障碍。少数患者表现为腹痛，似急腹症，易误诊。血糖多为 16.7～33.3mmol/L。

（2）高渗性高血糖状态：以严重高血糖、高血浆渗透压、脱水为特点，无明显酮症酸中毒，患者可有不同程度的意识障碍或昏迷。与糖尿病酮症酸中毒相比，该病发生率低，病死率高。超过 2/3 的患者原来无糖尿病病史或仅为轻型，主要见于老年 2 型糖尿病患者。

2. 慢性并发症　可遍及全身各重要器官，主要病理改变是血管病变。

（1）大血管病变：是糖尿病最严重和突出的并发症，患者常有高血脂，大、中动脉粥样硬化而引起的高血压、冠心病、缺血性或出血性脑血管病、肾动脉硬化、肢体动脉硬化等。

（2）微血管病变：是最具特征性的慢性并发症，主要表现在视网膜和肾脏，视网膜病变多见于糖尿病病史 10 年以上者，此为糖尿病患者失明的主要原因之一。糖尿病肾病是 1 型糖尿病的主要死亡原因，表现为蛋白尿、水肿、高血压等，晚期有氮质血症，最终发生肾衰竭。

（3）糖尿病性神经病变：主要累及周围神经，表现为手套、袜套样对称性肢端感觉异常，麻木、针刺、灼热感或踩棉花感，严重时出现肌力减弱、肌肉萎缩。

（4）糖尿病足：由下肢远端供血不足、周围神经病变及感染等因素造成足部畸形、发凉、疼痛，严重时溃疡、坏死等，是截肢致残的主要原因（图 10-4）。

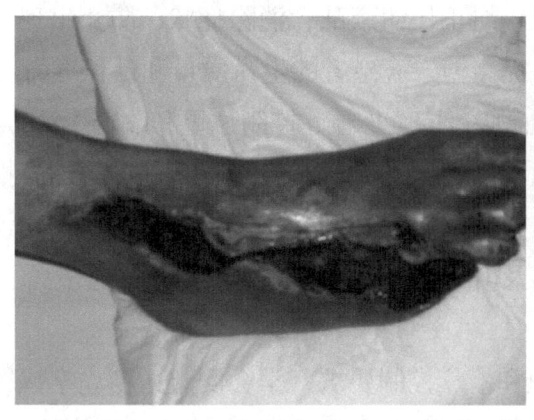

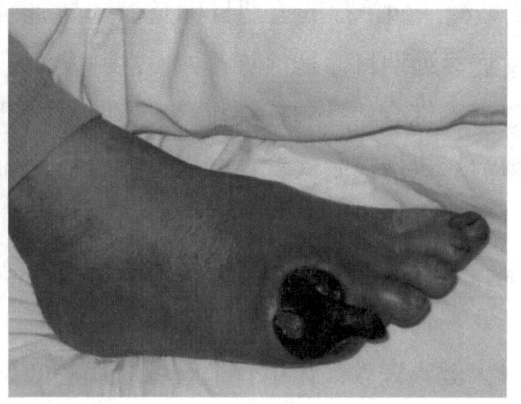

图 10-4　糖尿病足

链接

糖尿病足 Wagner 严重程度分级

0 级，有发生足溃疡的危险因素，目前无溃疡。1 级，表面溃疡临床无感染。2 级，较深的溃疡常有软组织炎症，无脓肿或骨的感染。3 级，深度感染，伴有骨组织病变或脓肿。4 级，局限性坏疽。5 级，全足坏疽。

（四）辅助检查

1. 尿糖测定　尿糖阳性提示血糖超过肾糖阈，是诊断糖尿病的重要线索。但尿糖阴性不能排除糖尿病的可能。

2. 血糖测定　血糖升高是诊断糖尿病的主要依据，又是判断糖尿病病情和控制情况的主要指标。用静脉血浆测定空腹血糖（FPG），诊断标准为空腹血糖≥7.0mmo/L 或随机血糖≥11.1mmo/L。

3. 口服葡萄糖耐量试验（OGTT）　血糖高于正常范围而又未达到诊断糖尿病标准时，须进行口服葡萄糖耐量试验。该试验应在清晨空腹进行，成人口服75g葡萄糖，溶于250～300ml水中，5分钟内饮完，两小时后测静脉血浆葡萄糖水平。

4. 糖化血红蛋白（HbA1C）测定　可反映取血前8～12周血糖平均水平，为糖尿病者病情监测的指标。还可进行胰岛β细胞功能检查。

（五）诊断与鉴别诊断

1. 诊断　标准糖尿病的诊断是基于空腹血糖、任意时间或口服葡萄糖耐量试验中2小时血糖值（2hPG）。糖尿病的诊断标准为有典型糖尿病症状，符合下列之一者：①随机血糖≥11.1mmol/L（200mg/dl）；②空腹血糖≥7.0mmol/L（126mg/dl）；③口服葡萄糖耐量试验，两小时静脉血浆葡萄糖≥11.1mol/L（200mg/dl）；④糖化血红蛋白≥6.5%（补充诊断标准）。无糖尿病典型症状者，需改日复查确认，诊断才能成立。

2. 鉴别诊断　2型糖尿病需要与1型糖尿病、胰岛β细胞功能遗传性缺陷所致特殊类型糖尿病、妊娠期糖尿病鉴别。排除其他原因所致的尿糖阳性，如肾性糖尿是由肾糖阈降低所致，虽然尿糖阳性，但是血糖及口服葡萄糖耐量试验正常。

考点　糖尿病的诊断标准

（六）防治要点

2型糖尿病治疗的近期目标是控制高血糖、纠正代谢紊乱、消除症状，防止出现急性代谢并发症；远期目标是预防各种慢性并发症，提高糖尿病患者的生命质量和延长寿命。

患者的综合治疗包括降血糖、降血压、调血脂、抗血小板、控制体重和改善生活方式等。降血糖治疗包括控制饮食、合理运动、监测血糖、糖尿病教育和应用降糖药物等综合性治疗措施。生活方式干预是2型糖尿病的基础治疗措施，应贯穿于糖尿病治疗的始终。建议所有的糖尿病患者不要吸烟及使用其他烟草类产品及电子烟，并尽量减少二手烟暴露。

1. 非药物治疗

（1）健康宣教：让患者了解糖尿病的知识和治疗控制要求，学会测定血糖。掌握饮食治疗的具体措施和体育锻炼的具体要求，掌握使用降糖药物的注意事项，学会胰岛素注射技术。

（2）医学营养治疗：是防治糖尿病及其并发症的重要手段，是糖尿病的基础治疗。糖尿病前期或糖尿病患者应尽量限制饱和脂肪酸、反式脂肪酸的摄入量；在控制糖类总量的同时，应选择低血糖生成指数糖类，严格控制蔗糖、果糖制品（如玉米糖浆）的摄入，可适当增加非淀粉类蔬菜、水果、全谷类食物，减少精加工谷类的摄入；进餐应定时定量；增加膳食纤维的摄入量；提倡适量优质蛋白质饮食，进食富含维生素、矿物质及粗纤维的食物；限酒限盐；注意照顾患者的饮食习惯等。

（3）运动疗法：根据个人情况选择合适的运动，循序渐进和长期坚持。成年2型糖尿病患者每周至少进行150分钟（如每周运动5天、每次30分钟）中等强度（50%～70%最大心率，运动时有点费力，心跳和呼吸加快但不急促）的有氧运动。1型糖尿病患者的体育锻炼宜在餐后进行，运动量不宜过大。

2.降糖药物治疗

（1）口服药物治疗：常用口服降糖药主要为双胍类、磺脲类、格列奈类、噻唑烷二酮类、α-糖苷酶抑制剂、二肽基肽酶Ⅳ抑制剂、钠-葡萄糖协同转运蛋白2抑制剂等。

（2）胰岛素治疗：是控制高血糖的重要手段。胰岛素制剂可分为超短效（速效）胰岛素类似物、常规（短效）胰岛素、中效胰岛素、长效（慢效）胰岛素和预混胰岛素五类，目前临床使用的都为注射剂型。胰岛素治疗对象：①主要是1型糖尿病；②2型糖尿病经运动、饮食和口服降糖药治疗后疗效不佳者；③各种严重的糖尿病急性或慢性并发症或处于应激状态；④新发病且与1型糖尿病相似的消瘦的糖尿病患者。胰岛素的主要不良反应是低血糖反应，与剂量过大和（或）饮食失调有关。应让患者家属熟知此反应，以便早期识别和处理。

3.预防　保持健康的生活方式、合理膳食、控制体重、适量运动，积极配合治疗，保持良好的心态有助于预防糖尿病的发生。

考点　糖尿病的综合性治疗措施

第3节　痛　风

痛风是指因血尿酸过高而沉积在关节、组织中造成多种损害的一组疾病，异质性较强，严重者可并发心脑血管疾病、肾衰竭，最终可能危及生命。痛风多见于40岁以上男性和绝经期女性。痛风分为原发性和继发性两大类，原发性多见。

（一）病因与发病机制

原发性痛风由遗传和环境因素共同所致。继发性痛风主要由肾病、血液病、高嘌呤饮食、药物等引起。

1.高尿酸血症的形成　尿酸是嘌呤代谢的最终产物。尿酸排泄障碍是高尿酸血症的主要原因（肾小球对尿酸的滤过减少、肾小管对尿酸的重吸收增加及分泌下降），其次是由尿酸生成过多引起（嘌呤核苷酸代谢酶缺陷）。

2.痛风的发生　仅有1/3高尿酸血症发展成痛风。长期的高尿酸血症在酸性环境下或血尿酸浓度过高，可引起尿酸结晶、沉积导致关节炎和（或）痛风石、痛风肾的形成。

（二）临床表现

1.无症状高尿酸血症期　仅有尿酸持续性或波动性增高，可数年或终身不出现症状。痛风的患病率与高尿酸血症的水平和持续时间及年龄有关。

2.急性关节炎期　起病急，常于夜间或清晨突发撕裂样关节剧痛，最易受累部位为踇趾及第一跖趾关节，其次为踝、膝、腕、指、肘等关节，多为单发，呈红、肿、热、痛和功能障碍,可伴发热、血沉增快、白细胞增多等。发作常呈自限性,多于数天或两周内自行缓解,可有皮肤发痒、脱屑、色素沉着。间歇期可持续数月或数年。常见诱因有高蛋白高嘌呤饮食、受凉、劳累、饮酒、关节外伤等。

3. 间歇期 指两次急性痛风性关节炎发作之间的阶段。

4. 慢性痛风石及慢性痛风性关节炎 痛风石是痛风特征性损害。痛风石除中枢神经系统外,可累及任何部位,常发生于耳郭、前臂伸侧皮下组织、第一跖趾关节周围。其呈黄白色大小不等的降起,小如芝麻,大如鸡蛋;初期质软,后期质硬;严重时痛风石处皮肤菲薄、发亮。关节部位可有僵硬、破溃、畸形等。长期高尿酸血症患者可出现肾脏损害,包括慢性尿酸盐肾病、肾结石等。其中慢性尿酸盐肾病也称作痛风性肾病,表现为尿浓缩能力下降或肾小球滤过率下降,临床可有夜尿多、蛋白尿、氮质血症等表现。

考点 痛风的急性关节炎期主要表现

(三)辅助检查

1. 血尿酸测定正常值:男性 208~416μmol/L(3.5~7.0mg/dl),女性 149~358μmol/L(2.5~6.0mg/dl)。男性超过 420μmol/L(7.0mg/dl),女性超过 360μmol/L(6.0mg/dl)可确定为高尿酸血症。

2. 尿尿酸测定 限制嘌呤饮食 5 天后,每日尿酸排出超过 3.57mmol(600mg),可考虑尿酸生成过多。

3. 痛风石或关节液检查 偏振光显微镜下可见针状尿酸盐结晶。

4. X 线检查 受累关节早期无明显 X 线变化;晚期可见关节面不规则,软骨缘破坏,特征性改变为虫蚀样、穿凿样骨质缺损。

5. 超声检查 关节超声检查可见双轨征或高回声与不均匀低回声混杂影像,是痛风较特异的表现。

6. CT、MRI 检查 近年来推荐双能 CT 作为尿酸结晶和痛风石的常用检查手段。双能 CT 能准确并特异地识别尿酸盐结晶和其他成分(如钙),能发现早期无临床症状的尿酸盐沉积的部位及其含量,有助于关节内痛风石和尿路结石的诊断。

7. 有条件的风险人群建议行人类白细胞表面抗原(HLA)-B*58∶01 基因检测。

(四)诊断与鉴别诊断

1. 诊断要点 中年以上男性,突发第一跖趾、踝等单关节红、热、痛,秋水仙碱治疗有效,即应考虑痛风可能,血尿酸不高亦不能除外。关节超声有双轨征或双能CT发现有尿酸盐沉积,受累关节或关节液查到尿酸盐结晶可确诊。

2. 鉴别诊断 需与其他关节炎相鉴别。①类风湿关节炎:女性多见,好发于小关节,对称性,晨僵,类风湿因子滴度高。②风湿性关节炎:好发于大关节,无关节畸形,X线无明显变化。③化脓性关节炎:全身中毒症状重,关节液中有大量白细胞,无尿酸盐结晶。④创伤性关节炎:明确的外伤史,关节液中无尿酸盐结晶。

(五)防治要点

防治目的:控制高尿酸血症、防止尿酸盐沉积、有效控制急性发作、防止尿酸结石形成和肾功能损害。降尿酸治疗的血尿酸目标值是血尿酸水平应<360μmol/L（6.0mg/dl），如有痛风石或痛风频繁急性发作，目标血尿酸水平应<300μmol/L（5.0mg/dl）。

1. 一般治疗　①避免劳累、受寒、关节扭伤等。②增加新鲜蔬菜摄入。③减少糖果摄入。④限酒。⑤禁食高嘌呤食物，建议选择白肉，以瘦肉为主，并注意加工方式。经腊制、腌制或熏制的肉类，其嘌呤、盐分含量高，干扰尿酸代谢，患者不宜食用，而应尽量进食新鲜肉。提倡水煮后弃汤食用，油炸、煎制、卤制或火锅等烹饪方式均不提倡。使用佐料时，避免使用过多盐、糖和香辛料等。⑥多饮水（每日2000～3000ml）。⑦戒烟。⑧规律运动，控制体重。⑨作息规律。

2. 痛风急性关节炎期的治疗　①非甾体抗炎药，为一线药物，常用药有吲哚美辛、双氯芬酸钠等。②秋水仙碱，小剂量（1.5mg/d）对本病急性发作有效，48小时内使用效果更好。③糖皮质激素，用于上述两类药物无效或肾功能不全患者，短期口服或关节注射疗效显著。

3. 间歇期及慢性期处理　积极治疗高尿酸血症，常用药物有丙磺舒、苯溴马隆、别嘌醇、非布司他、碳酸氢钠等。

4. 伴发疾病的治疗　痛风常伴发代谢综合征、高血压、高脂血症、2型糖尿病、肥胖症等，应积极治疗。常用药有氯沙坦、阿托伐他汀等，用药期间应密切监测不良反应。

5. 手术治疗　必要时手术剔除痛风石或进行关节矫形术。

考点 痛风急性关节炎期的治疗

第4节　肥　胖　症

肥胖症是指机体脂肪总含量过多和（或）局部含量增多及分布异常，是由遗传和环境等因素共同作用而导致的慢性代谢性疾病。肥胖症病因复杂，是遗传因素、环境因素等多种因素相互作用的结果。目前，肥胖症在全球流行，在我国的发病率有明显上升趋势。

按发病机制及病因，肥胖症可分为单纯性肥胖症和继发性肥胖症两大类。单纯性肥胖症又可分为体质性肥胖症（幼年起病性肥胖症）和获得性肥胖症（成年起病性肥胖症）。继发性肥胖症是指继发于神经-内分泌-代谢紊乱基础上的肥胖症。本节主要阐述单纯性肥胖症。此外，依据脂肪积聚部位不同，肥胖尚可分为中心型肥胖（腹型肥胖）和周围型肥胖（皮下脂肪型肥胖）。

（一）病因与发病机制

肥胖的主要机制是能量的摄入超过消耗。其病因未明，多认为是遗传、环境、肠道菌群、内分泌失调等多种因素相互作用的结果。

（二）临床表现

轻度肥胖症多无症状，仅表现为体重增加、腰围增加、体脂率增加超过诊断标准。较为严重的肥胖症患者可以有胸闷、气急、胃纳亢进、便秘腹胀、关节痛、肌肉酸痛、易疲劳、倦怠，以及焦虑、抑郁等。肥胖症患者常合并血脂异常、脂肪肝、高血压、糖耐量异常或糖尿病等疾病。肥胖症是多种疾病的基础，可伴随或并发阻塞性睡眠呼吸暂停、胆囊疾病、胃食管反流病、高尿酸血症和痛风、骨关节病、静脉血栓、生育功能受损（女性出现多囊卵巢综合征，男性多有阳痿不育、类无睾症）及社会和心理问题。肥胖症患者某些肿瘤（女性乳腺癌、子宫内膜癌，男性前列腺癌、结肠和直肠癌等）发病率增高，且麻醉或手术并发症增多。

（三）辅助检查

临床上采用体重指数（BMI）作为判断肥胖的常用简易指标，而中心型肥胖常用腰围衡量。

1. 体重指数（BMI） BMI=体重（kg）/[身高（m）]^2，正常为 18.5～23.9kg/m^2，＜18.5kg/m^2 为体重过低，24.0～27.9kg/m^2 为超重，≥28.0kg/m^2 为肥胖。

2. 腰围 是 WHO 推荐用于评价中心型肥胖的首选指标，也是判断脂肪在腹部蓄积程度的简单、常用指标。腰围测量方法：被测量者取立位，测量腋中线肋弓下缘和髂嵴连线中点的水平位置处身体的周径。中心型肥胖前期男性腰围 85～89cm，女性腰围 80～84cm。中心型肥胖男性腰围≥90cm，女性腰围≥85cm。

3. 其他 血脂检查、血糖及相关指标测定、性激素测定、甲状腺功能检查、B 超、CT 或 MRI 有助于伴发症的诊断。

（四）诊断与鉴别诊断

1. 诊断要点 主要依据病史、临床表现及相关检查进行诊断。诊断标准：BMI≥28kg/m^2；男性腰围≥90cm，女性腰围≥85cm；体重超过理想体重 20.0%；腰臀比（WHR）男性＞0.9，女性＞0.85，可诊断肥胖。

2. 鉴别诊断 主要与继发性肥胖症相鉴别，如库欣综合征（皮质醇增多症）、下丘脑性肥胖、多囊卵巢综合征、性腺功能减退、原发性甲状腺功能减退症、胰岛相关疾病（由于胰岛素分泌过多，脂肪合成过度，包括 2 型糖尿病早期、胰岛 β 细胞瘤和功能性自发性低血糖症等），它们有原发病的临床表现和相关实验室检查特点。

考点 肥胖症的诊断要点

（五）防治要点

减少热量摄取及增加热量消耗。强调以饮食、运动、心理治疗、行为干预、健康教育等为主的综合治疗，必要时辅助以药物或手术治疗。继发性肥胖症要进行病因治疗，各种伴发病及并发症给予相应处理。

1. 医学营养治疗 是肥胖的基本治疗方法。控制热量的摄入，特别是糖和脂肪的摄入量，使入量小于消耗。饮食中应含有适量优质蛋白质、复杂糖类（如谷类）、足够新鲜蔬菜和水果、适量维生素和微量营养素。避免进食油煎食品、方便食品、快餐、巧克力和零食等，少吃甜食，少吃盐。适当增加膳食纤维及无热量液体以满足饱腹感。

2. 体力活动和体育运动 与医学营养治疗相结合并长期坚持，可以预防肥胖或减轻肥胖症患者的体重。运动方式和运动量应适合患者具体情况，注意循序渐进，有心血管并发症和肺功能不良的患者必须更为慎重。尽量创造多活动的机会、减少静坐时间，鼓励多步行。

3. 药物治疗 根据《中国超重/肥胖医学营养治疗专家共识（2016 年版）》，BMI≥28kg/m^2 或 BMI≥24kg/m^2，存在高血糖、高血压、血脂异常和脂肪肝、呼吸困难或有睡眠呼吸暂停低通气综合征等危险因素，经饮食、运动等干预效果不理想者，可考虑用药物辅助治疗。

下列情况不宜应用减重药物：①18岁以下儿童；②孕妇、哺乳妇女；③对该类药物有不良反应者；④正在服用其他选择性血清素再摄取抑制剂者；⑤胆汁淤积症患者、器质性肥胖患者（如甲状腺功能减退症）、器官移植者、服用环孢素者及未超重者。

常用的药物有：①非中枢性作用减重药，如奥利司他等；②中枢性作用减重药，如苯丁胺、氟西汀等。目前在我国，获得国家药品监督管理局批准的有肥胖治疗适应证的药物只有奥利司他。

4. 外科治疗　可选择使用吸脂术、切脂术以及各种减少食物吸收的手术。外科手术可能引起营养不良、贫血等并发症，需严格掌握适应证。

第5节　维生素D缺乏性佝偻病

案例10-2

患儿，男，18月龄，因多汗、夜惊、环形脱发8个月就诊。查体：患儿易激惹，头颅略显方形，环形脱发。家长述患儿活动范围基本在室内，添加辅食比较晚。

问题： 1. 该患儿的初步诊断是什么？
2. 为进一步明确诊断，应重点询问哪些内容？该做哪些检查？

维生素D缺乏性佝偻病是由于缺乏维生素D使体内钙、磷代谢异常，产生的一种以骨骼改变为主的慢性营养性疾病。典型表现是生长着的长骨干骺端和骨组织矿化不全。

（一）病因与发病机制

1. 病因

（1）日照不足：婴幼儿长期在室内活动、大气污染等使内源性维生素D生成不足。一般情况下每日接受日光照射2小时以上，可明显降低发病率。

（2）维生素D需要增加、摄入不足：婴儿早期生长速度快，需要量增加，尤其是早产儿佝偻病发病率较其他小儿为多。天然食物中含维生素D少，即使母乳喂养，室外活动少又不及时补充含维生素D的食物亦易患本病。

（3）疾病影响：胃肠道或肝胆疾病影响维生素D的吸收，如肝炎综合征、腹泻，以及肝、肾严重损害可致维生素D羟化障碍，使1,25-二羟维生素D生成不足而引起佝偻病。

（4）药物影响：长期服用苯妥英钠、苯巴比妥等抗惊厥药致体内维生素D不足。

2. 发病机制　维生素D缺乏时，肠道钙、磷吸收减少，血中钙、磷下降。血钙降低致甲状旁腺激素（PTH）分泌增加，动员骨钙释出，维持血钙在正常或接近正常水平，同时抑制肾小管重吸收磷，大量的磷经肾排出，使血磷降低，血钙、血磷降低，骨盐不能有效地沉积，导致骨样组织增生，碱性磷酸酶分泌增多，临床上出现一系列佝偻病症状和血生化改变。

（二）临床表现

本病多见于两岁以下婴幼儿，主要表现为生长最快部位的骨骼改变，并影响肌肉发育及神经兴奋性。

1. **初期** 该病好发于 6 个月之内，患儿神经兴奋性增高，表现为易激惹、多汗、夜惊、枕秃或环形脱发等（图 10-5）。

2. **激期（活动期）** 主要表现为骨骼改变，以头、胸、脊柱、四肢等部位明显。早期可出现颅骨软化，形成方盒样方颅畸形。1 岁左右患儿，胸骨和毗邻的肋骨向前凸起形成鸡胸样畸形。严重者膈肌附着处肋骨被膈肌牵拉而内陷，在胸廓下缘可形成一水平凹陷，称郝氏沟；剑突部内陷形成漏斗胸；肋骨与肋软骨交界区呈钝圆形隆起，像串珠样称佝偻病肋骨串珠。腕、踝部也呈钝圆形隆起，形成佝偻病手镯与足镯。由于骨样组织增生与肌肉关节松弛站立行走后易致下肢弯曲形成严重 O 形腿（膝内翻）或 X 形腿（膝外翻）（图 10-6）。还可有脊柱侧弯或后凸畸形，严重者也可见骨盆畸形。血磷降低影响肌肉的糖代谢，使肌张力及肌力降低；免疫力减退，使患儿易患呼吸道及消化道感染等。

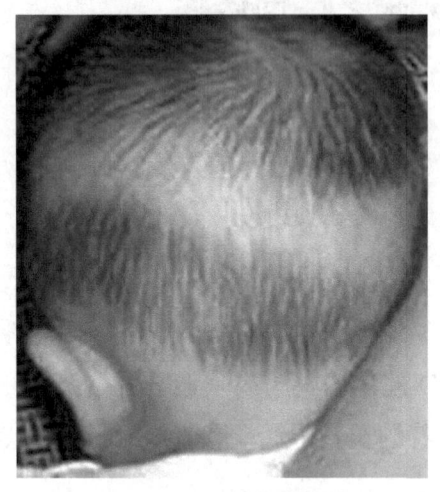

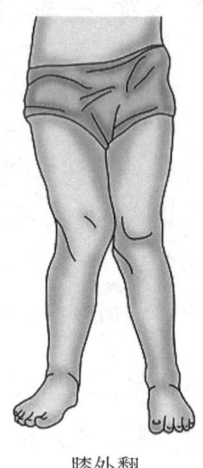

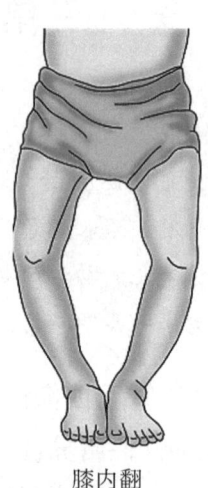

图 10-5 佝偻病枕秃

图 10-6 膝外翻与膝内翻

3. **恢复期** 经积极治疗 2～3 周后，X 线检查改变有所改善，临床症状和体征逐渐消失，血钙磷浓度逐渐恢复正常。

4. **后遗症期** 多见于两岁以后的儿童，患儿无任何临床症状，血生化检查正常，仅留有不同程度的骨骼畸形。

考点 维生素 D 缺乏性佝偻病各期的临床特点

链接

维生素 D 缺乏性佝偻病活动期骨骼畸形与好发年龄

部位	畸形名称	好发年龄
头部	颅骨软化	3～6 个月
	方颅	8～9 个月
	前囟闭合延迟	1.5 岁
	出牙迟	13 月龄未萌发，2.5 岁未出全
胸部	肋骨串珠、鸡胸	1 岁左右
四肢	手（脚）镯	6 个月以后
	X 形腿或 O 形腿	1 岁以后
脊柱	侧弯或后凸畸形	学坐以后

（三）辅助检查

1. 血生化检查　血钙、磷降低，碱性磷酸酶增高。

2. 血清 25-（OH）-D$_3$ 测定　早期即明显降低，经维生素 D 治疗后可显著回升，为敏感而可靠的生化指标。正常值为 10～50μg/ml，小于 8μg/ml 即为维生素 D 缺乏。

3. X 线检查　X 线改变以骨骼发育较快的长骨为明显，在激期或重症患者干骺端钙化带消失，呈毛刷状，常有杯口状凹陷，骨质稀疏，皮质变薄，可伴有不完全性骨折及下肢弯曲畸形。恢复期钙化带重新出现，但仍不太规则，杯口状改变渐消失，骨密度渐恢复正常。

（四）诊断与鉴别诊断

诊断主要依据维生素 D 缺乏的病因、临床特征、血生化及骨骼 X 线检查结果。

（五）防治要点

治疗应遵循早期治疗，综合治疗的原则。治疗目的在于控制病情活动，防止畸形和复发。治疗以口服维生素 D 为主，重症佝偻病有并发症或无法口服者，可给予大剂量肌内注射维生素 D 一次，三个月后改为预防量。治疗一个月后应复查。

除采用维生素 D 治疗外，应坚持每日户外活动，食用富含钙、磷、维生素 D 的食物。新生儿提倡母乳喂养，及时添加辅助食品，必要时给予预防量的维生素 D 及钙剂有助于预防本病。

考点　维生素 D 缺乏性佝偻病的治疗原则

自 测 题

A$_1$/A$_2$ 型题

1. 属于甲状腺功能亢进症高代谢综合征临床表现的是
    A. 心悸、胸闷
    B. 肌无力和肌萎缩
    C. 情绪不稳，多言好动
    D. 怕热、多汗、常有消瘦
    E. 甲状腺弥漫性对称性肿大

2. 甲状腺功能亢进症患者甲状腺肿的特点是
    A. 固定不动
    B. 压痛明显
    C. 质地坚硬
    D. 腺体触及震颤或听到血管杂音
    E. 常可触及表面光滑活动良好的包块

3. 诊断糖尿病的标准是 FPG
    A. ≥ 6.0mmol/L
    B. ≥ 7.0mmol/L
    C. ≥ 8.0mmol/L
    D. ≥ 9.5mmol/L
    E. ≥ 11.1mmol/L

4. 属于 2 型糖尿病特点的是
    A. 多见于青少年
    B. 起病急
    C. 病情重
    D. 很少出现酮症酸中毒
    E. 进展快

5. 糖尿病最具特征性的慢性并发症是
    A. 小动脉病变
    B. 大动脉病变
    C. 微血管病变
    D. 小静脉病变
    E. 大静脉病变

6. 指导糖尿病患者体育锻炼错误的是
    A. 宜在餐前进行
    B. 运动量不宜过大
    C. 有氧运动

D. 根据个人情况选择合适的运动

E. 循序渐进和长期坚持

7. 人体维生素 D 的主要来源是

A. 乳类中的维生素 D

B. 蛋黄中的维生素 D

C. 猪肝中的维生素

D. 植物中的维生素

E. 皮肤光照合成

8. 维生素 D 缺乏性佝偻病的特殊病变部位是

A. 骨骼　　　　B. 肌肉

C. 神经　　　　D. 生殖系统

E. 内脏

9. 痛风性关节炎最易受累的部位是

A. 踝、膝关节

B. 腕、肘关节

C. 踇趾及第一跖趾关节

D. 掌指关节

E. 髋关节

10. 关于痛风错误的描述是

A. 由遗传和环境因素共同所致

B. 急性关节炎是最常见的首发症状

C. 指导患者多饮水

D. 肾脏病变是痛风特征性损害

E. 指导患者作息、运动要规律并控制体重

11. 佝偻病初期的表现是

A. 方颅畸形　　B. 枕秃或环形脱发

C. 鸡胸、漏斗胸　D. 手镯与足镯

E. O 形腿

12. 患者，女，24 岁。因近 1 个月怕热多汗、情绪激动，且经常腹泻、心悸而就诊。体检：甲状腺肿大，两手颤抖，眼球稍突，该患者实验室检查可能会出现

A. 基础代谢率降低

B. 甲状腺 ^{131}I 摄取率增高，但高峰不前移

C. FT_4 升高

D. 血糖升高

E. TSH 升高

13. 患儿，10 个月，诊断为佝偻病，口服维生素 D 2000～4000 IU/d 多久可以改为口服预防量

A. 1 个月　　　　B. 2 个月

C. 3 个月　　　　D. 4 个月

E. 5 个月

A_3/A_4 型题

（14～15 题共用题干）

患者，女，20 岁。心悸、出汗、消瘦 2 个月，甲状腺 I 度肿大，怀疑甲状腺功能亢进症。

14. 为明确诊断，该患者首选检查是

A. TSH 测定　　B. 甲状腺 ^{131}I 摄取率测定

C. 颈部 B 超检查　D. 颈部 CT 检查

E. 颈部 MRI 检查

15. 若诊断为甲状腺功能亢进症，该患者最适宜的处理措施是

A. 控制饮食　　B. 立即手术

C. ^{131}I 治疗　　D. 口服抗甲状腺药物

E. 放射性同位素治疗

（16～17 题共用题干）

患儿，男，15 个月，人工喂养，很少室外活动。平时烦躁易惊、多汗，方颅、枕秃、鸡胸。血钙、血磷降低，碱性磷酸酶增高。X 线检查：临时钙化带消失。临床诊断为维生素 D 缺乏性佝偻病。

16. 该病最主要的发病原因为

A. 日光照射不足

B. 维生素 D 摄入不足

C. 未按时添加辅助食品

D. 钙摄入不足

E. 未按时进行站、立、行等运动训练

17. 该患儿的临床分期为

A. 初期　　　　B. 激期

C. 恢复期　　　D. 后遗症期

E. 缓解期

（周雅清）

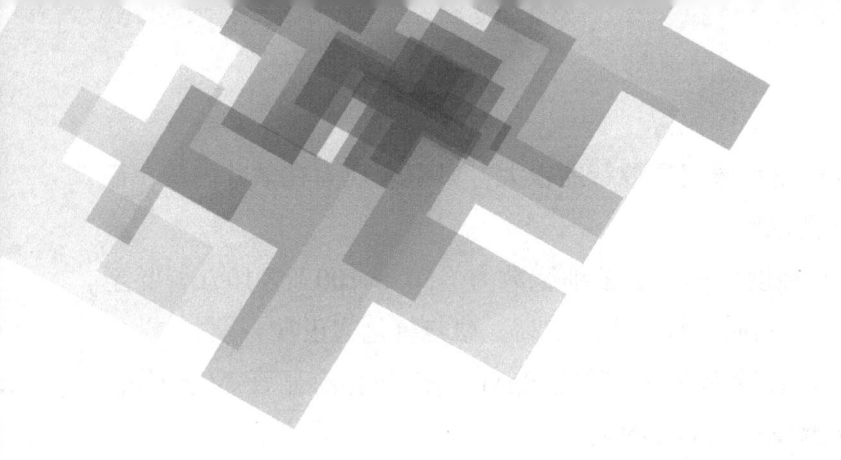

第 11 章
神经系统疾病

第 1 节 脑炎、脑膜炎

病原微生物侵犯中枢神经系统的实质、被膜及血管等引起的急性或慢性炎症性疾病称为中枢神经系统感染性疾病，临床上依据感染部位不同分为脑炎、脑膜炎和脑膜脑炎，本节主要介绍单纯疱疹病毒性脑炎和结核性脑膜炎。

一、单纯疱疹病毒性脑炎

单纯疱疹病毒性脑炎是由单纯疱疹病毒（HSV）感染引起的一种急性中枢神经系统感染性疾病。本病呈全球分布，一年四季均可发病，无明显性别差异，任何年龄均可发病。原发感染的潜伏期为 2～21 天，平均 6 天。

（一）病因与发病机制

1. 病因　单纯疱疹病毒是一种嗜神经病毒。患者和健康携带者是主要传染源，主要通过密切接触与性接触传播，亦可通过飞沫传播。

2. 发病机制　单纯疱疹病毒首先在口腔和呼吸道或生殖器引起原发感染，机体迅速产生特异性免疫力而康复，但不能彻底消除病毒。病毒以潜伏状态长期存在于体内，而不引起临床症状。神经节中的神经细胞是病毒潜伏的主要场所。当人体受到各种非特异性刺激使机体免疫力下降时，潜伏的病毒再度活化，经三叉神经轴突进入脑内，引起颅内感染。

（二）临床表现

1. 前驱期表现　发热、全身不适、头痛、肌痛、嗜睡、腹痛和腹泻等症状。

2. 临床表现　头痛、呕吐、轻微的意识和人格的改变、记忆丧失、轻偏瘫、偏盲、失语、共济失调、多动、脑膜刺激征等。约 1/3 患者出现全身性或部分性癫痫发作。部分患者以精神行为异常为首发或唯一表现而就诊于精神科。

3. 快速进展期表现　常在数日内快速进展，多数患者有意识障碍，表现为嗜睡、意识模糊，随病情加重可出现昏睡、昏迷。重症患者可因广泛脑实质坏死和脑水肿引起颅内压增高，甚至引起脑疝而死亡。

（三）辅助检查

1. 血常规检查　可见白细胞计数轻度增加。

2. 脑电图检查　可出现弥漫性高波幅慢波。

3. 头颅 CT 检查　约 50% 患者可出现一侧或两侧颞叶或额叶的低密度灶。

4. 头颅 MRI 检查　对早期诊断和显示病变区域帮助很大，典型表现为在颞叶内侧、额叶眶面、岛叶皮质和扣带回出现局灶性水肿。

5. 脑脊液常规检查　压力正常或轻度增高；有核细胞数为（50～100）×10⁶/L，甚至高达 1000×10⁶/L，以淋巴细胞为主；蛋白质呈轻、中度增高，糖与氯化物正常。

6. 脑脊液病原学检查　双份血清检查发现 HSV 特异性 IgM、IgG 抗体有显著变化趋势；脑脊液的聚合酶链式反应（PCR）检测发现 HSV-DNA。

7. 脑活检　组织细胞核内含有嗜酸性包涵体可以确诊。

（四）诊断与鉴别诊断

1. 诊断要点　根据临床表现、头颅 CT 或 MRI 局灶性异常、脑电图弥漫性高波幅慢波、脑脊液有核细胞数增多可初步诊断单纯疱疹病毒性脑炎。脑脊液病原学检查和脑活检可确诊。

2. 鉴别诊断　单纯疱疹病毒性脑炎应与带状疱疹病毒性脑炎、肠道病毒性脑炎相鉴别。

（五）防治要点

早期诊断和治疗是降低本病病死率的关键。

1. 抗病毒治疗　阿昔洛韦为一种鸟嘌呤衍生物，能抑制病毒 DNA 的合成。耐药者可选用更昔洛韦等。

2. 免疫抑制剂治疗　干扰素是细胞经病毒感染后产生的一组高活性糖蛋白，具有广谱抗病毒活性，而对宿主细胞损害较小。

3. 肾上腺皮质激素　使用肾上腺皮质激素治疗本病尚有争议，但肾上腺皮质激素能控制炎症反应和减轻水肿，对病情危重、头颅 CT 见出血性坏死以及白细胞和红细胞明显增多者可酌情使用。

二、结核性脑膜炎

结核性脑膜炎是由结核分枝杆菌引起的脑膜和脊膜的非化脓性炎症性疾病。结核病患者中约 1% 会发生中枢神经系统结核病，其中以结核性脑膜炎最为常见。

（一）病因与发病机制

结核分枝杆菌经血液播散后在软脑膜下种植，形成结核结节，结节破溃后大量结核分枝杆菌进入蛛网膜下腔引起结核性脑膜炎。

（二）临床表现

结核性脑膜炎常以非特异症状起病，包括头痛、发热、畏寒、乏力、精神萎靡、恶心、呕吐、食欲减退、体重下降等。该病起病急缓不一，以慢性及亚急性起病者居多。脑膜刺激征、颅内压增高征象、癫痫、脑神经受累、肢体运动障碍等局灶性神经系统症状和体征均可出现。

考点　结核性脑膜炎的临床表现

（三）辅助检查

1. 脑脊液病原学检查　对于怀疑中枢神经系统结核病的患者，推荐进行脑脊液结核分枝杆菌快速核酸检测、抗酸染色涂片及分枝杆菌培养。改良抗酸染色可提高抗酸杆菌的检出率。

对于不能明确诊断的患者，可行多次检查以提高阳性率。

2. 脑脊液常规检查　压力增高可达 400mmH$_2$O 或以上，外观无色透明，静止后可有薄膜形成；淋巴细胞显著增多，常为（50～100）×10^6/L；蛋白质增多，通常为 1～2g/L，糖及氯化物下降。

3. 头颅 CT 和 MRI 检查　可显示基底池、皮质脑膜、脑实质多灶的对比增强和脑积水。推荐在治疗开始前或治疗后 48 小时内行头颅 MRI 增强或 CT 增强检查，作为诊断疾病、评估手术适应证和监测治疗应答的依据。

4. 结核菌素皮肤试验　约有半数患者结核菌素皮肤试验呈阳性。

5. 外周血 γ 干扰素释放试验　主要用于结核感染的诊断，其诊断活动性结核的价值优于结核菌素皮肤试验，但在中枢神经系统结核病的诊断中存在一定的假阳性率。

（四）诊断与鉴别诊断

1. 诊断要点　根据结核病病史或接触史，有头痛、呕吐等症状，脑膜刺激征，结合脑脊液特征性改变，脑脊液结核分枝杆菌培养结果等可做出诊断。

2. 鉴别诊断　结核性脑膜炎应与隐球菌脑膜炎鉴别，两者的临床过程和脑脊液改变极为相似，应尽量寻找结核分枝杆菌和新型隐球菌感染的实验室证据。

（五）防治要点

本病的治疗原则是早期给药、合理选药、联合用药及系统治疗。

1. 抗结核治疗　强化期疗程不少于 2 个月，全疗程不少于 12 个月。强化期的抗结核治疗方案应包括不少于 4 种有效的抗结核药物，常优先选择异烟肼、利福平、吡嗪酰胺。

2. 皮质类固醇激素　作为抗结核治疗的辅助药物，可减轻中毒症状、抑制炎性反应及减轻脑水肿。

3. 药物鞘内注射　蛋白质定量明显增高、有早期椎管梗阻、肝功能异常致使部分抗结核药物停用、慢性、复发或耐药的情况下，在全身药物治疗的同时可辅以鞘内注射。

4. 降颅内压　颅内压增高者可选用渗透性利尿药，如 20% 甘露醇、甘油果糖或甘油盐水等。

考点　结核性脑膜炎的治疗原则

第 2 节　急性脑血管疾病

脑血管疾病（CVD）是脑血管病变导致脑功能障碍的一类疾病的总称。它包括血管腔闭塞或狭窄、血管破裂、血管畸形、血管壁损伤或通透性改变等各种脑血管病变引发的局限性或弥漫性脑功能障碍，但不包括血流动力学异常等因素导致的全脑缺血或缺氧引发的弥漫性脑功能障碍。常见的急性脑血管疾病包括短暂性脑缺血发作（TIA）和脑卒中。脑卒中为脑血管疾病的主要临床类型，包括缺血性脑卒中和出血性脑卒中，以突然发病、迅速出现局限性或弥散性脑功能缺损为共同临床特征，为一组器质性脑损伤导致的脑血管疾病。缺血性脑卒中包括脑血栓形成和脑栓塞等，出血性脑卒中包括脑出血和蛛网膜下腔出血。脑卒中是目前导致人类死亡的第二位原因，存活者中约 2/3 遗留有不同程度的残疾，本病的高发病率、高病死率和高致残率给社会和家庭带来沉重的负担。其主要危险因素有高血压、高血脂、糖尿病、动脉粥样硬化、吸烟、酗酒等。绝大多数急性脑血管疾病的病理基础是动脉粥样硬化和小动脉硬化，此病理生理过程无法逆转。减少脑卒中疾病负担的最佳途径是预防，特别是一级预防，即针对脑卒中的危险因素积极地进行早期干预预防（如合理饮食、适当运动、减轻体重、减少饮酒、戒烟、调脂、控制血糖及血压、适当使用阿司匹林等），以减少脑卒中的发生。

一、短暂性脑缺血发作

短暂性脑缺血发作（TIA）是由局部脑或视网膜缺血引起的短暂性神经功能缺损。临床症状一般不超过1小时，最长不超过24小时，且无相应病灶的证据。

（一）病因与发病机制

本病的发病与动脉粥样硬化、动脉狭窄、心脏病、血液成分改变及血流动力学变化等多种病因有关。在颈内动脉系统或椎-基底动脉系统的动脉狭窄基础上，血压的明显波动可导致局部脑区发生一过性缺血；破碎脱落的动脉粥样硬化斑块或附壁血栓、心源性栓子、胆固醇结晶等可组成微栓子，随血流进入小动脉造成微栓塞，导致供血区脑组织缺血；微栓子破碎或溶解，血流恢复，症状缓解。

（二）临床表现

短暂性脑缺血发作好发于中老年人，男性多于女性，患者多伴有高血压、动脉粥样硬化、糖尿病或高血脂等。该病发病突然，多在体位改变、活动过度、颈部突然转动或屈伸等情况下发病，出现一过性的神经系统定位症状及体征，一般在24小时内完全恢复，一般无意识障碍，可反复发作，每次发作表现相似，无后遗症。

1. 颈内动脉系统TIA　主要表现为对侧肢体轻度偏瘫或偏身感觉异常、双眼同向偏盲、失语、单眼一过性黑矇等。

2. 椎-基底动脉系统TIA　最常见的表现是眩晕、平衡障碍、眼球运动异常和复视。还可出现下列特殊表现的临床综合征：①跌倒发作，表现为下肢突然失去张力而跌倒，无意识丧失，常可很快自行站起。②短暂性全面遗忘症，发作时出现短时间记忆丧失，发作时对时间、地点定向障碍，但谈话、书写和计算能力正常，一般症状持续数小时，然后完全好转，不遗留记忆损害。③双眼视力障碍发作，双侧大脑后动脉距状支缺血导致枕叶视皮质受累，引起暂时性皮质盲。

考点　颈内动脉系统TIA和椎-基底动脉系统TIA的临床表现

（三）辅助检查

CT、MRI检查大多正常。数字减影血管造影（DSA）可见血管狭窄、动脉粥样硬化斑块。经颅多普勒超声（TCD）检查可探查颅内动脉狭窄。血脂、血液流变学测定、心电图、颈椎X线检查有助于病因的确定。

（四）诊断与鉴别诊断

1. 诊断要点　中老年患者，突然发病，脑功能损害症状符合颈内动脉系统或椎-基底动脉系统供血分布，短时间内症状完全恢复（多不超过1小时），脑部CT、MRI检查正常可诊断。

2.鉴别诊断

（1）癫痫的部分性发作：以抽搐为主要表现，持续数秒至数分钟，可有脑电图异常，CT、MRI检查可能发现脑内局灶性病变。

（2）梅尼埃病：以发作性眩晕为主要表现，一般起病年龄在50岁以下，发病持续时间多超过24小时，无其他神经系统定位体征。

（五）防治要点

1.病因治疗　尽可能查找出病因进行针对性治疗，如调整血压、控制血糖、控制血脂、纠正血液成分异常等。

2.药物治疗　①抗血小板聚集可选用肠溶阿司匹林或氯吡格雷等。②抗凝治疗可选用低分子肝素、华法林或达比加群。伴有心房颤动、冠心病或经血小板治疗后仍频繁发作的TIA患者，应考虑抗凝治疗。有出血倾向、严重高血压、肝肾疾病、溃疡病等为抗凝禁忌证。③改善脑微循环可选用尼莫地平、氟桂利嗪等。④中药可选用具有活血化瘀作用的三七、丹参等。

二、脑　梗　死

脑梗死又称缺血性脑卒中，是指各种脑血管病变所致脑部血液供应障碍，导致局部脑组织缺血、缺氧性坏死，而迅速出现相应神经功能缺损的一类临床综合征。脑梗死是最常见的脑卒中类型，占我国脑卒中的70%左右。

依据局部脑组织发生缺血坏死的机制可将脑梗死分为三种主要病理生理学类型：脑血栓形成、脑栓塞和血流动力学障碍所致的脑梗死。

目前国内脑梗死按病因分为5种类型：①大动脉粥样硬化型脑梗死；②心源性脑栓塞；③小动脉闭塞型脑梗死；④其他病因型脑梗死；⑤不明原因型脑梗死。

本节重点介绍大动脉粥样硬化型脑梗死和心源性脑栓塞。

大动脉粥样硬化型脑梗死

（一）病因与发病机制

动脉粥样硬化是本病的根本病因。脑动脉粥样硬化主要发生在管径500μm以上的动脉，以动脉分叉处多见。动脉粥样硬化随年龄增长而加重，高龄、高血压病、高脂血症、糖尿病、吸烟等是重要的危险因素。

动脉粥样硬化的病理变化是动脉内中膜增厚，形成粥样硬化斑块，斑块体积逐渐增大，导致血管狭窄甚至闭塞。脑动脉阻塞后是否导致脑梗死，与缺血脑组织的侧支循环和缺血程度有关，也与缺血持续时间和缺血脑组织对缺血的耐受性有关。

（二）临床表现

大动脉粥样硬化型脑梗死多见于中老年，多于安静或睡眠中发病，部分患者发病前有TIA史。局灶性体征多在发病后10余小时或1～2日达到高峰。患者通常意识清楚，当发生基底动脉血栓或大面积脑梗死时，可出现意识障碍，甚至危及生命。

不同脑血管闭塞的临床表现特点如下。

1.颈内动脉闭塞的表现　严重程度差异颇大，取决于侧支循环和血管变异。颈内动脉缺血可出现单眼一过性黑矇，偶见永久性失明（视网膜动脉缺血）或霍纳（Horner）征（颈上交感神经节后纤维受损）。

2. **大脑中动脉主干闭塞表现** 可出现偏瘫（包括中枢性面舌瘫和肢体瘫痪）、偏身感觉障碍及偏盲（三偏征），伴双眼向病灶侧凝视，优势半球受累出现失语，非优势半球受累时出现体象障碍（患者基本感知功能正常，但对自己身体部位的存在、空间位置和各部分之间的关系认识障碍，表现为自体部位失认、偏侧肢体忽视、痛觉缺失和幻肢症等），并可以出现意识障碍，大面积脑梗死继发严重脑水肿时，可导致脑疝，甚至死亡。

3. **椎-基底动脉闭塞的表现** 基底动脉或双侧椎动脉闭塞是危及生命的严重脑血管事件，可引起脑干梗死，出现眩晕、呕吐、四肢瘫痪、共济失调、消化道出血、昏迷和高热等。脑桥病变出现针尖样瞳孔。

考点 不同脑血管闭塞的临床表现特征

（三）辅助检查

所有患者都应做的辅助检查项目：①脑CT或MRI检查；②血糖检测；③全血细胞计数、凝血酶原时间（PT）检测、国际标准化比值（INR）和活化部分凝血活酶时间（APTT）检测；④肝肾功能、电解质、血脂检测；⑤肌钙蛋白、心肌酶谱等心肌缺血标志物检测；⑥氧饱和度检测；⑦心电图检查；⑧胸部X线检查。

1. **脑CT检查** 多数病例发病24小时后逐渐显示低密度梗死灶（图11-1）。

2. **MRI检查** 可清晰显示早期缺血性梗死，为早期诊治提供重要信息。

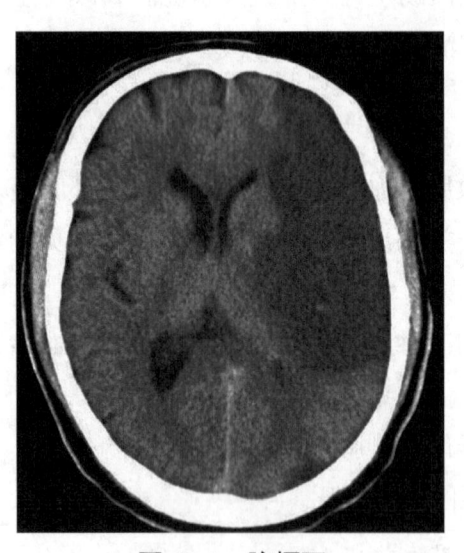

图 11-1 脑梗死

3. **数字减影血管造影（DSA）** 可发现血管狭窄、闭塞的部位及程度，DSA是脑血管病变检查的金标准，缺点为有创和存在一定风险。

4. **经颅多普勒超声（TCD）** 帮助评估颅内外血管狭窄、闭塞、痉挛或血管侧支循环建立情况。

（四）诊断与鉴别诊断

1. **诊断要点** ①急性起病；②局灶神经功能缺损（一侧面部或肢体无力或麻木，语言障碍等），少数为全面神经功能缺损；③影像学出现责任病灶或症状、体征持续24小时以上；④排除非血管性病因；⑤脑CT或MRI排除脑出血；⑥血管影像学检查证实有与脑梗死神经功能缺损相对应的颅内或颅外大动脉狭窄＞50%或闭塞，且血管病变符合动脉粥样硬化改变，或存在颅内或颅外大动脉狭窄＞50%或闭塞的间接证据；⑦排除心源性栓塞所致脑梗死。

2. **鉴别诊断** 与脑出血鉴别，脑出血多在活动中起病，常有高血压史，病情进展快，意识障碍较重，CT检查可以明确诊断。

（五）防治要点

挽救缺血半暗带，避免或减轻原发脑损伤，是急性脑梗死治疗的最根本目标。

1. 一般处理 主要为对症治疗，包括维持生命体征和处理并发症。

（1）卧床休息，营养支持，维持呼吸功能，维持水、电解质、酸碱平衡，防治感染和压力性损伤等。

（2）调整血压：遵循个体化、慎重、适度原则，发病24小时内收缩压＞200mmHg或舒张压＞110mmHg时可用降压药，但过度降压可导致脑缺血加剧。

（3）防治脑水肿：脑水肿常于发病后3～5天达高峰，可用20%甘露醇静脉滴注，对于心肾功能不全患者可改用呋塞米静脉注射等。

（4）其他对症支持治疗：如体温＞38℃者以物理降温为主；血糖超过10mmol/L时应给予胰岛素治疗，并加强血糖监测。

2. 特异性治疗 指针对缺血损伤病理生理机制中某一特定环节进行的干预。

（1）静脉溶栓：是目前最主要的恢复血流措施，药物包括重组组织型纤溶酶原激活剂（rt-PA）、尿激酶和替奈普酶。rt-PA和尿激酶是我国目前使用的主要溶栓药，现认为有效挽救半暗带组织的时间窗为4.5小时内或6小时内。应严格把握适应证及禁忌证。溶栓治疗的主要危险是脑出血。

（2）血管内介入治疗：包括血管内机械取栓、动脉溶栓、血管成形术。

（3）抗血小板治疗：可用肠溶阿司匹林、氯吡格雷等。

（4）抗凝治疗：常用药物包括肝素、低分子肝素及华法林等，一般不推荐。急性期应用抗凝药来预防脑卒中复发、阻止病情恶化或改善预后。

（5）降纤治疗：对不适合溶栓并经过严格筛选的脑梗死患者，特别是高纤维蛋白原血症者可选用降纤治疗。常用降纤药有降纤酶、巴曲酶等。

（6）扩容治疗：纠正低灌注，适用于血流动力学机制所致的脑梗死。

3. 神经保护 常用药物有自由基清除剂、钙通道阻滞剂、镁离子等。

4. 传统医药治疗 中药如丹参、川芎嗪、三七、葛根素等，有活血化瘀作用，可改善症状。

5. 康复治疗 应早期进行，并遵循个体化原则，要分阶段、因地制宜地选择治疗方法，对患者进行针对性体能和技能训练，降低致残率，增进神经功能恢复，提高生活质量，争取早日重返社会。

6. 早期开始二级预防 通常认为脑卒中发病2周后即进入恢复期。恢复期治疗以康复治疗及启动二级预防为主。有条件的患者，发病一年内应持续进行康复治疗。二级预防的内容主要是控制脑卒中危险因素及抗血小板治疗等。

心源性脑栓塞

脑栓塞是指各种栓子随血流进入颅内动脉，造成血管腔急性闭塞或严重狭窄，引起相应供血区脑组织缺血坏死及脑功能障碍。栓塞多发生于颈内动脉系统，特别是大脑中动脉。心源性脑栓塞是指栓子来自心房、心室壁血栓及瓣膜赘生物等。

（一）病因与发病机制

心源性脑栓塞的栓子通常来源于心房、心室壁血栓及心脏瓣膜赘生物，少数来源于心房黏液瘤，也见于静脉栓子经未闭合的卵圆孔和缺损的房间隔迁移到脑动脉。导致脑栓塞的病因包括非瓣膜性心房颤动、风湿性心脏病、急性心肌梗死、左心室血栓、充血性心力衰竭等。其中非瓣膜性心房颤动是最常见的病因，其栓子主要来源于左心耳。主要发病机制是心房颤动导致血流缓慢瘀滞，激活凝血级联反应，并最终形成红细胞-纤维蛋白血栓，导致脑栓塞。

（二）临床表现

任何年龄均可发病，以青壮年为多。患者发病前多有风湿性心脏病、冠心病和严重的心律失常等病史，多在活动中急骤发病，很少有前驱症状，局灶性神经体征常在数秒或数分钟之内达高峰，多属完全性脑卒中。半数患者起病时有短暂的意识障碍。不同部位的血管栓塞会造成相应的血管闭塞综合征。

大多数心源性脑栓塞患者伴有心房颤动、风湿性心脏病、急性心肌梗死等，提示栓子来源。大约1%心源性脑栓塞同时并发全身性栓塞，出现肾栓塞（腰痛、血尿等）、肠系膜栓塞（腹痛、便血等）和皮肤栓塞（出血点和瘀斑）等。

（三）辅助检查

有关脑梗死的常规辅助检查详见大动脉粥样硬化型脑梗死。其他辅助检查如下。

1. **血培养** 患者有发热或白细胞增高时，应进行血培养，排除感染性心内膜炎。
2. **心电图检查** 是确定心肌梗死、心房颤动和其他心律失常的依据。
3. **超声心动图检查** 探查心脏栓子的来源首选经胸超声心动图（TTE）和经食管超声心动图（TEE），但心脏MRI优于超声心动图检查。

（四）诊断与鉴别诊断

1. **诊断要点** 急骤起病，数秒钟至数分钟达高峰，出现偏瘫、失语等局灶性神经功能缺损表现，既往有栓子来源基础疾病，头颅CT及MRI可明确诊断。
2. **鉴别诊断** 需与大动脉粥样硬化型脑梗死、脑出血鉴别。

（五）防治要点

心源性脑栓塞的治疗主要是改善循环、减轻脑水肿、防止出血、减少梗死面积。针对性治疗原发病有利于脑栓塞病情的控制和防止复发。有心律失常者，应予以纠正；对感染性栓塞应使用抗生素，并禁用溶栓和抗凝治疗，防止感染扩散；对非细菌性血栓性心内膜炎，可采用肝素或低分子肝素治疗等。

三、脑 出 血

案例 11-1

患者，男，84岁，因言语不能、右侧肢体活动不能3天就诊。入院时体温37℃，脉搏55次/分，呼吸16次/分，血压184/99mmHg，神志清。查体不合作，失语，双眼向左侧凝视，双侧瞳孔等大等圆，对光反射存在，左侧肢体可见自主活动，右侧肢体无自主活动，右侧巴宾斯基征阳性。

问题：1. 该患者的初步诊断是什么？诊断依据是什么？
2. 为进一步明确诊断，该做哪些检查？

脑出血（ICH）是指非外伤性脑实质内的出血，发病凶险，是急性脑血管疾病中病死率最高的疾病，仅有约 20% 的患者在 6 个月后能够恢复生活自理能力。

（一）病因与发病机制

1. 病因　最常见的病因是高血压合并细小动脉硬化；其他病因有动-静脉血管畸形、脑淀粉样血管病变、血液病、抗凝或溶栓治疗等。

2. 发病机制　长期血压增高可以使脑细小动脉发生玻璃样变性、纤维素样坏死，甚至形成微动脉瘤或夹层动脉瘤，骤然升高的血压可以使之发生突然破裂，出现脑出血。任何可以诱发血压短期增高的因素都可能导致脑出血的发生，如精神紧张、剧烈运动、寒冷刺激、大量饮酒等。

（二）临床表现

本病好发于 50 岁以上患者，寒冷季节发病较多，男性稍多于女性，多有高血压病史。常于活动或情绪激动时发病。病情常在数分钟至数小时内达高峰。一般表现为不同程度的头痛、呕吐、意识障碍、偏瘫、失语、大小便失禁等。

1. 基底核区出血　分为壳核、丘脑、尾状核头出血，其中壳核出血最常见，占脑出血病例的 50%～60%，主要由豆纹动脉破裂引起，典型表现是三偏征，即病灶对侧偏瘫、偏身感觉障碍、同向性偏盲。还可出现双眼球向病灶对侧同向凝视不能，优势半球受累可有失语。尾状核头、丘脑出血相对发生率较低。

2. 脑叶出血　占脑出血的 5%～8%，常由颅内血管畸形、血管淀粉样病变、血液病等所致。出血以顶叶最常见，其次是颞叶、枕叶、额叶。顶叶出血可有偏身感觉障碍、轻偏瘫等；颞叶出血可有失语、精神症状；枕叶出血可有视野缺损；额叶出血可有偏瘫、尿便障碍等。

3. 脑干出血　①脑桥出血：约占脑出血的 10%，多由基底动脉脑桥支破裂所致。大量出血（大于 5ml）患者迅速出现昏迷、双侧针尖样瞳孔、呕吐咖啡样胃内容物、中枢性高热、中枢性呼吸障碍、四肢瘫痪、去大脑强直发作等；小量出血可无意识障碍，表现为交叉性瘫痪和共济失调性偏瘫等。②中脑出血及延髓出血：少见，重症表现为深昏迷，可迅速死亡。

4. 小脑出血　约占脑出血的 10%，多由小脑上动脉分支破裂所致，常有头痛、呕吐、眩晕和共济失调，起病突然，可伴有枕部剧烈疼痛，一般不会出现肢体偏瘫。

5. 脑室出血　占脑出血的 3%～5%，分为原发性脑室出血和继发性脑室出血。原发性脑室出血多由脉络丛血管出血所致，继发性脑室出血是指脑实质出血破入脑室。脑室出血常表现为头痛、呕吐，严重者出现意识障碍、脑膜刺激征、针尖样瞳孔等。临床上易误诊为蛛网膜下腔出血。

考点　不同部位脑出血的临床表现

（三）辅助检查

1. 影像学检查　①CT：为首选检查。可清楚显示出血部位、出血量大小、血肿形态。病灶多呈圆形或卵圆形均匀高密度区，边界清楚（图 11-2），1 周后血肿

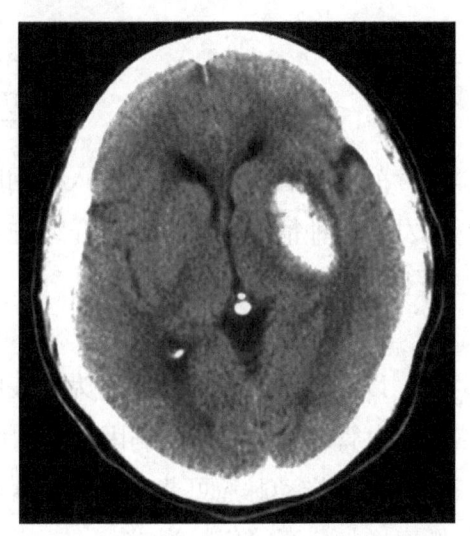

图 11-2　脑出血

周围有环形增强,血肿吸收后呈低密度或囊性变。②MRI:对检出脑干和小脑的出血灶和监测脑出血的演进过程优于CT,但对急性脑出血的诊断不及CT。③DSA:怀疑有脑血管畸形或动脉瘤破裂的患者应该做DSA检查以明确诊断。

2. 脑脊液检查　脑出血患者一般无须进行腰椎穿刺检查,以免诱发脑疝形成。脑出血患者脑脊液压力增高,出血破入蛛网膜下腔可呈血性。

(四)诊断与鉴别诊断

1. 诊断要点　50岁以上,有高血压病史,在活动或情绪激动时突然发病,迅速出现局灶性神经功能缺失症状及头痛、呕吐等颅内高压症状,结合CT、MRI检查,可做出诊断。

2. 鉴别诊断　本病应与脑血栓形成和蛛网膜下腔出血鉴别。

(五)防治要点

处理原则为安静卧床、脱水降颅内压、调整血压、防治继续出血、加强护理、防治并发症,积极康复治疗,以挽救生命、降低病死率和残疾率、减少复发率。

1. 内科治疗

(1)一般治疗:急性期尽量少搬动,安静卧床休息2～4周。保持大便通畅;保持呼吸道通畅,必要时行气管切开;有意识障碍、血氧饱和度下降的患者应予以吸氧;定期更换体位,预防压力性损伤;必要时,使用抗生素预防感染;营养支持;危重患者予心电监测等。

(2)控制脑水肿,降低颅内压:是脑出血急性期治疗的重要环节,常用药有甘露醇、呋塞米等,使用过程中注意监测患者肾功能,注意防治水电解质紊乱。

(3)调整血压:降低血压首先以脱水降颅内压为基础,降血压不能过快,要加强监测,防止因血压下降过快引起脑低灌注。

(4)预防并发症:注意预防肺部感染、尿路感染及上消化道应激性溃疡等的发生。

2. 外科治疗　适应证:基底核区中等量以上出血(壳核出血≥30ml,丘脑出血≥15ml,小脑出血≥10ml),重症脑室出血,合并脑血管畸形、动脉瘤等血管病变。常用的手术方式有去骨瓣减压术、小骨窗开颅血肿清除术、钻孔血肿抽吸术和脑室穿刺引流术等。

3. 恢复期治疗　脑出血后,只要患者生命体征平稳,病情不再进展,宜尽早进行康复治疗。

四、蛛网膜下腔出血

颅内血管破裂,血液流入蛛网膜下腔,称为蛛网膜下腔出血(SAH),可分为外伤性和自发性两种情况。本节重点介绍先天性动脉瘤破裂所致的蛛网膜下腔出血,即动脉瘤性蛛网膜下腔出血。

(一)病因与发病机制

以先天性粟粒样动脉瘤为代表的颅内动脉瘤是最常见的病因;其次是以动静脉畸形为代表的血管畸形,其他的病因有颅内肿瘤、垂体卒中、血液系统疾病、抗凝治疗并发症等。

粟粒样动脉瘤可能与遗传因素和先天性发育缺陷有关。动脉瘤随着年龄的增长,破裂的概率增加,高峰年龄为35～65岁。动脉瘤的破裂还与其大小有关,直径大于10mm的动脉瘤极易出血。

（二）临床表现

1. 一般表现　SAH临床表现差异较大，轻者可没有明显临床症状和体征，重者可突然昏迷甚至死亡。以中青年发病居多，起病突然（数秒或数分钟内发生），多数患者发病前有明显诱因（剧烈运动、过度疲劳、用力排便、情绪激动等）。常见表现如下。

（1）头痛：动脉瘤性SAH的典型表现是突发异常剧烈全头痛，头痛不能缓解或呈进行性加重。多伴发一过性意识障碍和恶心、呕吐。但动静脉畸形破裂所致头痛常不严重。

（2）脑膜刺激征：患者出现颈项强直、克尼格征和布鲁津斯基征阳性，其中以颈项强直最为多见。

（3）其他：部分患者眼底可见玻璃体下片状出血，部分患者可出现精神症状如欣快、谵妄和幻觉等，部分患者可出现脑心综合征、消化道出血、急性肺水肿和局限性神经功能缺损表现等。

2. 定位表现　患者出现前额和眼部疼痛、血管杂音、突眼和眼动障碍，常提示颈内动脉海绵窦的动脉瘤；患者出现动眼神经受压的表现，常提示颈内动脉-后交通动脉瘤；患者出现偏瘫、失语、抽搐等症状，多提示动脉瘤位于大脑中动脉的第一分支处；患者出现精神症状、单侧或双侧下肢瘫痪和意识障碍等，提示动脉瘤位于大脑前动脉或前交通动脉。动静脉畸形患者男性发生率约为女性的2倍，多在10～40岁发病，常见的表现有痫性发作、轻度偏瘫、失语等。

3. 常见并发症　再出血是SAH主要的急性并发症，约20%的动脉瘤患者病后10～14天可发生再出血，使病死率约增加一倍。脑血管痉挛也是常见并发症，严重程度与出血量相关，可导致约1/3以上病例脑实质缺血。部分患者可发生急性或亚急性脑积水；部分患者可有癫痫发作等。

考点　蛛网膜下腔出血的一般表现

（三）辅助检查

1. 影像学检查　①CT：是首选检查。出血早期敏感性高，CT显示脑池和蛛网膜下腔高密度出血征象。CT检查也可初步判断或提示颅内动脉瘤的位置。②MRI：SAH发病数天后CT检查的敏感性降低，MRI可发挥较大作用。③DSA：目前，DSA是临床明确有无动脉瘤的诊断金标准，可明确动脉瘤的大小、位置、与载瘤动脉的关系等，可用于决定治疗方案和判断预后。

2. 脑脊液检查　如果CT扫描结果为阴性，强烈建议行腰椎穿刺做脑脊液检查，均匀血性脑脊液是SAH的特征性表现。若CT检查已明确诊断，腰椎穿刺不作为临床常规检查。

（四）诊断与鉴别诊断

1. 诊断要点　突然发生的持续性剧烈头痛、呕吐、脑膜刺激征阳性，伴或不伴意识障碍，检查无局灶性神经系统体征，应高度怀疑SAH。同时CT证实脑池和蛛网膜下腔高密度征象或腰椎穿刺检查示压力增高和血性脑脊液等可临床确诊。

2. 鉴别诊断　本病需要与高血压性脑出血鉴别。

（五）防治要点

急性期治疗的目的是防治再出血，降低颅内压，防治继发性脑血管痉挛，减少并发症，寻找出血原因，治疗原发病和预防复发。SAH 应住院治疗，并尽快查明病因，决定是否外科治疗。

1. 一般处理　密切监测生命体征和神经系统体征的变化，保持气道通畅，维持稳定的呼吸、循环系统功能；降低颅内压，避免用力和情绪波动；维持水、电解质平衡，给予高纤维、高能量饮食；加强护理，注意预防尿路感染和吸入性肺炎等。

2. 预防再出血　①绝对卧床休息 4～6 周；②调控血压：防止血压过高导致再出血，同时注意维持脑灌注压。可在血压监测下静脉持续输注短效安全的降压药如尼卡地平等，一般应将收缩压控制在 160mmHg 以下；③抗纤溶药物使用：SAH 不同于脑内出血，出血部位没有脑组织的压迫止血作用，可适当使用 6-氨基己酸、氨甲苯酸等；④破裂动脉瘤的外科和血管内治疗：动脉瘤夹闭或血管内治疗是预防 SAH 再出血最有效的治疗方法。

3. 脑血管痉挛的防治　口服尼莫地平能有效减少 SAH 引发的不良结局。推荐早期使用口服或静脉泵入尼莫地平改善患者预后。其他钙通道阻滞剂的疗效尚不确定。

4. 其他治疗　有脑积水者，可进行脑脊液分流术；为防止出现癫痫，可在 SAH 出血后的早期，对患者预防性应用抗惊厥药。

5. 预防　①控制危险因素：包括高血压、吸烟、酗酒、吸毒等；②筛查和处理高危人群尚未破裂的动脉瘤。影像学随访具有一定的意义，若在动脉瘤破裂前就对其进行干预，则有可能避免 SAH 带来的巨大危害。

第 3 节　脑　损　伤

脑损伤是因外力直接或间接作用于颅脑造成颅骨内陷后回弹、骨折或脑与颅骨之间产生相对运动等导致的脑部损伤。脑损伤可分为原发性损伤和继发性损伤两大类。原发性损伤包括脑震荡、脑挫裂伤，继发性损伤包括脑水肿、脑肿胀和颅内血肿等。本节主要介绍脑震荡、脑挫裂伤和颅内血肿。

一、脑　震　荡

脑震荡是最轻的脑损伤，其特点为伤后即刻发生短暂的意识障碍和近事遗忘。

（一）病因与发病机制

一般认为，脑震荡引起的意识障碍主要是脑干网状结构受损的结果。这种损害与颅脑损伤时脑脊液的冲击（脑脊液经脑室系统骤然移动）、外力打击瞬间产生的颅内压力变化、脑血管功能紊乱、脑干的机械性牵拉或扭曲等因素有一定关系。

（二）临床表现

伤后立即出现短暂的意识丧失，持续数分钟至十余分钟，一般不超过半小时。有的仅表现为瞬间意识混乱或恍惚，并无昏迷，同时伴有面色苍白、瞳孔改变、出冷汗、血压下降、脉弱、呼吸浅慢等自主神经和脑干功能紊乱的表现。意识恢复后，对受伤当时和伤前近期的情况不能回忆，即逆行性遗忘。患者多有头痛、头晕、疲乏无力、失眠、耳鸣、心悸、畏光、情绪不稳、记忆力减退等症状，一般持续数日、数周，少数持续时间较长。神经系统检查多无明显阳性体征。

考点 脑震荡的临床表现

（三）辅助检查

辅助检查如腰椎穿刺，颅内压力和脑脊液在正常范围。CT检查颅内无异常。

（四）诊断与鉴别诊断

根据临床表现及CT检查颅内无异常，诊断不难。

（五）防治要点

脑震荡不需特殊处理。一般卧床休息5～7天，酌用镇静、镇痛药物，做好解释工作，消除患者的恐惧心理，多数患者在两周内恢复正常，预后良好。

二、脑挫裂伤

脑挫裂伤是外力造成的原发性脑器质性损伤，既可发生于着力部位，也可发生于对冲部位。

（一）病因与发病机制

脑挫裂伤轻者仅见局部软膜下皮质散在点片状出血；较重者损伤范围较广泛，常有软膜撕裂，深部白质也受累；严重者脑皮质及其深部的白质广泛挫碎、破裂、坏死，局部出血、水肿，甚至形成血肿。

（二）临床表现

因损伤部位、范围、程度不同，临床表现相差悬殊。轻者仅有轻微症状，重者深昏迷，甚至短时间内死亡。

1. 意识障碍　是脑挫裂伤最突出的症状之一。伤后立即发生，持续时间长短不一，由数分钟至数小时、数日、数月乃至迁延性昏迷，与脑损伤轻重相关。

2. 头痛、恶心、呕吐　脑挫裂伤常见症状。疼痛可局限于某一部位，亦可为全头性疼痛，间歇或持续，在伤后1～2周内最明显。伤后早期的恶心、呕吐可因受伤时呕吐中枢、脑膜或前庭系统受刺激引起，较晚发生的呕吐大多由颅内压变化而造成。

3. 生命体征变化　轻中度脑挫裂伤患者的血压、脉搏、呼吸多无明显改变。严重脑挫裂伤者可出现血压上升、脉搏徐缓、呼吸深慢，危重者出现病理呼吸。

4. 局灶症状和体征　伤后立即出现与脑挫裂伤部位相应的神经功能障碍或体征，如运动区损伤出现对侧肢体瘫痪，语言中枢损伤出现失语等。

考点 脑挫裂伤的临床表现

（三）辅助检查

1. 影像学检查　①CT：能清楚地显示脑挫裂伤的部位、范围和程度，是目前最常用、最有价值的检查手段。典型表现为局部脑组织内有高低密度混杂影；②MRI：检查时间较长，一般很少用于急性颅脑损伤的诊断。但对较轻的脑挫裂伤灶的显示，优于CT。

2. 脑脊液检查　腰椎穿刺检查脑脊液是否含血，可与脑震荡鉴别。但对颅内压明显增高的患者，腰椎穿刺应谨慎使用或禁用。

（四）诊断与鉴别诊断

根据伤后立即出现的意识障碍、局灶症状和体征及较明显的头痛、恶心、呕吐等，再结合 CT 检查示局部脑组织内有高、低密度混杂影，可诊断。

（五）防治要点

处理原则为严密监测、维持生命体征稳定、保护脑组织、恢复脑功能、防治并发症，以挽救生命、降低病死率和致残率。

1. 严密观察病情　脑挫裂伤患者早期病情变化较大，应由专人护理，有条件者应送入重症监护室，密切观察其意识、瞳孔、生命体征和肢体活动变化。必要时应进行颅内压监护或及时复查 CT。

2. 内科治疗

（1）一般处理：卧床休息，意识清楚者可抬高床头 15°～30°，昏迷患者宜取侧卧位或侧俯卧位；保持呼吸道通畅，必要时行气管切开；营养支持；预防压力性损伤；必要时，选择有效抗生素预防感染。

（2）对症处理：对躁动不安者应查明原因，伤后癫痫发作应用抗癫痫药控制；中枢性高热可采取亚低温冬眠治疗等。

（3）脑保护、促苏醒和功能恢复治疗：巴比妥类药物可改善脑缺血缺氧，有益于重型脑损伤的治疗；神经节苷脂、胞磷胆碱、乙酰谷酰胺及能量合剂等药物及高压氧治疗，对部分患者的苏醒和功能恢复可能有帮助。

（4）防止脑水肿或脑肿胀：控制脑水肿或脑肿胀是治疗脑挫裂伤最为重要的环节之一。常用药物为甘露醇、呋塞米。

3. 手术治疗　下列情况应考虑手术：继发性脑水肿严重，脱水治疗无效；病情日趋恶化；脑挫裂伤灶或血肿清除后，颅内压无明显缓解或伤情一度好转后又恶化出现脑疝。手术方法包括脑挫裂伤灶清除、额极或颞极切除、骨瓣切除减压等。

三、颅内血肿

颅内血肿是颅脑损伤中最常见、最严重的继发病变，如不能及时处理，多因进行性颅内压增高，形成脑疝而危及生命。

颅内血肿按症状出现时间分为急性血肿（3日内）、亚急性血肿（3日至3周）和慢性血肿（超过3周），按部位分为硬脑膜外血肿、硬脑膜下血肿和脑内血肿。

（一）病因与发病机制

硬脑膜外血肿主要来源于大脑中动脉；急性和亚急性硬脑膜下血肿主要来源于脑皮质血管。硬脑膜外血肿最多见于颞部、额顶部和颞顶部；硬脑膜下血肿，好发于额极、颞极及其底面。

（二）临床表现

1. 硬脑膜外血肿

（1）意识障碍：进行性意识障碍为颅内血肿的主要症状，其变化过程与原发脑损伤的轻重和血肿形成的速度密切相关。临床上有三种情况：①原发脑损伤轻，伤后无原发昏迷，待血肿形成后开始出现意识障碍（清醒→昏迷）；②原发脑损伤略重，伤后一度昏迷，随后完全清醒或好转，但不久又陷入昏迷（昏迷→中间清醒或好转→昏迷）；③原发脑损伤较重，伤后昏迷进行性加重或持续昏迷。

因为硬脑膜外血肿患者的原发脑损伤一般较轻，所以大多数为第①、②种情况。

（2）颅内压增高：患者在昏迷前或中间清醒（好转）期常有头痛、恶心、呕吐等颅内压增高症状，伴有血压升高、呼吸和脉搏缓慢等生命体征改变。

（3）瞳孔改变：颅内血肿所致的颅内压增高达到一定程度，便可形成脑疝。因脑疝部位和程度不同瞳孔改变也不一致。

（4）神经系统体征：伤后立即出现局灶症状和体征，系原发脑损伤的表现，单纯硬脑膜外血肿，早期较少出现体征。

2. 急性和亚急性硬脑膜下血肿

（1）意识障碍：伴有脑挫裂伤的急性复合型血肿患者多表现为持续昏迷或昏迷进行性加重，亚急性或单纯性血肿多有中间清醒期。

（2）颅内压增高：血肿及脑挫裂伤继发的脑水肿均可造成颅内压增高，导致头痛、恶心、呕吐及生命体征改变。

（3）瞳孔改变：复合性血肿病情进展迅速，容易引起脑疝而出现瞳孔改变，单纯性或亚急性血肿瞳孔变化出现较晚。

（4）神经系统体征：伤后立即出现局灶症状和体征，系原发脑损伤的表现。逐渐出现的体征则是血肿压迫功能区或脑疝的表现。

3. 慢性硬脑膜下血肿　进展缓慢，病程较长，可为数月或数年。临床差异大，大致分三种类型：①以颅内压增高症状为主；②以病灶症状为主，如偏瘫、失语等；③以智力和精神症状为主，表现为头晕、耳鸣、记忆力减退、精神失常等。

（三）辅助检查

1. X线检查　显示骨折线经过脑膜中动脉或静脉窦沟，可早期诊断硬脑膜外血肿。

2. CT检查　硬脑膜外血肿表现为颅骨内板与硬脑膜之间的双凸镜形或弓形高密度影；急性或亚急性硬脑膜下血肿表现为脑表面新月形高密度、混杂密度或等密度影，多伴有脑挫裂伤和脑受压；慢性硬脑膜下血肿容易漏诊误诊，应引起注意，CT表现为新月形或半月形低密度或等密度影。

（四）诊断与鉴别诊断

根据临床表现和影像学检查结果可诊断。

（五）防治要点

1. 硬脑膜外血肿　①手术治疗：适应证为有明显颅内压增高的症状和体征者，CT检查提示明显脑受压的颅内血肿，幕上血肿量＞40ml、颞区血肿量＞20ml、幕下血肿量＞10ml。手术方法可根据CT检查所见采用骨瓣或骨窗开颅术，清除血肿，妥善止血。②非手术治疗：凡伤后无明显意识障碍，病情稳定，CT检查所示幕上血肿量＜40ml，幕下血肿量

＜10ml，中线结构移位＜1.0cm 者，可在密切观察病情的前提下，采用非手术治疗。

2. 硬脑膜下血肿　急性和亚急性硬脑膜下血肿的治疗原则与硬脑膜外血肿相仿。

慢性硬脑膜下血肿患者凡有明显症状者，应手术治疗，首选钻孔置管引流术。

第4节　脊髓损伤

脊髓损伤是脊柱骨折的严重并发症，由于椎体的移位或碎骨片突入椎管内，脊髓或马尾神经产生不同程度的损伤。胸腰段、腰段或骶段脊髓损伤使下肢的感觉与运动功能障碍，称为截瘫；而颈段脊髓损伤导致上肢、躯干、下肢及盆腔器官的感觉与运动功能损害，称为四肢瘫痪，简称四肢瘫。

（一）病因与发病机制

严重的外伤，如交通事故、高空坠落、重物撞击腰背部等，可导致脊柱骨折，椎体的移位或碎骨片突入椎管内，使脊髓或马尾神经产生不同程度的损伤，主要表现为脊髓震荡、不完全性脊髓损伤、完全性脊髓损伤、脊髓圆锥损伤、马尾神经损伤等。脊髓震荡是脊髓受到强烈震荡后发生超限抑制，脊髓功能处于生理停滞状态。

（二）临床表现

1. 脊髓震荡　临床上表现为损伤平面以下感觉、运动及反射完全消失或大部分消失。一般经过数小时至数天，感觉和运动功能开始恢复，不留任何神经系统后遗症。

2. 不完全性脊髓损伤　损伤平面以下保留某些感觉和运动功能，为不完全性脊髓损伤，包括以下四种类型：①前脊髓综合征：颈脊髓前方受压严重，出现四肢瘫痪，下肢瘫痪重于上肢瘫痪，下肢和会阴部仍保持位置觉和深感觉；②后脊髓综合征：脊髓受损平面以下运动功能和痛温觉、触觉存在，但深感觉全部或部分消失；③脊髓中央管周围综合征：多数发生于颈椎过伸性损伤，颈椎过伸使脊髓中央管周围的传导束受到损伤，表现为损伤平面以下的四肢瘫，上肢重于下肢，没有感觉分离；④脊髓半切综合征：损伤平面以下同侧肢体的运动及深感觉消失，对侧肢体痛觉和温度觉消失。

3. 完全性脊髓损伤　脊髓实质完全性横贯性损害，损伤平面以下的最低位骶段感觉、运动功能完全丧失，包括肛门周围的感觉和肛门括约肌的收缩运动丧失，称为脊髓休克期。2～4周后逐渐演变成痉挛性瘫痪，表现为肌张力增高，腱反射亢进，并出现病理性锥体束征。胸段脊髓损伤表现为截瘫，颈段脊髓损伤则表现为四肢瘫。上颈椎损伤的四肢瘫均为痉挛性瘫痪，下颈椎损伤的四肢瘫表现为上肢弛缓性瘫痪，下肢则为痉挛性瘫痪。

4. 脊髓圆锥损伤　正常人脊髓终止于第一腰椎体下缘。第12胸椎和第1腰椎骨折患者可发生脊髓圆锥损伤，表现为会阴部皮肤感觉缺失，括约肌功能丧失致大小便不能控制和性功能障碍，双下肢的感觉和运动功能仍正常。

5. 马尾神经损伤　马尾神经起自第2腰椎的骶脊髓，一般终止于第1骶椎下缘。马尾神经损伤很少为完全性。表现为损伤平面以下弛缓性瘫痪，有感觉及运动功能障碍及括约肌功能丧失，肌张力降低，腱反射消失，没有病理性锥体束征。

（三）并发症

1. 呼吸衰竭与呼吸道感染　是颈脊髓损伤的严重并发症。

2. 泌尿系统的感染与结石　脊髓损伤导致括约肌功能丧失，患者因尿潴留而需长期留置导尿管引发。

3. 压力性损伤　最常发生的部位为骶部、股骨大转子、髂嵴和足跟等处。

4. 体温失调　颈脊髓损伤后，自主神经系统功能紊乱，受伤平面以下皮肤不能出汗，对气温的变化丧失了调节和适应能力，常易产生高热，体温可达 40℃ 以上。

考点　脊髓损伤的临床表现

（四）辅助检查

1. 影像学检查　X 线和 CT 检查为脊髓损伤最常规的影像学检查手段，可发现损伤部位的脊柱骨折或脱位。MRI 检查不仅可了解脊髓受压程度，还可观察脊髓信号强度、脊髓信号改变的范围及萎缩情况等。

2. 电生理检查　体感诱发电位检查和运动诱发电位检查可了解脊髓的功能状况。

（五）诊断与鉴别诊断

根据病史、临床表现及影像学和电生理检查可以诊断。

（六）防治要点

处理原则为严密监测、维持生命体征稳定、早期脊髓保护、防治并发症、积极康复治疗，以减轻残疾、提高生活质量。

1. 非手术治疗　伤后 6 小时内是关键时期，24 小时内为急性期，应抓紧时机尽早治疗。受伤后 8 小时内可用甲泼尼龙冲击疗法；伤后 4～6 小时内应用高压氧治疗可收到良好效果；自由基清除剂、改善微循环等药物可酌情使用；高压氧治疗、康复治疗等有一定疗效。

2. 手术治疗　手术只能解除对脊髓的压迫和恢复脊柱的稳定性，目前还无法使损伤的脊髓恢复功能。手术的途径和方式视骨折的类型和受压的部位而定。

第 5 节　癫　痫

癫痫是多种原因导致的脑部神经元高度同步化异常放电所致的临床综合征，临床表现具有发作性、短暂性、重复性和刻板性的特点。癫痫是神经系统常见疾病，患病率约为 5‰。

（一）病因与发病机制

癫痫不是独立的疾病，而是一组疾病或综合征，引起癫痫的病因非常复杂，根据病因学不同，癫痫可分为三大类。

1. 遗传性癫痫　随着分子遗传学的发展，很多癫痫综合征的基因已被定位和克隆。遗传性癫痫包括儿童失神癫痫、常染色体显性遗传夜发性额叶癫痫等。

2. 结构性或代谢性癫痫　有显著的结构性或代谢性病变可显著增加发展为癫痫的风险。结构性病变包括获得性疾病，如脑卒中、外伤及感染等。

3. 未知病因癫痫　占所有癫痫的三分之一或更多，如婴儿游走性局灶性癫痫、婴儿肌阵挛性癫痫（即以前的婴儿良性肌阵挛性癫痫）等。

（二）临床表现

癫痫临床表现丰富多样，但都具有如下特征：①发作性：症状突然发生，持续一段时间后迅速恢复，间歇期正常；②短暂性：发作持续时间非常短，通常为数秒钟或数分钟，除癫痫持续状态外，很少超过半小时；③重复性：第一次发作后，经过不同间隔时间会有第二次或更多次的发作；④刻板性：每次发作的临床表现几乎一致。

1. 部分性发作　指源于大脑半球局部神经元的异常放电。

（1）单纯部分性发作：发作时程短，一般不超过1分钟，发作起始与结束均较突然，无意识障碍。单纯部分性发作可分为部分运动性发作、部分感觉性发作、自主神经性发作、精神性发作。

（2）复杂部分性发作：占成人癫痫发作的50%以上，也称为精神运动性发作，病灶多在颞叶，故又称为颞叶癫痫。临床表现有较大差异，有的仅表现为意识障碍，有的表现为意识障碍和自动症（在癫痫发作过程中或发作后意识模糊状态下出现的具有一定协调性和适应性的无意识活动，如反复咀嚼、不断地穿衣、脱衣等，甚至乘车、上船等，事后不能回忆）。

（3）部分性继发全面性发作。

2. 全面性发作　有证据提示发作起源于双侧脑部，在发作初期就有意识丧失。

（1）全面强直-阵挛发作：意识丧失、双侧肢体强直后出现阵挛是此型发作的主要临床特征。早期出现意识丧失、跌倒，随后的发作可分为三期：强直期表现为全身骨骼肌持续性收缩；阵挛期表现为肌肉交替性收缩与松弛；发作后期尚有短暂阵挛，以面肌和咬肌为主，导致牙关紧闭，可发生蛇咬伤。从发作到意识恢复历时5~15分钟，醒后患者常感头痛、全身酸痛、嗜睡，部分患者有意识模糊。发作时，强行约束患者可能发生伤人和自伤。

（2）强直性发作：多见于弥漫性脑损害的儿童，睡眠中发作较多。其表现与全面强直-阵挛发作的强直期有相似的全身骨骼肌强直性收缩。

（3）阵挛性发作：几乎都发生在婴幼儿，特征是重复阵挛性抽动伴意识丧失，之前无强直期。

（4）失神发作：典型失神发作，表现为儿童期起病，青春期前停止发作。特征性表现是突然短暂的意识丧失和正在进行的动作中断，双眼茫然凝视，呼之不应。

（5）肌阵挛发作：表现为快速、短暂、触电样肌肉收缩，可遍及全身，也可限于某个肌群或某个肢体，常成簇发生，声、光等刺激可诱发。

（6）失张力发作：是姿势性张力丧失所致。表现为部分或全身肌肉张力突然降低导致点头、张口、持物坠落或猝倒发作，持续数秒至1分钟，发作后立即清醒或站起。

3. 癫痫持续状态　传统定义为癫痫连续发作之间意识尚未完全恢复又频繁再发，或癫痫发作持续30分钟以上未自行停止。目前认为若发作持续时间超过5分钟即有可能损伤神经元，就应考虑癫痫持续状态的诊断，并须紧急处理。若不及时治疗，患者可因高热、循环衰竭、电解质紊乱或神经元损伤导致永久性脑损害，致残率和致死率均很高。

考点　癫痫的临床表现

（三）辅助检查

1. 脑电图（EEG）检查　是诊断癫痫最重要的辅助检查方法，有助于明确癫痫的诊断及分型和确定特殊综合征。近年来广泛应用的24小时长程脑电监测和视频脑电图使发现痫样放电的可能性大为提高。

2. 神经影像学检查　包括CT和MRI，可确定脑结构异常或病变，对癫痫及癫痫综合征的诊断和分类颇有帮助，有时可做出病因诊断。

（四）诊断与鉴别诊断

1. 诊断要点　临床表现符合发作性、短暂性、重复性和刻板性的特点，结合脑电图和影像学检查可做出诊断。

2. 鉴别诊断

（1）晕厥：为脑血流灌注短暂全面下降，缺血缺氧所致意识瞬时丧失和跌倒。多有明显的诱因，如久站、见血、情绪激动和严寒等。以意识迅速恢复并完全清醒为特点，引起的意识丧失极少超过15秒。

（2）假性癫痫发作：又称癔症样发作，是一种非癫痫性的发作性疾病，是由心理障碍而非脑电紊乱引起的脑部功能异常。发作时脑电图无相应的痫性放电和抗癫痫治疗无效是鉴别的关键。

（五）防治要点

目前癫痫治疗仍以药物治疗为主，以达到控制发作或最大限度地减少发作次数，使患者保持或恢复其原有生理、心理和社会功能状态。

1. 药物治疗　通常半年内发作两次以上，一经诊断，就应用药。药物选择应根据癫痫发作类型而定，如成人全面强直-阵挛发作，可选择卡马西平、苯妥英钠等；儿童失神发作可选乙琥胺等。药物控制发作后必须坚持长期服用，不宜随意减量或停药，以免诱发癫痫持续状态；停药应遵循缓慢和逐渐减量的原则。常用的药物有苯妥英钠、卡马西平、丙戊酸、苯巴比妥、乙琥胺等。

一般来说，全面强直-阵挛发作、强直性发作、阵挛性发作完全控制4～5年后，失神发作停止半年后可考虑停药。但停药前应有缓慢减量的过程，一般不少于1.0～1.5年，无发作者方可停药。

2. 手术治疗　目前认为，癫痫病灶的切除术必须有特定的条件，基本点为：①癫痫灶定位明确；②切除病灶应相对局限；③术后无严重功能障碍的风险。

3. 癫痫持续状态治疗　①一般处理：保持呼吸道通畅，吸氧，必要时行气管插管或切开，尽可能对患者进行心电、血压、呼吸、脑电的监测，保持稳定的生命体征和进行心肺功能支持；有牙关紧闭者应放置牙套；查找诱发癫痫状态的原因并治疗；处理并发症。②终止持续状态：首选地西泮10～20mg静脉注射，每分钟不超过2mg。

考点　癫痫的药物治疗

第6节 帕金森病

帕金森病（PD），又称震颤麻痹，是一种常见于中老年的神经系统变性疾病，临床上以运动迟缓、静止性震颤、肌强直和姿势平衡障碍为特征性症状。我国65岁以上人群帕金森病患病率为1700/10万。患病率随年龄增加而升高，男性稍高于女性。

（一）病因与发病机制

帕金森病的主要病理改变为黑质多巴胺（DA）能神经元变性死亡，但黑质多巴胺能神经元变性死亡的原因尚未完全明了。目前多数学者认为本病与环境因素、遗传因素和神经系统老化交互作用有关。

（二）临床表现

本病隐匿起病，进展缓慢。

1. 运动症状　常始于一侧上肢，逐渐累及同侧下肢，再波及对侧上肢及下肢。

（1）运动迟缓：随意运动减少、动作缓慢、幅度减少。体检见面容呆板，双眼凝视，瞬目减少，酷似面具脸。书写字体越写越小，呈现写字过小征。

（2）静止性震颤：早期表现为静止性震颤多从一侧上肢的远端开始，常有规律性的手指屈曲和拇指对掌动作，呈搓丸样动作，逐渐发展到同侧下肢与对侧上、下肢体，呈N字形进展。随意运动时震颤减弱或消失，疲劳紧张及情绪激动时震颤加剧，睡眠时停止。

（3）肌强直：可表现为铅管样强直或齿轮样强直。面部、颈部、躯干及四肢肌肉均可受累。肌强直严重者可引起肢体的疼痛称为痛性痉挛。

（4）姿势平衡障碍：随病情进展，步伐逐渐变小变慢，启动、转弯时步态障碍尤为明显，自坐位、卧位起立时困难。有时行走中全身僵住，不能动弹，称为冻结现象。有时迈步后，以极小步伐越走越快，不能及时止步，称为前冲步态或慌张步态。

2. 非运动症状

（1）自主神经功能障碍：临床常见，如便秘、多汗、排尿障碍或直立性低血压等。

（2）精神障碍：近半数患者伴有抑郁，并常伴有焦虑、淡漠、疲劳。部分患者在疾病晚期可发生认知障碍，以及幻觉等。

（3）睡眠障碍：可有失眠、快速眼动期睡眠行为障碍、白天过度嗜睡等；有些患者夜间睡眠可伴有不宁腿综合征、睡眠呼吸暂停综合征等。

（4）感觉障碍：早期可出现嗅觉减退，中晚期常有肢体麻木、疼痛等。

考点　帕金森病的临床表现

（三）辅助检查

1. 血、脑脊液常规检查　均无异常。

2. 嗅觉测试　嗅棒测试可发现患者的嗅觉减退。

3. 黑质超声检查　经颅超声可以发现绝大多数PD患者的黑质回声异常增强。

4. 分子影像检查　结构影像CT、MRI检查无特征性改变。正电子发射计算机断层扫描或单光子发射计算机断层（SPECT）扫描在疾病早期甚至亚临床期即能显示异常，有较高诊断价值。

（四）诊断与鉴别诊断

1. 诊断要点 中老年发病，病程进展缓慢，必备运动迟缓及至少具备静止性震颤和（或）肌强直中的一项，偏侧起病，对左旋多巴治疗敏感即可做出临床诊断。

2. 鉴别诊断

（1）继发性帕金森综合征：共同特点是有明确病因可寻，如感染、药物、中毒、脑动脉硬化、外伤等，相关病史是鉴别诊断的关键。

（2）原发性震颤：约 1/3 有家族史，各年龄段均可发病，姿势性或动作性震颤为唯一表现，无肌强直和运动迟缓，饮酒或服用普萘洛尔后震颤可显著减轻。

（五）防治要点

治疗应强调个体化特点，应采取综合措施，包括药物、手术、中医、康复、心理治疗等。

1. 药物治疗 原则是以达到有效改善症状、提高工作能力和生命质量为目标。提倡早期诊断、早期治疗。坚持剂量滴定、以最小剂量达到满意效果的用药原则。常用的药物有苯海索、金刚烷胺、复方左旋多巴等。

2. 手术治疗 早期药物治疗显效，而长期治疗疗效明显减退，或同时出现严重的运动波动及异动症者可考虑手术。手术可以明显改善运动症状，但不能根治疾病，术后仍需应用药物治疗，但应减少剂量。

3. 中医、康复及心理治疗 针灸等作为辅助手段对改善运动及非运动症状可起到一定作用。对患者进行语言、进食、行走及各种日常生活技能训练和指导等，可改善患者生活质量。教育与心理疏导也是不容忽视的辅助措施。

第 7 节 阿尔茨海默病

> **案例 11-2**
>
> 患者，女，68 岁，因认知功能减退 1 年就诊。患者于 1 年前出现记忆力减退，反应迟钝，言语表达费力，四肢肌张力增高。逐渐出现不识亲人，神志恍惚，自言自语，甚至出现幻视幻听，二便失禁，生活不能自理。认识、睡眠差，定向力、记忆力、判断力、计算力明显减退。曾就诊于精神专科医院，病情未见好转。
>
> 问题：1. 该患者的初步诊断是什么？
> 2. 为进一步明确诊断，应重点询问什么？该做哪些检查？

阿尔茨海默病（AD）是发生于老年和老年前期、以进行性认知功能障碍和行为损害为特征的中枢神经系统退行性病变。临床表现以记忆障碍、失语、失用、失认、视空间能力损害、抽象思维和计算力损害、人格和行为改变等为特征。其是老年期最常见的痴呆类型，是老年人失能和死亡的主要原因。

（一）病因与发病机制

AD 发病的危险因素包括年龄因素、膳食因素、女性雌激素水平降低、痴呆家族史、吸烟、高血压、高血糖、高胆固醇、高同型半胱氨酸、低教育水平等。AD可分为家族性、散发性两类。家族性AD呈常染色体显性遗传，多于65岁前起病；散发性AD目前认为与载脂蛋白E（APOE）基因最为相关。

关于AD的发病机制有多种假说，β-淀粉样蛋白（Aβ）瀑布假说影响较广。此假说认为β-淀粉样蛋白的生成与清除失衡是导致神经元变性和阿尔茨海默病发生的起始事件。此外，尚有tau蛋白假说、神经血管假说等。

> **链接**
>
> **发现阿尔茨海默病**
>
> 1907年，德国精神科医生及神经病理学家阿罗伊斯·阿尔茨海默（1864—1915）在对一名55岁的因精神疾病死亡患者的大脑切片进行检查时发现，有异常沉淀物沉积在脑组织。医学界将这一新发现的不明原因的疾病命名为阿尔茨海默病，又称老年痴呆症、失智症或脑退化症。

（二）临床表现

AD通常起病隐匿，持续进行性发展，主要表现为认知功能减退和非认知性神经精神症状。按症状分期，可分为临床前、极早期、早期、中期、晚期，对应的认知程度依次为无症状、轻度损害、轻度痴呆、中度痴呆、重度痴呆。

1. 临床前　无症状。主要表现为主观认知下降（不限于记忆）或伴轻度的精神行为改变，但客观测试无认知障碍；或临床痴呆评定量表（CDR）得0.0分。

2. 极早期　轻度损害。①主观认知下降，且客观测试证实认知障碍（可能主要不是遗忘）或精神行为评估的证据；②能独立进行日常生活活动，但可能对较复杂的日常生活活动产生可检测的但轻度的影响；或③CDR 0.5分。

3. 早期　轻度痴呆。①进行性认知障碍会影响多个领域和精神行为障碍；②对日常生活产生明显的影响，主要损害工具性活动，不再完全独立，偶尔需要帮助；或③CDR 1.0分。

4. 中期　中度痴呆。①进行性认知障碍和精神行为改变；②对日常生活产生广泛的影响，基本功能部分受损，不能独立生活，经常需要帮助；或③CDR 2.0分。

5. 晚期　重度痴呆。①进行性认知障碍和精神行为改变，可能无法进行临床面试；②对日常生活产生严重的影响，包括自我照料在内的基本活动受损，完全依赖帮助；或③CDR 3.0分。

考点　阿尔茨海默病的临床表现

（三）辅助检查

1. 实验室检查　血常规、尿常规、血生化检查均正常。

2. 脑电图检查　早期改变主要是波幅降低和α节律减慢，少数患者早期就有脑电图α波明显减少；晚期则表现为弥漫性慢波。

3. 影像学检查　CT检查见脑萎缩、脑室扩大；头颅MRI检查显示双侧颞叶、海马萎缩。

4. 神经心理学检查　对AD的认知评估领域应包括记忆功能、言语功能、定向力、应用能力、注意力、知觉（视、听、感知）和执行功能七个领域。临床常用的工具分为大体评定量表、分级量表、精神行为评定量表和用于鉴别的量表等四种。临床痴呆评定量表（CDR）已成为AD痴呆临床分级的金标准；得分为0.0分表示正常，0.5分表示可疑痴呆，1.0分表示轻度痴呆，2.0 分表示中度痴呆，3.0 分表示重度痴呆。

(四) 诊断与鉴别诊断

1. 诊断要点　AD 痴呆临床诊断的核心标准以病史和检查证实的认知或行为症状为依据。①符合痴呆诊断标准；②起病隐袭，症状在数月至数年中逐渐出现；③有明确的认知损害病史；④表现为遗忘综合征（学习和近记忆下降，伴 1 个或 1 个以上其他认知域损害）或者非遗忘综合征（语言、视空间或执行功能三者之一损害，伴 1 个或 1 个以上其他认知域损害）；⑤符合排除标准。如有认知衰退的病史记录，或携带一种致病性 AD 基因突变，则可以增加 AD 痴呆临床诊断的确定性。

2. 鉴别诊断　本病需要与血管性痴呆、额颞叶痴呆、路易体痴呆等进行鉴别。

(五) 防治要点

目前治疗困难，综合治疗和护理有可能减轻病情和延缓发展。

1. 非药物治疗　包括职业训练、音乐治疗等。

2. 药物治疗　①改善认知功能的药物有多奈哌齐、卡巴拉汀、加兰他敏、美金刚等；②控制精神症状，很多患者在疾病的某一阶段出现精神症状，如幻觉、妄想等，给予抗抑郁药物和抗精神病药物如氟西汀、奥氮平等。

3. 支持治疗　重度患者常出现营养不良、肺部感染、泌尿系统感染和压力性损伤等并发症，加强营养支持及对症治疗非常重要。

自 测 题

A₁/A₂ 型题

1. 治疗结核性脑膜炎药物选择正确的是
   A. 利福平
   B. 异烟肼
   C. 乙胺丁醇
   D. 异烟肼、利福平、吡嗪酰胺等联合用药
   E. 链霉素

2. 对单纯疱疹病毒性脑炎诊断最有价值的是
   A. 脑脊液中 HSV 特异性抗体显著升高
   B. MRI 显示颞叶异常信号影
   C. 发热、头痛、精神症状明显
   D. 脑脊液检查示蛋白升高、糖正常
   E. 脑电图检查可出现低波幅快波

3. 短暂性脑缺血发作，出现相应的症状及体征完全恢复的时间应在
   A. 36 小时内　　B. 28 小时内
   C. 24 小时内　　D. 48 小时内
   E. 72 小时内

4. 患者，男，25 岁。突然出现剧烈头痛、恶心、呕吐、意识清、四肢无瘫痪、颈项有阻力。为鉴别其为蛛网膜下腔出血还是化脓性脑膜炎，宜采用的主要方法是
   A. 血白细胞计数和分类检查
   B. 颅脑 CT 检查
   C. 反复测量体温
   D. 抽血做细菌培养
   E. 检查脑脊液

5. 高血压脑出血最多见于
   A. 脑桥　　　　B. 基底核
   C. 小脑　　　　D. 脑白质
   E. 脑干

6. 诊断脑出血最迅速、最可靠的检查是

A. 脑脊液检查　　B. 脑电图检查
C. 头颅CT检查　　D. 脑血管造影
E. 头颅MRI检查

7. 脑出血最常见的病因是

A. 脑外伤

B. 糖尿病

C. 血液病

D. 高血压及脑动脉硬化

E. 颅动脉瘤

8. 38岁女性，洗衣时突发右侧肢体活动不灵，查体：意识清，失语，二尖瓣区可闻及双期杂音，心律不齐，右侧偏瘫，上肢重于下肢，偏身痛觉减退，首先考虑的诊断是

A. 脑血栓形成　　B. 脑出血

C. 脑栓塞　　　　D. 蛛网膜下腔出血

E. 短暂性脑缺血发作

9. 有一脑外伤患者，CT检查示右额颞顶新月状高密度影像，其诊断是

A. 急性硬脑膜外血肿

B. 急性硬脑膜下血肿

C. 慢性硬脑膜下血肿

D. 脑内血肿

E. 高血压脑出血

10. 有一脑外伤患者，CT检查示右颞叶弓形高密度影，室中线受压移位，其诊断是

A. 脑挫伤

B. 硬脑膜下血肿

C. 硬脑膜外血肿

D. 脑内血肿

E. 高血压脑出血

11. 下列哪项不是诊断脑震荡的依据

A. 伤后立即出现意识障碍

B. 脑脊液红细胞阳性

C. 伤后逆行性遗忘

D. 清醒后头痛、恶心、呕吐

E. 意识障碍期间可有皮肤苍白、血压下降、呼吸浅慢

12. 癫痫的主要发病机制是

A. 循环血量不足导致血压急剧下降

B. 大脑神经元过度异常放电引起的短暂神经功能障碍

C. 心律失常或急性心腔排出受阻导致心排血量锐减

D. 严重脑血管闭塞性病变引起全脑供血不足

E. 严重贫血

13. 癫痫诊断主要是依靠病史的仔细询问，了解发作期的临床表现，在辅助检查中最重要的手段是

A. 分子影像检查如PET

B. 脑电图

C. 头颅CT

D. 头颅MRI

E. 脑脊液穿刺

14. 帕金森病临床表现中下列哪项不对

A. 运动减少　　B. 静止性震颤

C. 写字过大征　　D. 肌强直

E. 慌张步态

15. 阿尔茨海默病早期首发症状多为

A. 找词困难　　B. 近期记忆力减退

C. 人格异常　　D. 行为异常

E. 肢体瘫痪

A₃/A₄型题

（16～18题共用题干）

患者，男，62岁。3个月来发作两次右侧上、下肢无力，每次突然发病，持续约10分钟后自行缓解。查体：血压正常，双眼底动脉反光增强，神经系统检查正常。辅助检查示血液黏度增高，MRI检查未见异常。

16. 该患者的诊断为

A. 可逆性缺血性神经功能损害

B. 一过性脑缺血发作

C. 脑梗死

D. 脑血栓形成

E. 腔隙性脑梗死

17. 患者需进一步检查的项目为
    A. 血糖和血脂　　　B. 头颅 CT
    C. 脑血管超声检查　D. 脑电图
    E. 脑脊液检查
18. 患者最佳的预防性治疗为

A. 应用血管扩张剂
B. 中药治疗
C. 服用肠溶阿司匹林
D. 休息、不用药物治疗
E. 颈动脉内膜剥脱术

（崔英辉）

第 12 章
精神心理疾病

精神是指人的意识、思维活动和一般心理状态。精神健康的个体能从事建设性活动、维持良好的人际关系、调整自己以适应环境，是个人安康、事业成功、家庭幸福、人际关系良好、社会关系健康的基础。精神障碍以认知、情感、行为等方面的损害为特征，可伴有痛苦体验和（或）功能损害，一旦发病则严重影响患者的工作、学习及社会功能的行使。

第 1 节　精神分裂症

案例 12-1

患者，女，33 岁，因自诉一条小蛇在腹中存活三年就诊，患者自诉三年前一条小蛇趁自己熟睡时从鼻子钻入腹中。三年来，小蛇常在腹中游动，自己经常心慌、失眠。患者病前性格内向，不善交际。体格检查及三大常规、肝肾功能、血液生化检查，以及心电图、腹部 B 超及 MRI 检查等无异常发现。精神检查：患者年貌相符，行走自如，衣着不洁，意识清晰，情绪不稳。

问题：1. 该患者的初步诊断是什么？
　　　2. 该如何治疗？

精神分裂症是最常见的重性精神疾病之一。多起病于青壮年，临床表现复杂多样、症状各异，以知觉、情感、思维和行为等多方面的障碍、不协调及脱离现实环境为特点。一般无意识障碍及明显的智能障碍。病程多迁延，反复发作恶化会导致精神残疾，给患者、家属及社会带来严重疾病负担。

考点　精神分裂症的特点

（一）病因与发病机制

目前认识尚不明确，生物、心理、社会因素对精神分裂症的发病均发挥着重要作用。一般认为遗传因素在其发病中起重要作用，亲缘关系越近，患病率越高；感染、中毒、中枢神经系统损害或发育异常、分娩时的产科并发症等可能是某些患者的病因；文化水平、职业、社会阶层、社会隔离及心理社会应激事件等心理社会因素与本病发生相关。

（二）临床表现

1. **思维障碍**　在精神分裂症的众多症状中，思维障碍是最主要、最本质的症状，往往导致患者认知、情感、意志和行为等精神活动的不协调与脱离现实，即精神活动分裂。思维障碍包括思维形式障碍和思维内容障碍。思维形式障碍又称联想障碍，主要表现为思维联想过程缺乏连贯性和逻辑性，与精神分裂症患者交谈多有难以理解和无法深入的感觉，这是精神分裂症最具特征性的症状。思维内容障碍主要是指妄想。精神分裂症的妄想往往荒谬离奇、易于泛化。最多见的妄想是被害妄想与关系妄想。妄想有时表现为被动体验，是精神分裂症的典型症状。患者丧失了支配感，感到自己的躯体运动、思维活动、情感活动、冲动受他人或受外界控制。

2. 感知觉障碍　精神分裂症最突出的感知觉障碍是幻觉，以言语性幻听最为常见。精神分裂症的幻听内容可以是争论性的或评论性的，也可以是命令性的。幻听有时以思维鸣响的方式表现。

3. 情感障碍　主要表现为情感迟钝或平淡。情感平淡并不仅仅以表情呆板、缺乏变化为表现，患者同时还有自发动作减少、缺乏肢体语言。抑郁与焦虑情绪在精神分裂症患者中也并不少见，有时导致诊断困难。

4. 意志行为异常　患者的活动减少，缺乏主动性，行为变得孤僻、被动、退缩（意志减退）。患者在工作、学业、料理家务等方面有很大困难，往往对自己的前途毫不关心、没有任何打算，或者虽有计划，却从不实施。

5. 紧张综合征　有些精神分裂症患者的行为活动异常表现为紧张综合征，因全身肌张力增高而命名，包括紧张性木僵和紧张性兴奋两种状态，两者可交替出现。患者还可表现出被动性顺从与违拗。

（三）辅助检查

实验室检查缺乏特异性。心电图、脑电图、X线、B超、MRI等检查主要用于排除躯体器质性病变。各种心理量表和精神症状量表的使用与测量，有助于排除其他精神障碍。冲动风险评估、自杀风险评估、社会功能评估、依从性评估、社会支持及预后评估等可为患者选择合适的治疗场所和方案提供依据。

（四）诊断与鉴别诊断

1. 诊断　精神分裂症的主要特征为现实检验能力的显著损害及行为异常改变。精神分裂症须在系统评估基础上依据《疾病和有关健康问题的国际统计分类》（第十一次修订本）（国际疾病分类，ICD-11）标准进行诊断，临床分型为首次发作、反复发作和持续性。患者应具有两项以上特征性精神病性症状，包括思维鸣响、思维插入、思维被撤走及思维广播、特殊的妄想（如被影响妄想、被控制或被动妄想、评论性幻听、与文化不相称且根本不可能的其他类型的持续性妄想）。症状必须持续至少1个月，且不能归因于其他疾病（如脑肿瘤），也不是物质滥用或药物（如皮质类固醇）作用于中枢神经系统的结果，包括戒断反应（如酒精戒断），才考虑诊断为精神分裂症。并根据既往病程确定患者为首次发作、反复发作或持续性精神分裂症。

2. 鉴别诊断　精神分裂症通常需要和脑器质性及躯体疾病所致的精神障碍、精神活性物质所致精神障碍、妄想性障碍和心境障碍等疾病进行鉴别。

（五）防治要点

精神分裂症应当早期、综合和全程治疗。抗精神病药物治疗是首选的治疗措施；非药物治疗包括心理治疗和物理治疗，是药物治疗重要的辅助治疗策略。

1. 药物治疗　应系统而规范，强调早期、适量、足疗程、单一用药、个体化用药原则。

第一代抗精神病药物的代表有氯丙嗪、奋乃静、氟哌啶醇及其长效制剂、五氟利多、舒必利等，其治疗精神分裂症阳性症状有效，对患者的认知损害与阴性症状疗效有限。第二代抗精神病药物的代表有氯氮平、利培酮、奥氮平、喹硫平、氨磺必利等。第二代抗精神病药物可有效改善阳性症状、部分阴性症状与认知损害，治疗中断率低于第一代抗精神病药物，其常见不良反应包括过度镇静、直立性低血压、流涎、代谢综合征等。

2. 心理治疗　包括支持性治疗、认知行为治疗、认知矫正治疗、家庭治疗、社交技能训练、心理健康教育、艺术治疗等一系列的心理治疗技术。有助于提高患者治疗依从性，针对患者个体的特征帮助患者提高社会功能和回归社会。

3. 物理治疗　包括改良电休克治疗和重复经颅磁刺激。对于伴有紧张综合征、严重兴奋躁动、冲动行为、自杀企图、严重拒食的患者，可首选电休克治疗。重复经颅磁刺激可尝试用于增效治疗顽固性幻听和阴性症状。

> **链接**
>
> **电休克治疗的发现与发展**
>
> 电休克治疗（ECT）的发现源自匈牙利医生 Meduna 用药物诱发抽搐治疗精神分裂症。当时意大利神经精神病学家 Ugo Cerletti 在获知后立即联想到用电流来诱发抽搐以治疗精神疾病。1938 年 Ugo Cerletti 和 Lucio Bini 发明了 ECT 技术，因其技术简单、疗效确切，迅速被许多国家接受和使用。此后，此技术被不断改进，如采用避开大脑优势半球的单侧电极取代双侧电极、采用低电流刺激代替高电流刺激、加用并优化肌肉松弛剂、引入静脉诱导麻醉药以消除患者的窒息感及对 ECT 的恐惧感等，改良后的 ECT 技术更加安全，广泛应用于临床电休克治疗。

第 2 节　双相障碍

双相障碍也称双相情感障碍，指临床上既有躁狂或轻躁狂发作，又有抑郁发作的一类心境障碍。典型表现为心境高涨、精力旺盛和活动增加（躁狂或轻躁狂）与心境低落、兴趣减少、精力降低和活动减少（抑郁）反复或交替发作。双相障碍具有高患病率、高复发率、高致残率、高自杀率、低龄化和慢性化等特点，首次发作常在 20 岁之前。

（一）病因与发病机制

目前本病的病因及发病机制尚不清楚，现有的研究发现可能的发病机制涉及遗传、神经生化、神经内分泌、神经电生理、神经影像、神经发育及心理社会因素各个方面。而目前有效的治疗手段主要是针对心境障碍的神经生化异常进行的，包括 5-羟色胺、去甲肾上腺素、多巴胺等神经递质系统。

（二）临床表现

1. 抑郁发作　通常以典型的情绪低落、思维迟缓、意志活动减退三低症状，以及认知功能损害和躯体症状为主要临床表现，多数患者伴发焦虑，个别存在精神病性症状。患者情绪低落常呈晨重暮轻节律改变的特点；常有无望、无助、无用的三无认知，对前途悲观失望或自责自罪，有自杀观念和行为。自杀行为是严重抑郁的标志。有的患者会出现扩大性自杀，即认为活着的亲人也非常痛苦，可在杀死亲人后自杀。

2. 躁狂发作　典型表现为情感高涨、思维奔逸和活动增多的三高症状，可有夸大观念及夸大妄想，行为冲动，睡眠需求减少，可有食欲增加、性欲亢进。常伴有瞳孔扩大、心率加快、体重减轻等躯体症状以及注意力随境转移、记忆力增强紊乱等认知功能异常。严重者可伴有精神病性症状。临床表现较轻者称为轻躁狂，对患者社会功能有轻度的影响，部分患者有时达不到影响社会功能的程度，一般人常不易觉察。

考点　双相障碍的临床表现特征

（三）辅助检查

双相障碍通常无特异性生物学指标，部分患者（尤其是女性）可能有甲状腺功能减退，因此应做甲状腺功能测定。对过度兴奋及进食存在问题者应注意水、电解质代谢及酸碱平衡。在治疗过程中进行血药浓度测定，以保证疗效、监测不良反应及治疗依从性。

（四）诊断与鉴别诊断

1. 诊断要点　双相障碍的诊断主要根据病史、临床症状、病程及体格检查和实验室检查，典型病例诊断一般不困难。

2. 鉴别诊断　需与抑郁障碍（单相抑郁障碍）鉴别，与脑器质性疾病、躯体疾病、药物或精神活性物质所致继发性心境障碍相鉴别。伴有精神病性症状的躁狂或抑郁发作需与精神分裂症鉴别。

（五）防治要点

治疗应遵循综合治疗、个体化治疗、长期治疗、心境稳定剂为基础治疗、联合用药治疗、定期检测血药浓度等原则。心境稳定剂是治疗双相障碍的基础药物，通常指锂盐与丙戊酸盐等抗惊厥药。心境稳定剂联合心理治疗，并加强社会支持，对预防复发有重要作用。

1. 躁狂发作治疗　主要包括药物治疗和改良电休克治疗。锂盐，常用碳酸锂，是治疗躁狂发作的首选药。对于有明显兴奋躁动的患者，可以联合抗精神病药物，包括经典抗精神病药氟哌啶醇、氯丙嗪和非典型抗精神病药奥氮平、喹硫平等。严重者可采用改良电休克治疗。

2. 抑郁发作治疗　药物治疗以使用心境稳定剂为主，常用药物为锂盐。第二代抗精神病药物如喹硫平、奥氮平也可选用。在轻、中度的双相障碍治疗中应避免使用抗抑郁药物。

考点　双相障碍治疗的原则及常用药物

第3节　抑郁障碍

抑郁障碍是最常见的精神障碍之一，是指由各种原因引起的以显著而持久的心境低落为主要临床特征的一类心境障碍，伴有不同程度的认知和行为改变，部分患者存在自伤、自杀行为，甚至因此死亡。抑郁障碍是一种高发病率、高复发率及高致残率的慢性精神疾病。2019年中国精神卫生调查（CMHS）数据显示，大陆抑郁障碍的终生患病率为6.8%。

（一）病因与发病机制

抑郁障碍患者存在多种神经递质水平或相关神经通路的功能异常。抑郁障碍还可能与神经内分泌功能异常、免疫功能异常、脑电生理异常、脑影像学异常、个体的遗传素质及心理社会因素密切相关，目前研究结论尚不明确。

（二）临床表现

抑郁障碍的主要临床表现包括核心症状及其他相关症状，可大体分为情感、躯体和认知症状等多个方面。

1. **情感症状** 是抑郁障碍的核心特征，包括心境低落、兴趣减退甚至丧失，愉快感缺乏。患者低落的心境每天大部分时间都存在，一般不随环境变化而好转。症状在一天之内可呈现节律性变化，如有些患者晨起心境低落最为严重，傍晚开始好转。

2. **躯体症状** 包括体重、食欲、睡眠和行为活动等方面的异常。典型表现包括：①对通常能享受乐趣的活动丧失兴趣和愉快感；②对通常令人愉快的环境缺乏情感反应；③早晨抑郁加重；④存在精神运动性迟滞或激越；⑤早上较平时早醒2小时或更多；⑥食欲明显下降；⑦1个月中体重降低至少5%；⑧性欲明显减退。通常中、重度抑郁发作的患者存在上述4条或以上的躯体症状。此外，部分患者还存在疼痛、心动过速、便秘等症状。

3. **认知症状** 抑郁障碍患者大多存在思维迟缓、注意力不集中、信息加工能力减退、对自我和周围环境漠不关心等表现，这类认知损害往往是可逆的。严重抑郁障碍的患者往往还存在悲观自责、消极厌世、自杀的风险，需要认真评估和预防。

4. **其他临床特征** 抑郁障碍患者除了出现上述主要症状外，还可能具有某些特定的临床特征，如焦虑、忧郁、紧张、食欲和体重增加、睡眠增多等。

考点 抑郁障碍的临床表现特征

（三）辅助检查

抑郁障碍通常无特异性生物学指标。完整的生物、心理、社会评估可有效提高抑郁障碍识别率，使诊疗规范化。常用评估工具有简明国际神经精神访谈、汉密尔顿抑郁量表、蒙哥马利抑郁评定量表、患者健康问卷抑郁量表、快速抑郁障碍症状自评问卷、哥伦比亚自杀严重程度评定量表、轻躁狂症状自评量表、艾森贝格（Asberg）抗抑郁药不良反应量表、药物依从性评定量表等。

（四）诊断与鉴别诊断

1. **诊断要点** 诊断主要根据症状的特征与演变。

2. **鉴别诊断** 需与双相障碍、焦虑障碍、创伤后应激障碍、精神分裂症等鉴别。

（五）防治要点

以提高临床治愈率、提高生存质量及预防复发为治疗三大目标。抑郁障碍的治疗包括药物治疗、心理治疗和物理治疗等，倡导基于评估的全病程治疗。

1. **药物治疗** 主要为抗抑郁药，倡导全病程治疗，强调充分治疗（充分的剂量和充分的疗程）及个体化合理用药。目前一般推荐选择性5-羟色胺再摄取抑制剂（SSRI）如氟西汀、5-羟色胺和去甲肾上腺素再摄取抑制剂（SNRI）如文拉法辛、去甲肾上腺素能及特异性5-羟色胺能抗抑郁药如米氮平作为一线药物使用。

2. **心理治疗** 包括认知行为治疗、人际心理治疗和行为心理治疗（如行为激活）等，这些治疗对轻中度抑郁障碍的疗效与抗抑郁药疗效相仿，但严重或内源性抑郁障碍往往不能单独使用心理治疗，须在药物治疗的基础上联合使用。

3. 物理治疗　包括改良电休克治疗（MECT）、重复经颅磁刺激。MECT是临床广泛应用的物理治疗方法，尤其是在急性期治疗中用于症状严重或伴精神病性特征的患者，有助于迅速缓解其自杀相关症状。

考点 抑郁障碍的治疗

自测题

A₁/A₂型题

1. 以下有关精神分裂症的描述哪项不正确
   A. 病因未明
   B. 具有思维、情感、行为等多方面的障碍
   C. 一般自知力无明显损害
   D. 多起病于青壮年、常缓慢起病且病程迁延
   E. 一般智能无明显损害

2. 精神分裂症最多见的幻觉是
   A. 视幻觉　　　　B. 听幻觉
   C. 触幻觉　　　　D. 嗅幻觉
   E. 本体幻觉

3. 精神分裂症的情感障碍主要表现为
   A. 情绪低落　　　B. 情绪不稳
   C. 情绪高涨　　　D. 情感不协调
   E. 欣快

4. 精神疾病中自杀最多的疾病是
   A. 神经衰弱　　　B. 抑郁症
   C. 精神分裂症　　D. 癔症
   E. 强迫症

5. 心境障碍一般具有以下特点
   A. 发作一次，加重一次，残留阴性症状
   B. 一次发作，永不缓解
   C. 反复发作，从无缓解期
   D. 反复发作，大多数能缓解
   E. 一次发作，终生不发

6. 躁狂发作睡眠障碍的特点是
   A. 入睡困难　　　B. 多梦
   C. 早醒　　　　　D. 睡眠需求减少
   E. 易惊醒

A₃/A₄型题

（7～8题共用题干）

患者，男，29岁。近2个月来自觉精力充沛、聪明，什么事都一学就会，感到有能力当镇长。在单位好提意见，不达到目的便煽动其他人罢工。整天忙忙碌碌，东奔西跑，走亲访友。自己不吸烟，却买很多高档烟，逢人便发，以示慷慨。日进五餐，顿食斤余，夜睡三小时，精神抖擞。自称具赵子龙之勇，诸葛亮之才，关羽之义，刘备之胸怀。两个月来体重减少8kg。据家属回忆，半年前其曾出现没有原因的情绪低落，说话少，不愿做事，自觉人生无味，在家休息1个月后恢复正常。

7. 应首先考虑的诊断是
   A. 躁狂症　　　　B. 抑郁症
   C. 精神分裂症　　D. 癔症
   E. 双相障碍

8. 目前，首选的治疗措施是
   A. 应用碳酸锂　　B. 应用奥氮平
   C. 改良电休克治疗　D. 应用氟西汀
   E. 应用米氮平

（马建强）

第13章
运动系统疾病

第1节 骨　　折

> **案例 13-1**
> 患者，男，33岁，因右前臂外伤半小时入院，查体：神志清楚，面色苍白，表情痛苦，右前臂中段肿胀明显，皮下淤血，压痛，手背苍白、发凉，桡动脉搏动消失，被动活动手指感剧痛。X线检查：尺桡骨粉碎性骨折。
> 问题：1. 该患者的诊断主要有哪些？主要的治疗原则有哪些？
> 　　　2. 该患者可能存在什么并发症，如何避免或预防此类并发症的发生？

一、概　　述

骨折是指骨的完整性或连续性发生部分或完全中断。

（一）病因与发病机制

1. **直接暴力**　骨折发生在暴力直接作用的部位，如击打、碰撞及火器伤等。多为开放性骨折，软组织损伤较重。

2. **间接暴力**　骨折部位距暴力接触点较远。大多为闭合性骨折，软组织损伤较轻。如走路不慎滑倒时，以手掌撑地，可发生桡骨远端骨折、肱骨髁上骨折或锁骨骨折等。踢足球时，股直肌猛烈收缩可致髌骨骨折，投掷时前臂屈肌群收缩可致肱骨内上髁骨折。

3. **疲劳性骨折**　骨骼某处长久承受一种持续应力，使该处发生疲劳性骨折。如长途行军致第2、3跖骨颈骨折，电钻工持久工作致前臂尺、桡骨骨折。

4. **病理性骨折**　全身性和局部性疾病使骨骼局部破坏或脆弱。正常活动中即可发生骨折，如骨结核、骨肿瘤等所致骨折。

（二）骨折的类型

1. **依据骨折是否和外界相通分类**

（1）开放性骨折：骨折附近的皮肤和黏膜破裂，骨折处与外界相通。

（2）闭合性骨折：骨折处皮肤或黏膜完整，不与外界相通，此类骨折没有污染。

2. **依据骨折的稳定程度分类**

（1）稳定性骨折：骨折复位后经适当的外固定不易发生再移位者称稳定性骨折，如裂缝骨折、青枝骨折、嵌插骨折及长骨横行骨折等（图13-1）。

（2）不稳定性骨折：骨折复位后易发生再移位者称不稳定性骨折，如斜行骨折、螺旋骨折及粉碎性骨折等（图13-2）。

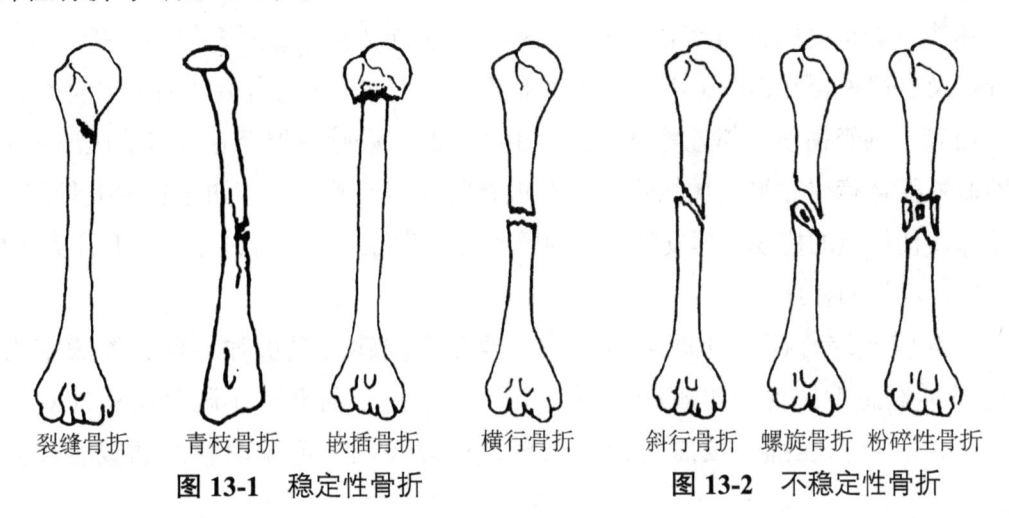

图13-1 稳定性骨折　　　　图13-2 不稳定性骨折

裂缝骨折　青枝骨折　嵌插骨折　横行骨折　斜行骨折　螺旋骨折　粉碎性骨折

3. 根据骨折的程度与形态分类

（1）完全性骨折：骨的完整性或连续性完全中断。管状骨骨折后形成两个或两个以上的骨折段。横行、斜行、螺旋及粉碎性骨折均属于完全性骨折。

（2）不完全性骨折：骨的完整性和连续性只有部分中断，如颅骨、肩胛骨的裂缝骨折，儿童的青枝骨折等。

4. 其他分类方法　如依据骨折后的时间不同，可分为新鲜骨折（2周以内）和陈旧性骨折（2周以上）。

考点 稳定性骨折与不稳定性骨折的区别

（三）临床表现

1. 全身表现　①休克：大量出血、剧烈疼痛或并发内脏损伤等所致，多见于多发性骨折、股骨骨折、骨盆骨折等；②体温增高：体温一般不超过38℃，多见于严重损伤，如股骨骨折、骨盆骨折。开放性骨折患者体温明显升高时应考虑感染的可能。

2. 局部表现　①疼痛与压痛：骨折处均感明显疼痛或剧痛，在移动肢体或触诊骨折部位时疼痛感加剧；②肿胀及瘀斑：骨折发生后由于局部血肿的形成、创伤性炎症反应，患处明显肿胀，伤后2～3天更明显，皮肤发亮，产生张力性水疱。浅表的骨折及骨盆骨折皮下可见瘀血；③功能障碍：由于骨折失去了骨骼的支架和杠杆作用，活动时引起骨折部位的疼痛，使肢体活动受限。

3. 骨折的专有体征　①畸形：骨折端因重叠、成角、旋转等移位后，使受伤局部的形状发生改变，如缩短、异常角度等；②反常活动：在肢体非关节部位，骨折后出现不正常的活动；③骨擦音或骨擦感：骨折端接触及互相摩擦，可听到骨擦音或摸到骨擦感。

以上3种体征只要发现其中之一，即可确诊。反常活动及骨擦音或骨擦感应在检查时加以注意，以免增加患者的痛苦，加重组织损伤。

（四）并发症

1. 早期并发症

（1）休克：骨折时因剧烈疼痛和大量出血，可引起休克。故对多发性骨折、骨盆骨折、股骨干骨折及有严重合并伤的患者，应观察有无创伤性或失血性休克的症状和体征。

（2）血管、神经损伤：邻近骨折部位的重要动脉、静脉或神经有可能受压或被刺破造成肢体远端血液循环障碍和神经功能障碍，严重者肢体坏死或畸形。如肱骨髁上骨折，应观察有无肱动脉损伤导致的桡动脉搏动消失、前臂和手部发凉、疼痛等表现。同时注意正中神经、桡神经、尺神经等的损伤。

（3）骨筋膜室综合征：骨折时形成的血肿和严重软组织水肿导致骨筋膜室内压力增高，肌肉、神经急性缺血而出现的一系列症状，常见于前臂和小腿骨折。应观察有无局部剧痛、肿胀、严重压痛、皮肤苍白、水疱、皮温降低、远端动脉搏动减弱或消失等症状和体征。

（4）内脏损伤：怀疑内脏损伤时，应密切观察病情变化，一旦确诊内脏损伤，遵医嘱立即做好手术前准备。

（5）脂肪栓塞：一旦出现脂肪栓塞征象，应立即配合医生纠正休克，支持呼吸，使用糖皮质激素，给予利尿剂等。

考点 骨筋膜室综合征的临床表现

2. 晚期并发症

（1）关节僵硬：长期固定可引起关节僵硬、骨质脱钙和肌肉萎缩，造成肢体功能严重障碍。

（2）骨化性肌炎：骨折后骨膜被撕裂移位，在肌组织内骨化，因此又称为损伤性骨化。

（3）畸形连接和生长畸形：骨折对位不良，有重叠及成角畸形，如不纠正，将发生畸形愈合。

（4）骨折延迟愈合和骨不连接：在应愈合的时间内尚未愈合，称为骨折延迟愈合。因固定不当，骨折局部经常活动，长时间后骨折修复活动停止，骨折端平滑，骨折间隙变宽，骨折端硬化成假关节，骨髓腔闭塞，称为骨不连接。

（5）创伤性关节炎：关节内骨折致关节面不平滑或肢体骨折后畸形愈合，使关节活动应力紊乱，出现活动时关节疼痛和运动障碍。

（6）骨无菌性坏死：又称骨缺血性坏死，即骨折后循环血量不足引起骨质坏死，如腕舟状骨骨折后舟状骨坏死、股骨颈骨折后股骨头坏死及距骨折后距骨体坏死等。

（7）缺血性肌挛缩：是肢体重要血管损伤及骨筋膜室综合征的后期结果，表现为缺血肌群变性、坏死，机化而出现挛缩，如发生在前臂掌侧即可变形为特殊的爪状手畸形。

（8）感染：伴有严重软组织损伤者，清创不及时可能发生感染，处理不当可致化脓性骨髓炎。

（五）辅助检查

1. X线检查　可确定骨折类型和移位情况，为骨折诊断提供依据。对于骨折一般要求是摄正、侧位片，同时包括一个邻近关节，有些骨折还需加拍特殊的投照位置。

2. CT、MRI 检查 可清楚地显示骨折的变化，确定骨折类型和移位情况，为骨折诊断提供更精确的依据。必要时可依病情需要选择。

（六）防治要点

骨折治疗原则：复位、固定、功能锻炼。

1. 复位 ①手法复位：是闭合性骨折最常用的复位方法；②牵引复位：分为皮牵引和骨牵引；③手术复位：切开骨折部位，在直视下复位。

2. 固定 ①外固定：常用的方法有小夹板固定、石膏绷带固定、持续牵引固定等；②内固定：常用的内固定器材有金属丝、接骨板、髓内钉、加压钢板等；③其他：如经皮外固定器等。

3. 功能锻炼 骨折后肢体在相当一段时间内暂时丧失了功能。通过功能锻炼，有助于肢体功能恢复，同时也有利于骨折后一系列病理反应的消退。

考点 骨折的复位方法

（七）现场急救

骨折急救的目的是抢救生命、保护肢体、预防感染和防止加重损伤，安全而迅速地转运患者。骨折急救三原则：抢救生命第一、保护功能第二、顾全解剖完整第三。

1. 抢救生命 密切观察神志、生命体征的变化，判断有无颅脑、胸、腹部合并伤。如有颅脑损伤或昏迷，应注意保持呼吸道的通畅；如发现心搏骤停、窒息、大出血、休克及开放性气胸等，优先有针对性地进行急救。

2. 防止继续损伤或污染 镇痛以稳定患者情绪，避免过多移动患肢。四肢检查时动作要轻柔，清洁伤口周围皮肤，肢体肿胀较剧烈时应剪开衣袖或裤管，一切操作都要谨慎轻柔；用无菌敷料或现场清洁的布类包扎伤口，以免继续污染；妥善固定骨折部位于功能位，绷带加压包扎止血；外露的骨端一般不进行现场复位，注意伤口有无活动性出血，使用止血带则应注意 1 小时放松 2～3 分钟，注意患肢血液循环情况。

3. 迅速转运患者 经初步抢救和妥善包扎固定后，应迅速将患者平稳转送到医院，以便及时接受正规治疗。

考点 骨折的现场急救原则

（八）骨折的愈合

1. 骨折的愈合过程 ①血肿机化期：即纤维组织的形成需 2～3 周方能初步完成；②骨痂形成期：又称临床愈合期，一般 3 个月左右；③骨化塑形期：骨痂逐步被吸收，骨髓腔亦再沟通，骨折处恢复正常骨结构，在组织学和放射学上不留痕迹。小儿为 1～2 年，成人为 2～4 年。

2. 影响骨折愈合的因素 ①全身性因素：不同年龄骨折愈合差异较大，儿童骨折愈合较成人快。患者的一般情况欠佳，如有营养不良、糖尿病、钙磷代谢紊乱、恶性肿瘤等时，均可使骨折延迟愈合。②局部因素：引起骨折的原因，骨折的部位、类型、程度，骨折部位的血运情况、治疗护理方法，感染和功能锻炼等因素均可影响骨折的愈合。

> **链接**
>
> **骨折临床愈合标准**
>
> 骨折临床愈合标准：①骨折部无压痛及沿肢体纵轴无叩击痛；②自行抬高患肢无不适感；③用适当力量扭转患肢，骨折处无反常活动；④X线片显示骨折线模糊，有持续性骨痂通过骨折线；⑤外固定解除后伤肢能满足以下要求：上肢能向前平举1kg重量达1分钟，下肢能不扶拐杖在平地连续步行3分钟，并不少于30步，连续观察两周骨折处不变形。

（九）健康指导

1. **骨折初期** 鼓励及时治疗，多进食营养丰富、易消化、富含优质蛋白和钙的食物，多饮水、多吃水果蔬菜等，保持排便通畅；强调功能锻炼的重要性和必要性，教会患者正确的功能锻炼方法。

2. **骨折固定期** 教会患者翻身技巧，锻炼自理能力和自我保护能力，防止发生压力性损伤。吸烟者应戒烟，同时应指导患者做适当的扩胸运动和深呼吸，增加肺活量，鼓励患者有效咳嗽、咳痰，防止肺部感染。解除患者的思想顾虑，注意观察末梢循环，定期复查。

3. **骨折康复期** 告诉患者及家属长期卧床易引起并发症的原因及如何预防；定时并坚持长期锻炼，最大限度恢复肢体功能，并嘱患者定期复查。

4. **对健康人群** 要加强宣传，如遵守交通规则，加强生产、生活环境安全保护措施，避免骨折发生。

考点 骨折的愈合过程

二、常见骨折

（一）肱骨髁上骨折

1. **病因与发病机制** 肱骨髁上骨折指肱骨髁上2cm以内的骨折，多见于10岁以下儿童，占儿童肘部骨折的30%～40%，可分为伸直型和屈曲型骨折。

2. **临床表现** 儿童有手掌着地受伤史，肘部向后突出并处于半屈位。检查局部压痛，有骨擦音及假关节活动，肘前方可扪到骨折端。

3. **辅助检查**

（1）X线检查：了解骨折类型及移位程度。

（2）CT、MRI检查：必要时可选择。

4. **诊断与鉴别诊断** 依据受伤史及临床症状、体征，可以诊断肱骨髁上骨折，检查肘后三角关系，与肘关节脱位相鉴别，诊断中应注意有无血管、神经损伤。

5. **防治要点** 一般采用手法复位或者骨牵引，不能手法复位者应行切开复位克氏针固定术。

（二）桡骨远端骨折

1. **病因与发病机制** 桡骨远端骨折多发生于老年妇女，发生在桡骨远端2～3cm范围内，多为闭合性骨折。可分为伸直型骨折（又名科利斯骨折）和屈曲型骨折，伸直型骨折最常见。

2. **临床表现** 科利斯骨折多为腕关节处于背伸位，手掌着地伤后发生，可出现典型畸形姿势，侧面观呈银叉畸形，正面观呈枪刺刀样畸形，检查局部压痛，腕关节活动障碍（图13-3）。

3.辅助检查

（1）X线检查：了解骨折类型及移位程度。

（2）CT、MRI检查：必要时可选择。

4.诊断与鉴别诊断　临床上依据典型畸形银叉畸形、枪刺刀样畸形可以诊断科利斯骨折，X线检查可以区分骨折的程度以及移位情况。

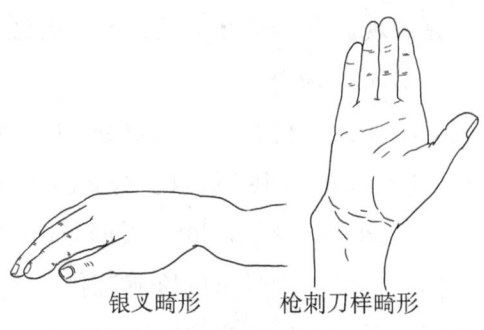

图13-3　伸直型桡骨远端骨折手的畸形

5.防治要点　一般采用手法复位外固定为主，部分行切开复位固定。

考点 科利斯骨折的典型体征

（三）股骨颈骨折

1.病因与发病机制　股骨颈骨折多由间接暴力所致。股骨颈部细小，处于疏松骨质与致密骨质交界处，负重大。老年人因骨质疏松，有时仅受到轻微的外力作用，即可造成骨折。一般分为股骨头下骨折、经股骨颈骨折、股骨颈基底骨折。

2.临床表现　患者可表现为患髋疼痛、活动障碍、患肢呈轻度屈髋屈膝缩短外旋畸形，检查可见大转子上移。但嵌插骨折时畸形不明显，仍可勉强行走，髋部有压痛，患肢纵向叩击痛阳性。

3.辅助检查

（1）X线检查：了解骨折类型及移位程度。

（2）CT、MRI检查：必要时可选择。

4.诊断与鉴别诊断　股骨颈骨折的部位分型决定骨折的愈后，股骨头下骨折、经股骨颈骨折易发生股骨头缺血坏死或骨折不愈合，股骨颈基底骨折容易愈合。X线片可明确骨折的部位、类型、移位情况，是选择治疗方法的重要依据。

5.防治要点

（1）非手术治疗：年龄大、全身情况差、合并有严重脏器功能障碍不能耐受手术者，可选择非手术治疗，穿防旋鞋，下肢骨牵引或皮牵引6～8周。

（2）手术治疗：65岁以上老年人的股骨头下骨折，股骨头坏死率高，多采用人工关节置换术治疗。

考点 股骨颈骨折的并发症

（四）股骨干骨折

1.病因与发病机制　股骨干骨折指小粗隆下2～5cm至股骨髁上2～5cm的股骨骨折。男性多于女性。10岁以下儿童占多数，约为总数的50%。股骨干骨折多由直接外力造成，如汽车撞击、重物砸压、碾压或火器伤等，间接外力主要为高处坠落、机器绞伤等。股骨干骨折可分为上1/3骨折，中1/3骨折，下1/3骨折。

2.临床表现　局部剧烈疼痛、压痛、明显肿胀、淤血或伤口出血；可有反常活动、畸形、骨擦音或骨擦感等骨折专有体征。可有面色苍白、口渴、心率增快、血压下降、肢端发凉等休克表现。偶有动脉损伤或坐骨神经损伤的症状和体征。

3. 辅助检查

（1）X线检查：根据X线检查结果，可了解骨折类型、部位、移位情况。

（2）CT、MRI检查：必要时可选择。

4. 诊断与鉴别诊断　根据受伤后出现的骨折特有表现，即可做出临床诊断。X线正、侧位拍片，可明确骨折的准确部位、类型及移位情况。股骨粗隆间骨折与股骨干骨折都有患肢疼痛、活动障碍等症状，需加以鉴别。

5. 防治要点

（1）非手术治疗：比较稳定的股骨干骨折，软组织条件差者可采用非手术治疗。成人采用牵引术，3岁以下儿童则采用垂直悬吊皮牵引术。

（2）手术治疗：成人的股骨干骨折近年来多采用手术内固定治疗。

（五）脊柱骨折

脊柱骨折又称脊椎骨折，是一种较严重且复杂的创伤性疾病。脊髓损伤是脊柱骨折的严重并发症，常导致截瘫，造成患者终身残疾，还会继发其他系统并发症，危及患者生命。

1. 病因与发病机制　脊柱骨折绝大多数由间接暴力引起，少数由直接暴力所致。例如，从高处坠落，头、肩或足、臀部着地，地面对身体的阻挡使身体猛烈屈曲，所产生的垂直分力可导致椎体压缩性骨折；若水平分力较大，则可同时发生脊柱脱位。弯腰时，重物落下打击头部、肩或背部，也可产生同样的损伤。直接暴力所致的损伤，多为战伤、爆炸伤等。

脊柱骨折可分为多种。

（1）根据暴力作用的方向分类

1）屈曲型损伤：较常见，多发生于胸腰段交界处的椎骨。

2）伸直型损伤：极少见。

3）屈曲旋转型损伤：可发生椎间小关节脱位。

4）垂直压缩型损伤：可引起胸、腰椎粉碎性骨折或寰椎裂开骨折。

（2）根据骨折的稳定性分类

1）稳定型骨折：指单纯压缩骨折，不超过椎体原高度的1/3，骨折无移位。

2）不稳定型骨折：损伤较为严重，复位后容易移位。

2. 临床表现　受伤局部疼痛、肿胀、畸形、椎突间隙加宽及局部有明显触痛、压痛和叩击痛，脊柱活动受限。胸腰段损伤时，有后凸畸形，合并脊髓损伤的症状和体征，可伴有四肢的感觉、运动、肌张力、腱反射及括约肌功能异常等。

3. 辅助检查

（1）X线检查：可显示椎体损伤情况，如压缩、粉碎及移位，椎间孔变小，关节突骨折或交锁棘突间隙增宽及附件骨折等，有助于进一步明确诊断，确定损伤部位、类型等。

（2）CT、MRI检查：可清楚地显示小关节的骨折及椎管的变化。

4. 诊断与鉴别诊断　根据外伤史、体格检查和影像学检查一般均能做出诊断，应包括病因诊断（外伤性或病理性骨折）、骨折部位和骨折类型的情况。颈椎病和脊柱骨折都有颈背疼痛、活动受限等症状，需加以鉴别。

5. 防治要点

（1）伴有其他严重多发伤，如颅脑、胸腹腔器官损伤或休克者，应优先处理以挽救生命，勿随意搬动患者，以防损伤脊髓。

（2）胸腰椎骨折

1）单纯压缩型骨折：椎体压缩不到1/3或年老体弱不能耐受复位及固定者可仰卧于硬板床上，骨折部位垫后枕，使脊柱过伸。3天后开始锻炼腰背肌，第3个月可开始稍下地活动，但以卧床休息为主，3个月后开始逐渐增加下地活动时间。椎体压缩超过1/3的青少年和中年受伤者，可采用两桌法或双踝悬吊法复位，复位后包石膏背心，固定3个月。

2）爆破型骨折：无神经症状且证实无骨折片挤入椎管者可采用双踝悬吊法复位。有神经症状和有骨折片挤入椎管者不宜复位，需手术去除突入椎管的骨折片及椎间盘组织再做植骨和内固定术。

（3）颈椎骨折

1）稳定型颈椎骨折：轻者可用枕颌带悬吊卧位牵引复位；有明显压缩脱位者，采用持续颅骨牵引复位，牵引重量3～5kg，复位并牵引2～3周后用头胸石膏固定3个月。

2）爆破型骨折有神经症状者：原则上应早期手术切除碎片、减压、植骨及内固定。若有严重并发伤需待病情稳定后再手术。

考点 脊柱骨折的防治要点

（六）脊髓损伤

1. 病因与发病机制　根据脊髓损伤的程度和部位可分为以下几种。

（1）脊髓震荡：脊髓遭受强烈震荡，立即发生迟缓性瘫痪，损伤平面以下的感觉、运动、反射及括约肌功能完全丧失，但数分钟或数小时内可以完全恢复，是脊髓损伤中最轻的一种。

（2）脊髓挫伤：是脊髓的实质性破坏，脊髓内部可有出血、水肿、神经细胞破坏和神经传导纤维的中断。

（3）脊髓断裂损伤：脊髓的连续性中断。

（4）脊髓受压：骨折移位、椎体滑落、碎骨块和破裂的椎间盘突入椎管内，直接压迫脊髓，使脊髓产生一系列脊髓损伤的病理变化。

（5）马尾神经损伤：表现为受伤平面以下出现弛缓性瘫痪。

2. 临床表现　脊髓损伤由于受损部位、受损原因、受损程度不同而表现出不同的症状和体征。

（1）脊髓震荡：损伤平面以下的感觉、运动、反射及括约肌功能完全丧失，但在数分钟或数小时内可完全恢复。

（2）脊髓挫伤、出血及受压：表现为受伤平面以下单侧或双侧同一水平的感觉、运动、反射及括约肌功能全部暂时消失或减弱，其预后取决于脊髓挫伤程度、出血量、受压程度及解除压迫的时间。

（3）脊髓圆锥损伤：会阴部表现为皮肤鞍状感觉障碍，大小便失禁或潴留和性功能障碍，双下肢感觉、运动功能正常。

（4）脊髓断裂损伤：平面以下的感觉、运动、反射及括约肌功能的完全丧失。

（5）马尾神经损伤：半面以下弛缓性瘫痪，有感觉及运动功能障碍，括约肌功能丧失，肌肉张力降低，腱反射消失。

（6）胸段脊髓损伤：表现为截瘫。

（7）颈段脊髓损伤：表现为四肢瘫痪。上颈椎损伤的四肢瘫痪均为痉挛性瘫痪；下颈椎损伤的上肢表现为弛缓性瘫痪，下肢为痉挛性瘫痪。

脊髓损伤后各种丧失的程度可用截瘫指数来表示：0代表功能完全正常，1代表功能部分丧失或接近丧失，2代表功能完全丧失。分别用相应数字表示某截瘫患者的自主运动、感觉和两便功能情况。代表3项功能的数字之和即为该患者的截瘫指数。例如，某患者，自主运动功能完全丧失，而其他两项功能部分丧失，其截瘫指数为2+1+1=4。截瘫指数最大为6，最小为0。截瘫指数大致可反映脊髓损伤的程度、发展情况，便于记录和比较治疗效果。

3. 辅助检查

（1）实验室检查：血尿便常规，血尿素氮、氯化物、磷酸酶、钠、钾、钙、磷、pH，动脉血氧分压和二氧化碳分压等均应及时检测。

（2）X线检查：当患者由急诊入院，仍躺在车上未移动前即需做脊髓的X线检查，包括整个脊柱的正、侧位片，特别是受伤部位的脊椎和胸片。颈椎需拍斜位片，C1需要拍张口正位片。以尽快明确脊柱骨折或脱位的部位。

（3）脊髓造影：由颅骨底部的C1～C2侧边穿刺。注入显影剂，当显影剂流经骨折或脱位处，摄影检查显影剂的流动是否有阻断现象。

（4）CT、MRI检查：能清晰显示脊髓压迫的影像，尤其能显示椎管内软组织的病变轮廓。

4. 诊断与鉴别诊断　影像学检查为诊断脊髓损伤的重要依据，体感诱发电位检查和运动诱发电位检查可了解脊髓的功能状况。外伤性癔症性瘫痪、周期性麻痹、椎管内出血等和脊髓损伤都会出现下肢运动功能障碍，甚至瘫痪，需加以鉴别。

5. 防治要点

（1）及早稳定脊柱，恰当地固定，可以防止因损伤部位的移位而产生的脊髓再损伤。

（2）及早解除脊髓压迫是保证脊髓功能恢复的关键。

（3）减轻脊髓水肿和继发性损伤。

考点 截瘫指数

第2节　关节脱位

一、概　　述

构成关节的关节面失去正常的对合关系称为关节脱位。脱位的主要表现是疼痛、肿胀和功能障碍，并有特殊的畸形、弹性固定和关节盂空虚等特征。

（一）病因与发病机制

关节脱位是由于直接或间接暴力作用于关节，或关节有病理性改变，使骨与骨之间相对关节面正常关系破坏，发生移位。

（二）分类

1. **按脱位原因** 可分为外伤性脱位、病理性脱位、先天性脱位及习惯性脱位。
2. **按脱位程度** 可分为全脱位及半脱位，按远侧骨端的移位方向可分为前脱位、后脱位、侧方脱位和中央脱位等。
3. **按脱位时间和发生次数** 可分为急性（脱位在3周以内）、陈旧性（脱位3周以上来复位者）和习惯性脱位（一个关节多次脱位）等。
4. **按脱位是否有伤口与外界相通** 可分为闭合性脱位与开放性脱位。

（三）临床表现

外伤性关节脱位是指当关节囊、韧带和肌腱等软组织纵撕裂或伴有骨折时发生的脱位，具有一般损伤的症状和脱位的特殊性表现。

1. **一般表现** ①疼痛：活动患肢时加重；②肿胀：出血、水肿使关节明显肿胀；③功能障碍：关节脱位后结构失常，关节正常活动功能障碍。
2. **特殊表现** ①畸形：关节脱位后肢体出现旋转、内收或外展和外观变长或缩短等畸形，与健侧不对称。关节的正常骨性标志发生改变。②弹性固定：关节脱位后，未撕裂的肌肉和韧带可将脱位的肢体保持在特殊的位置，被动活动时有抵抗和弹性固定的感觉。③关节盂空虚：关节盂空虚较易被触及。

以上3种特殊表现只要具备其中之一，即可确诊。

（四）辅助检查

X线检查关节正侧位片可确定有无脱位、脱位的类型和有无合并骨折，防止漏诊和误诊。

（五）诊断与鉴别诊断

根据外伤史、体格检查和影像学检查可做出明确诊断。关节脱位常合并相应骨端骨折，一般很难区分单纯关节脱位和合并骨折的关节脱位，需进行影像学检查，做出进一步鉴别诊断。

（六）防治要点

防治要点是复位、固定、功能锻炼。

1. **尽早复位** 复位中切忌粗暴，要注意防止损伤，如骨折、血管和神经损伤等。复位必须达到解剖复位，复位后及时给予固定。
2. **加强并发症的观察** 早期全身可合并多发伤、内脏伤和休克等合并伤，局部可合并骨折神经损伤，应详细检查并及时发现和处理。晚期可发生骨化肌炎、骨缺血坏死和创伤性关节炎等，应注意预防。
3. **手术治疗** 按骨科手术后护理常规进行护理。

考点 关节脱位的特有体征

二、肩关节脱位

> **案例 13-2**
> 患者，女，40岁。做家务时不慎跌倒，肩部着地，局部疼痛，方肩畸形，将患侧肘部贴近胸壁，其手掌不能搭至健肩。
> 问题：1. 该患者应首先考虑什么诊断？
> 　　　2. 主要的治疗措施是什么？

（一）病因与发病机制

创伤是肩关节脱位的主要原因，多为间接暴力所致。肩关节脱位多发于青壮年。肩关节盂小而浅，肱骨头大而圆，其活动范围大而稳定性差。肩关节脱位按肱骨头的位置分为前脱位、后脱位，以前脱位多见。前脱位又可分为喙突下脱位及锁骨下脱位（图13-4）。

喙突下脱位　　　锁骨下脱位

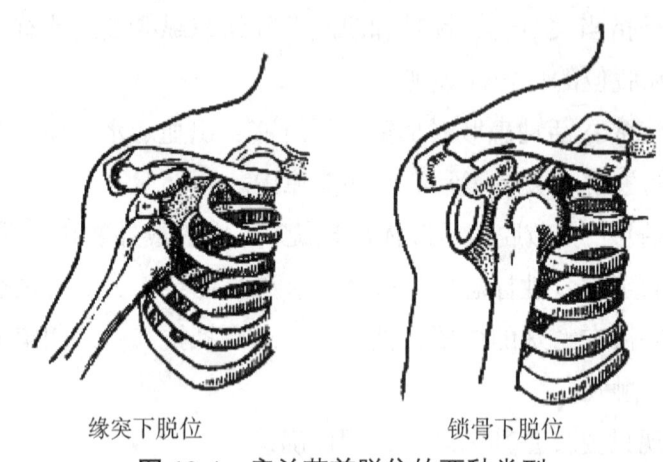

图 13-4　肩关节前脱位的两种类型

（二）临床表现

在臂外展外旋时，受间接或直接暴力冲击，易发生前脱位。局部表现为疼痛、不能活动，呈方肩畸形（关节盂空虚）（图13-5）。

杜加斯（Dugas）征阳性即被动置患侧手掌于健侧肩部，患侧肘部不能贴近胸壁，或将患侧肘部贴近胸壁，其手掌不能搭至健肩。

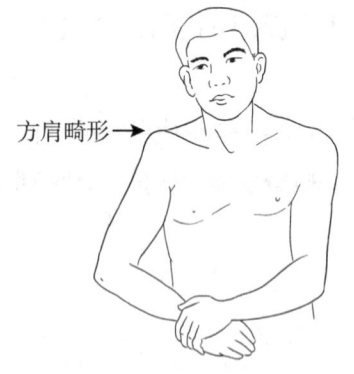

方肩畸形→

图 13-5　方肩畸形

（三）辅助检查

X线摄片检查可了解脱位的情况，并可明确有无骨折。

（四）诊断与鉴别诊断

有上肢外展外旋或后伸着地受伤史，肩部疼痛、肿胀，肩关节活动障碍，患者有以健手托住前臂、头向患侧倾斜的特殊姿势，即应考虑有肩关节脱位的可能。检查可发现患肩呈方肩畸形，肩胛盂处有空虚感，上肢弹性固定。本病和肩锁关节脱位、锁骨骨折、肱骨近端骨折有相似之处，应从多个方面详细检查进行判断。

（五）防治要点

治疗最常用的方法是足蹬复位法（图13-6）。

复位后将伤肢贴近胸壁，屈肘 90°固定于胸前约 3 周。固定期间应观察患肢远端感觉、运动及血运情况，注意有无臂丛神经损伤症状。若需要手术治疗，遵医嘱做好手术前准备和手术后护理。

考点 肩关节脱位的主要体征

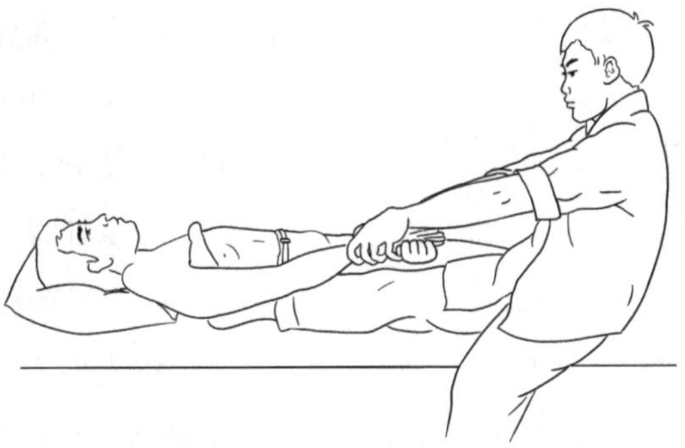

图 13-6　足蹬复位法

三、肘关节脱位

（一）病因与发病机制

肘关节脱位较常见，发生率仅次于肩关节脱位，可分为肘关节前脱位和肘关节后脱位。正常肘关节由肱尺关节、肱桡关节和尺桡上关节组成。肘关节后部关节囊及韧带较薄弱，易发生后脱位，大多发生于青壮年。多由间接暴力引起。

（二）临床表现

上肢外伤后，肘部疼痛、肿胀、活动障碍。检查发现肘后突畸形，前臂处于半屈位，并有弹性固定。肘后出现空虚感，可扪到凹陷，肘后三角关系发生改变，应考虑肘关节脱位的存在。

（三）辅助检查

X 线检查，可了解移位的情况及是否合并骨折等。

（四）诊断与鉴别诊断

肘部正、侧位 X 线摄片可发现肘关节脱位的移位情况、有无合并骨折。侧方脱位可合并神经损伤，应检查手部感觉、运动功能。

在正常情况下肘伸直位时，尺骨鹰嘴和肱骨内、外上髁三点呈一直线；屈肘时呈一等腰三角形。脱位时上述关系被破坏。肱骨髁上骨折时肘后三角保持正常，这是鉴别两者的要点。

（五）防治要点

治疗方法以手法复位为主，必要时可用手术治疗。复位后固定（同肩关节脱位）期间，应观察患肢远端感觉、运动、肿胀、颜色及桡动脉搏动情况，注意有无正中神经损伤、尺神经损伤的表现。若需要手术治疗，遵医嘱做好手术前准备和手术后护理。

考点 肘关节脱位的防治要点

四、髋关节脱位

（一）病因与发病机制

髋关节脱位多发生于青壮年，根据股骨头脱位后的位置分为前脱位、后脱位和中心脱位 3 种类型，临床以后脱位最常见。大多为暴力所致，也可由髋关节结核、化脓性关节炎、肿瘤等导致髋臼和股骨头破坏，引起病理性脱位；髋关节先天发育不良，出生后就发生脱位，属于先天性脱位。

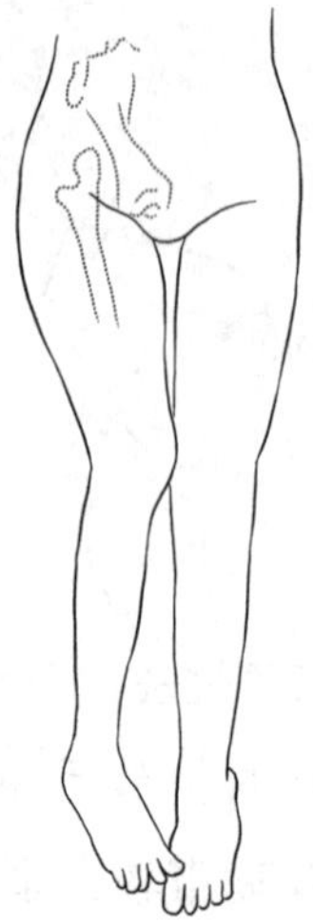

图 13-7　髋关节脱位

（二）临床表现

髋关节脱位主要表现为下肢弹性固定于屈曲、内收、内旋位，足尖触及健侧足背，患肢缩短（图 13-7）。腹股沟部关节空虚，髂骨后可摸到隆起的股骨头，大转子上移。

（三）辅助检查

X 线检查可了解移位的情况及是否合并骨折等，必要时可选择 CT 或 MRI 检查。

（四）诊断与鉴别诊断

有明显外伤史，通常受到暴力程度较大。有明显的疼痛，髋关节不能主动活动，X 线检查可了解脱位情况及有无骨折，必要时行 CT 检查了解移位情况。本病应与股骨颈骨折、股骨粗隆间骨折相鉴别。

（五）防治要点

髋关节脱位常用提拉法、旋转法复位。复位时，必须在麻醉下进行，复位后皮牵引两周，防止股骨头发生无菌性坏死。牵引期间保持下肢轻度外展中立位，防止足下垂。3 个月后下地活动，但不能负重，6 个月后进行负重劳动。

考点　髋关节脱位的体征

第 3 节　关 节 炎

一、骨 关 节 炎

骨关节炎是一种以关节软骨退行性变和继发性骨质增生为特征的慢性关节疾病。

（一）病因与病理变化

1. 病因　原发性骨关节炎的发病原因并未完全明了，它是一种长期、慢性、渐进性过程，其中年龄是主要高危因素。继发性骨关节炎是在关节局部原有病变的基础上发生的骨关节炎。

2. 病理变化　最早、最主要的病理变化发生在关节软骨，最终关节面完全破坏、出现畸形。

（二）临床表现

主要症状是疼痛，活动多时加重，休息后好转。疼痛常与天气变化，潮湿受凉等因素有关。患者常感关节活动不灵活，上下楼困难，晨起或固定某个体位较长时间关节僵硬，稍活动后减轻。关节活动时可有各种不同的响声，有时可出现关节交锁。

（三）辅助检查

1. 实验室检查　血常规、蛋白电泳、免疫复合物等一般在正常范围，C 反应蛋白和红细胞沉降率轻度升高。

2. X 线检查　非对称性关节间隙变窄，软骨下骨硬化和（或）囊性变，关节边缘增生和骨赘形成或伴有不同程度的关节积液，部分关节内可见游离体。严重者出现关节畸形

（图 13-8）。

（四）诊断与鉴别诊断

根据症状、体征及辅助检查，尤其是 X 线检查，可做出临床诊断。骨关节炎应与感染性关节炎、急性风湿热、类风湿关节炎等疾病相鉴别。

（五）防治要点

治疗的目的是缓解或解除症状，延缓关节退变，最大限度地保持和恢复患者的自主生活。其中包括非药物治疗、药物治疗、手术治疗三个方面。

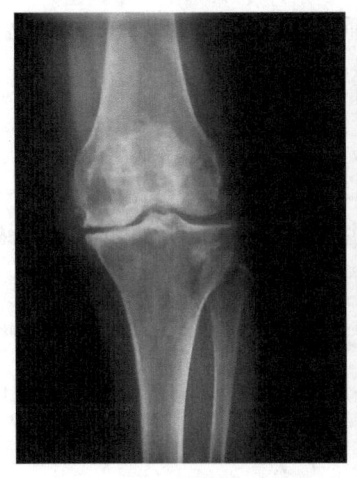

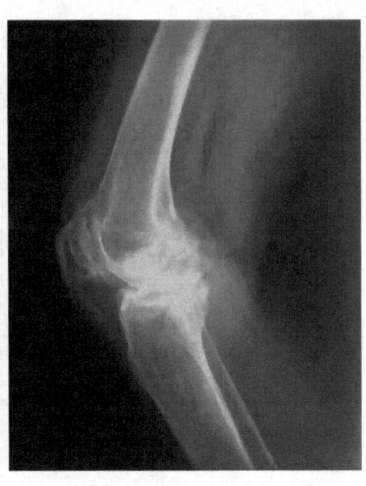

图 13-8 膝关节骨关节炎 X 线图

考点 骨关节炎的病因

二、类风湿关节炎

类风湿关节炎（RA）是以关节病变为主的非特异性炎症，以慢性、对称性、多滑膜关节炎为主要临床表现，属于自身免疫性疾病，其发病机制尚未明确。类风湿关节炎好发于手、腕、足等小关节，呈对称性分布，特点是关节痛和肿胀反复发作，进行性发展，最终致关节破坏、强直和畸形。

（一）病因与病理变化

病因不清，可能与下列因素有关。

1. 自身免疫反应　约 80% 的 RA 患者体内可检出类风湿因子（RF）。

2. 感染　甲型链球菌感染为本病主要诱因。

3. 遗传因素　类风湿关节炎家族调查显示，有类风湿关节炎家族史的人群发病率比一般人群高出 15%。

基本病理变化是关节滑膜的慢性炎症。早期炎症逐渐浸润关节表面、软骨下骨，使骨小梁减少、骨质疏松，后期形成纤维性关节僵直，进一步发展为骨性强直。

（二）临床表现

1. 全身表现　早期出现乏力、全身肌肉痛，常有低热、易疲劳、食欲不振、体重减轻等。

2. 关节表现　①关节疼痛与压痛：是最早出现的症状，最常累及的关节为腕、掌指关节，其次为膝、足趾、肩、肘等关节，多呈对称性、进行性疼痛，并反复发作，常伴有压痛；②晨僵：晨起时出现较长时间的受累关节僵硬，起床后经活动或温暖后症状减轻或消失；③关节肿胀：凡受累关节均可出现肿胀，典型表现为关节周围均匀性肿大，受累关节附近肌肉萎缩，关节呈梭形肿胀；④关节活动受限或畸形：病变持续发展，关节活动受限，晚期关节出现不同程度畸形，如手指的鹅颈畸形、梭状指等。

3. 关节外表现　①类风湿结节：20%～30% 的患者出现，为病情活动的标志；②类风湿血管炎:可出现在任何部位;③其他:如干燥综合征、贫血、血小板减少、肾变性等表现。

(三)辅助检查

1. 实验室检查

(1)血液检查:轻至中度贫血;活动期血小板增高,血沉增快;白细胞计数及分类多正常。

(2)C反应蛋白:增高说明类风湿关节炎有活动性。

(3)自身抗体:70%~80%的患者类风湿因子阳性,其滴度与病变的严重度成正比,但特异性差。

(4)免疫复合物和补体:约70%的患者在活动期血清中可检出各种类型的免疫复合物,血清补体在急性期和活动期升高。

2. X线检查 早期可见关节周围软组织肿胀,关节端骨质疏松,关节间隙变窄;晚期关节间隙消失,最终出现骨性强直。

(四)诊断

目前多采用美国风湿学会于1987年制订的诊断标准:①晨起关节僵硬至少1小时(≥6周);②3个或3个以上关节肿胀(≥6周);③腕、掌指关节或近侧指间关节肿胀(≥6周);④对称性关节肿胀(≥6周);⑤皮下结节;⑥手、腕关节X线平片显示有明确的骨质疏松或骨侵蚀;⑦类风湿因子阳性(滴度>1:32)。具备以上4个或4个以上标准者即可诊断本病。

(五)防治要点

类风湿关节炎目前尚无特效疗法。治疗目的在于控制炎症,减轻症状,延缓病情进展,保持关节功能和防止畸形。应强调依据不同患者、不同病情,制订不同的个性化治疗方案。

1. 一般治疗 急性期卧床休息,关节制动;恢复期进行功能锻炼和理疗,促进关节功能恢复。

2. 药物治疗 目前没有药物可以完全控制病情发展,常用药物分三线。一线药物主要是非甾体类药物,其中昔布类消化道副作用较轻,吲哚美辛与激素合用,可减少激素用量。二线药物有抗疟药、金盐制剂、柳氮磺胺吡啶、免疫抑制剂等。三线药物主要是激素。对于病情较轻、进展较慢的患者,多主张先使用一线药物,必要时联合使用二线药物。对于病情较重、进展较快的患者,在一、二线药物联合运用的同时,早期给予小剂量激素,以快速控制症状,见效后逐渐减少药物剂量。

3. 手术治疗 早期可行滑膜切除术,晚期可行关节置换术。

考点 类风湿关节炎的诊断

第4节 骨质疏松症

案例 13-3

患者，男，66岁，因腰痛1天入院，患者10余年前发现中度骨质疏松，但未系统治疗，仅间断服用钙剂。辅助检查：腰椎MRI显示T12压缩性骨折，骨密度测定示腰椎T值最低 −5.2。患者平日以素食为主，活动量少，晒太阳少，身高较5年前减少约5cm。

问题：1. 该患者最可能的诊断为什么？
       2. 该患者的治疗措施有哪些？

骨质疏松症是一种以骨量低、骨组织微结构损坏导致骨脆性增加、易发生骨折为特征的全身性代谢性骨病。骨质疏松症可发生于任何年龄，但多见于绝经后女性和老年男性。

骨质疏松症按病因分为原发性和继发性两大类。原发性骨质疏松症包括绝经后骨质疏松症（Ⅰ型）、老年骨质疏松症（Ⅱ型）和特发性骨质疏松症（包括青少年型）。绝经后骨质疏松症一般发生在女性绝经后5～10年内；老年骨质疏松症一般指70岁以后发生的骨质疏松；特发性骨质疏松症主要发生在青少年，病因尚未明。继发性骨质疏松症指由任何影响骨代谢的疾病和（或）药物及其他明确病因导致的骨质疏松。本节主要讲述原发性骨质疏松症。

（一）病因与发病机制

原发性骨质疏松症的病因和发病机制未明。凡可使骨吸收增加和（或）骨形成减少的因素都会导致骨丢失和骨质量下降，促进骨质疏松症及脆性骨折的发生、发展。

1. 骨吸收增加　①性激素缺乏：雌激素缺乏使破骨细胞功能增强，骨丢失加速。雌激素减少可降低骨骼对力学刺激的敏感性，使骨骼呈现类似于失用性骨丢失的病理变化。而雄激素缺乏在老年骨质疏松症的发病中起了重要作用。②活性维生素D缺乏和甲状旁腺素（PTH）分泌增多。③细胞因子表达紊乱：如骨组织的白介素、肿瘤坏死因子增高等。④其他因素：如肌少症和体力活动减少等。

2. 骨形成减少　骨形成主要由成骨细胞介导。①峰值骨量降低：峰值骨量是影响成年后骨量的重要因素。峰值骨量主要由遗传因素决定，并与种族、骨折家族史、瘦高身材及发育、营养、生活方式和全身性疾病等相关。②骨重建功能衰退：骨骼的完整性由不断重复、偶联的骨吸收和骨形成过程维持，此过程称为骨重建。骨重建功能衰退可能是老年骨质疏松症的重要发病原因。

3. 骨质量下降　骨质量主要与遗传因素有关，其包括骨的几何形态、矿化程度、微损伤累积、骨矿物质与骨基质的理化和生物学特性等。骨质量下降导致骨脆性增加和骨折风险增高。

（二）临床表现

骨质疏松症初期通常没有明显的临床表现，因而被称为寂静的疾病或静悄悄的流行病。但随着病情进展，患者会出现骨痛、脊柱变形，甚至发生骨质疏松性骨折等。

1. 骨痛及乏力　轻者无症状，仅在X线摄片或骨密度测定时被发现。较重患者常诉腰痛、乏力或全身骨痛。骨痛通常为弥漫性，无固定部位，体检不能发现压痛区（点）。乏力常于劳累或活动后加重，负重能力下降或不能负重。

2. 脊柱变形，身材缩短　常见于椎体压缩性骨折，身材变矮；严重者可出现驼背等脊柱畸形。

3. 骨折　骨质疏松性骨折（或称脆性骨折）指受到轻微创伤或日常活动中即发生的骨折，是骨质疏松症的严重后果。其中最常见的是椎体骨折。

4. 并发症　驼背和胸廓畸形者常伴胸闷、气短、呼吸困难，甚至发绀等表现；髋部骨折者常因感染、心血管病或慢性器官衰竭而死亡；长期卧床会加重骨丢失，并常因感染等使骨折极难愈合。

（三）辅助检查

1. 基本检查项目

（1）骨密度测定：骨密度是指单位体积（体积密度）或者是单位面积（面积密度）所含的骨量。目前临床最常用的骨密度测量方法为双能X线吸收检测法（DXA）。

（2）胸、腰椎X线侧位片及其骨折判定：椎体骨折常因无明显临床症状被漏诊，故需要在骨质疏松性骨折的危险人群中开展椎体骨折的筛查。拍摄胸、腰椎X线侧位片可作为骨质疏松椎体压缩性骨折及其程度判定的首选方法。

（3）骨转换标志物测定：骨转换标志物是骨组织本身的代谢产物，分为骨形成标志物和骨吸收标志物，前者反映成骨细胞活性及骨形成状态，主要有血清碱性磷酸酶、骨钙素等；后者代表破骨细胞活性及骨吸收水平，主要有空腹2小时尿钙、肌酐等。这些标志物的测定有助于鉴别原发性和继发性骨质疏松，判断早期疗效及患者依从性。原发性骨质疏松症患者的骨转换标志物水平往往正常或轻度升高。

2. 辅助检查项目

（1）骨骼X线检查：骨量丢失＞30%时，X线检查才会出现骨质疏松症征象，即骨透亮度增加，骨小梁及其间隙增宽，横行骨小梁消失，骨结构模糊。

（2）实验室检查：包括外周血常规，尿常规，肝、肾功能，血钙、磷和碱性磷酸酶水平等。原发性骨质疏松症患者通常血钙、磷和碱性磷酸酶值在正常范围，当有骨折时血碱性磷酸酶水平可有轻度升高。

3. 可选检查　为进一步鉴别诊断，可选择性进行以下检查：红细胞沉降率、性腺激素、25-羟维生素D、甲状旁腺激素、甲状腺功能、尿本周蛋白，甚至放射性核素骨扫描、骨髓穿刺或骨活检等。

（四）诊断与鉴别诊断

骨质疏松症的诊断基于全面的病史采集、体格检查、骨密度测定、影像学检查及必要的生化测定。详细的病史和体格检查是临床诊断的基本依据。

1. 诊断线索　①绝经后或双侧卵巢切除后的女性。②不明原因的慢性腰背疼痛。③身材变矮或脊椎畸形。④骨质疏松症家族史。⑤脆性骨折史或脆性骨折家族史。⑥慢性疾病、长期营养不良。⑦存在多种骨质疏松症危险因素，如高龄、吸烟、制动、低体重、长期卧床、服用糖皮质激素等。

2.诊断标准　主要基于DXA骨密度测定结果和（或）脆性骨折。

（1）基于骨密度测定的诊断：DXA测量的骨密度是目前通用的骨质疏松症诊断指标。骨密度通常用T值表示，骨密度值低于同性别、同种族健康成人的骨峰值1个标准差及以内属正常；降低1.0～2.5个标准差为低骨量；降低≥2.5个标准差为骨质疏松症。骨密度降低程度符合骨质疏松症诊断标准，同时伴有一处或多处脆性骨折为严重骨质疏松症。

（2）基于脆性骨折的诊断：符合以下两条之一者可诊断为骨质疏松症。①髋部或椎体脆性骨折。②骨密度测定符合低骨量（-2.5＜T值＜-1.0），合并肱骨近端、骨盆或前臂远端脆性骨折。

骨质疏松症需与原发性或转移性骨肿瘤相鉴别，可借助X线或MRI检查明确诊断。

（五）防治要点

1.治疗目标　改善骨骼生长发育，促进成年期达到理想的峰值骨量；维持骨量和骨质量，增加骨密度，预防增龄性骨丢失；避免跌倒和骨折。

2.基础措施

（1）调整生活方式：①加强营养，均衡膳食。建议摄入富含钙、低盐和含适量蛋白质的均衡膳食，推荐每日蛋白质摄入量为0.8～1.0g/kg，并每天摄入牛奶300ml或相当量的奶制品。②充足日照。③规律运动，包括负重运动及抗阻运动，如重量训练、行走、慢跑、打太极拳、瑜伽、跳舞和打乒乓球等。运动应循序渐进、持之以恒。④戒烟。⑤限酒。⑥避免过量饮用咖啡及碳酸饮料。⑦尽量避免或少用影响骨代谢的药物。

（2）骨健康补充剂：补充钙剂和维生素D为骨质疏松症预防和治疗的基本需要。①钙剂：成人每日元素钙的摄入量为800mg，50岁及以上人群每日元素钙的摄入量为1000～1200mg。我国居民每日膳食约摄入元素钙400mg，故尚需补充元素钙500～600mg/d。②维生素D：推荐成人每日维生素D摄入量为400U（10μg）；维生素D用于骨质疏松症防治时，剂量可为800～1200U/d。

3.抗骨质疏松药物　①骨吸收抑制剂：双膦酸盐、降钙素、雌激素、选择性雌激素受体调节剂等。②骨形成促进剂：甲状旁腺激素类似物。③其他药物：活性维生素D及其类似物、维生素K_2、锶盐等。

4.康复治疗　主要包括运动疗法、物理因子疗法、作业疗法及康复工程等。

考点　骨质疏松症的防治要点

第5节　颈肩腰腿痛

一、颈椎病

颈椎病是因颈椎间盘退行性变及其继发性改变，刺激或压迫邻近组织，如脊髓、神经根、椎动脉、交感神经，引起各种症状和体征。发病年龄多在中年以上，男性较多，好发部位为C5～C6、C4～C5、C6～C7椎间盘。

(一)病因与发病机制

1. 颈椎间盘退行性变　是颈椎病发生和发展的最基本原因。随着年龄增长,椎间盘的纤维环和髓核的水分逐渐减少,椎间盘渐变薄,即可造成两方面的改变:一是力学功能发生紊乱,引起椎体、椎间关节及其周围韧带发生变性、增生、钙化;二是椎间隙变窄,关节囊、韧带松弛,椎间盘四周膨突,致使相邻的脊髓、神经、血管受到刺激或压迫。

2. 先天性或发育性颈椎管狭窄　由于在胚胎或发育过程中椎弓过短,椎管的矢状内径偏小,当小于正常时(正常成人椎管的矢状内径14～16mm),即使颈椎间盘退行性变比较轻,也可出现压迫或刺激脊髓、神经、血管的临床症状和体征。

3. 损伤　慢性损伤,如长久伏案工作,对已发生退行性变的颈椎可加速其退行性变过程而发病;急性损伤,如颈椎不协调的活动,因加重已退行性变的颈椎和椎间盘的损害而诱发本病。

(二)临床表现

根据受压或刺激的组织不同,临床上将颈椎病分为以下几种类型,其中神经根型颈椎病发病率最高。

1. 神经根型颈椎病　由颈椎间盘突出,钩椎关节或关节突关节增生、肥大,刺激或压迫神经根所致。先出现颈痛及颈部僵硬,短期内加重并向肩部及上肢放射。咳嗽、打喷嚏及活动时疼痛加剧。皮肤可有麻木、过敏等感觉异常。上肢肌力和手握力减退。检查可见颈部肌痉挛,颈肩部压痛,颈部和肩关节活动有不同程度受限,神经系统检查有较明确的定位体征。

2. 脊髓型颈椎病　后凸的髓核、椎体后缘的骨赘、肥厚的黄韧带及钙化的后韧带等导致脊髓受压。患者出现上肢症状,如手部麻木、活动不灵,尤其是精细活动失调,握力下降,也可有下肢症状,如麻木、步态不稳、有踩棉花样感觉,躯干有紧束感。病情加重可发生自上而下的上运动神经元性瘫痪。

3. 椎动脉型颈椎病　颈椎横突孔骨性纤维性狭窄,上关节突增生肥大,颈椎失稳都可直接刺激、牵拉或压迫椎动脉。临床表现有眩晕、头痛、视物障碍、猝倒等,头部活动时可诱发或加重这些表现。

4. 交感神经型颈椎病　临床表现主要为交感神经兴奋症状,如头痛或偏头痛、头晕、恶心、视物模糊、心率加快、心律不齐、血压升高,以及耳鸣、听力下降等。患者也可出现交感神经抑制症状,如头昏、眼花、流泪、鼻塞、心动过缓、血压下降以及胃肠胀气等。

(三)辅助检查

1. X线检查　可见生理性前凸消失、椎间隙变狭窄、椎体前后缘骨质增生,钩椎关节、关节突关节增生。

2. CT和MRI检查　可见椎间盘突出,椎管、神经根管狭窄,以及脊髓、脊神经受压。

3. 上肢牵拉试验　术者一手扶患者颈部,手握患腕,向相反方向牵引。此法可使臂丛神经被牵引,刺激受压的神经根而出现放射痛。

4. 压头试验　患者端坐,头后仰并偏向患侧,术者用手掌在其头顶加压,出现颈痛并向患手放射(图13-9)。

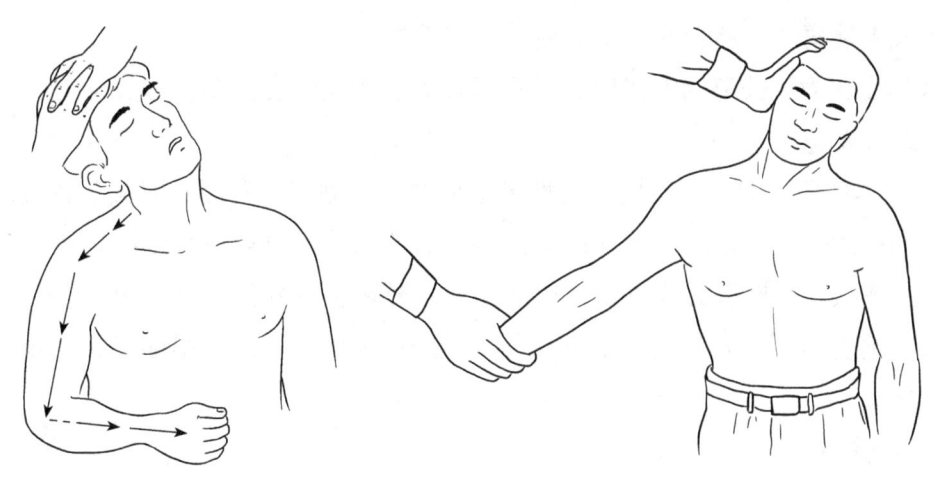

图 13-9　上肢牵拉试验及压头试验

（四）诊断与鉴别诊断

中年以上患者，根据病史、症状、体征、神经系统检查，结合 X 线、CT、MRI、肌电图等检查，可做出诊断。脊髓型颈椎病应与肌萎缩侧索硬化症、脊髓空洞症相鉴别，神经根型颈椎病应与胸廓出口综合征、肘管综合征、腕管综合征和尺管综合征鉴别，椎动脉型颈椎病应与梅尼埃病、眼肌疾病鉴别，交感神经型颈椎病临床征象复杂，且少有明确诊断的客观依据。

（五）防治要点

根据患者的病史、症状、体征及神经系统检查可明确诊断。治疗原则：改善受压，减轻症状，促进循环。

1. **非手术治疗**　包括颈部牵引、颈托和围领限制颈椎活动、推拿按摩、理疗、药物治疗。

2. **手术治疗**　非手术治疗无效、反复发作或脊髓型压迫症状进行性加重者，可采用手术治疗。

考点　颈椎病的分型及特点

二、肩关节周围炎

肩关节周围炎简称肩周炎，又称冻结肩、五十肩，是指肩关节周围肌肉、韧带、肌腱、滑囊、关节囊等软组织损伤、退变而引起的关节囊和关节周围软组织的慢性非特异性炎症，肩关节周围局部代谢障碍，血液及淋巴液回流受阻，导致关节周围组织如关节囊、肩袖、喙肱韧带等发生退行性改变，有渗出液及炎症细胞浸润，继而出现纤维化，致使肩关节主动和被动活动均明显受限。临床表现为肩部疼痛及肩关节活动受限。

（一）病因与病理变化

1. **肩部原因**　①多发生在 50 岁左右，软组织退行性变、对各种外力的承受能力减弱是基本因素；②长期过度活动、姿势不良等产生的慢性损伤是主要的激发因素；③上肢外伤后肩部固定过久，肩周组织继发萎缩、粘连；④肩部急性损伤、牵拉伤后治疗不当等。

2. **肩外原因**　颈椎、心、肺、胆道疾病的肩部牵涉痛，长期不愈致使肩部肌肉持续性痉挛，缺血形成炎性病灶，转变为真正的肩关节周围炎。

基本病理变化为肩关节周围肌肉、滑膜以及关节囊发生慢性损伤和炎症。

（二）临床表现

1. 症状　本病多于中老年患病，女性多于男性，左侧多于右侧，肩关节各方向主动、被动活动均不同程度受限，以外旋、外展和内旋、后伸最重。早期肩部疼痛、逐渐加重；夜间明显，可影响睡眠。后期肩关节僵硬，逐渐发展，最终肩关节各方向活动严重受限。

2. 体征　肩关节压痛及活动受限，以外旋、外展和内旋、后伸最明显，三角肌有轻度萎缩，斜方肌痉挛。

（三）辅助检查

X线检查见肩关节结构正常，可有不同程度的骨质疏松，MRI见关节囊增厚，肩部滑囊可有渗出，对鉴别诊断意义较大。临床上还可以进行关节镜检查。

（四）诊断与鉴别诊断

根据临床表现，结合辅助检查，必要时行关节镜检查综合分析判断。本病应与肩袖损伤及颈椎病相鉴别。

（五）防治要点

主要以非手术治疗为主，目的是缓解疼痛，恢复功能，避免肌肉萎缩。

1. 局部牵拉训练　教会患者做被动肩关节牵拉训练，如滑车带臂上举、手指爬墙法。
2. 理疗　急性期肩部制动，局部温热治疗。慢性期坚持锻炼并配合理疗、针灸、推拿等。
3. 药物治疗　疼痛明显者口服或外用非甾体抗炎药。

考点　肩关节周围炎的临床表现

三、腰椎间盘突出症

（一）病因与发病机制

腰椎间盘突出症是指腰椎间盘变性、纤维环破坏、髓核组织突出，刺激或压迫马尾神经根所引起的一种综合征。以20～50岁为多发年龄，男性多于女性。原因：①椎间盘退行性变；②损伤；③遗传因素；④妊娠。

腰椎间盘突出症根据病理变化可分为4型：膨隆型、突出型、脱垂游离型、施莫尔（Schmorl）结节及经骨突出型。

（二）临床表现

1. 症状

（1）腰痛：最常见，早期患者仅有腰痛。表现为急性剧痛或慢性隐痛；病程长的患者行走时疼痛难以忍受；患者在弯腰、咳嗽、排便等用力时均可使疼痛加剧。

（2）坐骨神经痛：好发于L4～L5、L5～S1椎间盘突出者，多表现为单侧疼痛。疼痛时从下腰部向臀部再向下肢足背或足外侧放射，可伴有麻木感。中央型椎间盘突出症可有双侧坐骨神经痛，表现为双侧腿及小腿后侧疼痛，咳嗽、打喷嚏等导致腹内压增高的活动均可使疼痛加剧。

（3）马尾神经受压：中央型突出的髓核或脱垂游离型的椎间盘组织压迫马尾神经，表现为双侧大小腿、足跟后侧及会阴部感觉迟钝，大、小便功能障碍。

2.体征

（1）脊柱侧凸：是腰椎为减轻神经根受压所引起疼痛的姿态性代偿畸形。

（2）腰部活动受限：腰部各方向的活动均受到不同程度的影响，以前屈受限最明显。

（3）压痛、叩痛：在病变椎间隙的棘突间，棘突旁侧1cm处压痛、叩痛，并伴有向下肢的放射痛。

（4）直腿抬高试验及加强试验阳性：患者平卧，患肢膝关节伸直，被动直腿抬高下肢，至60°以内即出现放射痛，称为直腿抬高试验阳性（图13-10）。

正常人神经根有约4mm的滑动度，下肢抬高到60°～70°时感腘窝不适，腰椎间盘突出症患者由于神经根受压或粘连使滑动度减少或消失，抬高在60°以内即可出现坐骨神经痛。在直腿抬高试验阳性的基础上缓慢降低患肢高度，至放射痛消失，再被动背屈踝关节以牵拉坐骨神经，若引起疼痛，则称为加强试验阳性。

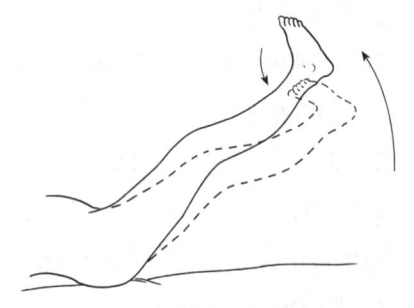

图13-10 直腿抬高试验及加强试验

（5）神经系统表现：主要为感觉减退、肌力下降及腱反射改变。腰神经受累时，患侧小腿前外侧和足背侧的痛、触觉减退，蹚趾背伸力降低。S1神经根受累时，外踝附近及足外侧的痛、触觉减退，足跖屈无力，踝反射减弱或消失。

（三）辅助检查

1. X线检查 提示脊柱侧凸、椎体边缘增生及椎间隙变窄等退行性变。

2. CT和MRI检查 显示椎管形态、椎间盘突出的程度和方向等，MRI还能显示脊髓、髓核、马尾神经、脊神经的情况。

3. 脊髓造影 可间接显示有无腰椎间盘突出及突出的程度。

4. 电生理检查 如肌电图等可明确神经受损的范围及程度。

（四）诊断与鉴别诊断

根据病史、症状、体征以及X线检查即可做出初步诊断。结合CT、MRI等方法可准确做出病变间隙、突出方向、突出物大小、神经受压情况的诊断。应与腰肌劳损、腰椎管狭窄症、腰椎结核、脊柱肿瘤等疾病相鉴别。

（五）防治要点

1. 非手术治疗 目的是减轻椎间盘对受压神经根的刺激及压迫，消除神经根的炎性水肿。①绝对卧床休息3周，至症状缓解后戴腰围下床活动，3个月后酌情腰背部肌肉锻炼。②持续牵引，多采用骨盆水平牵引，抬高床脚做反牵引。也可间断牵引（用牵引床）。③硬膜外注射皮质激素，减轻神经根周围炎症和粘连。④理疗、推拿和按摩。

2. 手术治疗 非手术治疗无效或巨大、骨化椎间盘，中央型椎间盘压迫马尾神经者，可采取椎间盘突出物摘除术或经皮穿刺髓核摘除术。

考点 腰椎间盘突出症的临床表现

自 测 题

A₁/A₂ 型题

1. 多发生于儿童的骨折为
   A. 青枝骨折 B. 螺旋骨折
   C. 凹陷骨折 D. 裂缝骨折
   E. 撕脱骨折

2. 骨折与脱位均具有的特殊体征是
   A. 异常活动 B. 畸形
   C. 弹性固定 D. 关节部位空虚感
   E. 骨擦音

3. 临床诊断骨折最可靠的依据是
   A. 外伤史
   B. 功能障碍
   C. 疼痛和压痛
   D. X线检查见骨折线存在
   E. 软组织肿胀

4. 桡骨远端骨折最常见的是
   A. 刺刀型 B. 屈曲型
   C. 伸直型 D. 银叉型
   E. 中立型

5. 关节内骨折易导致
   A. 骨化性肌炎 B. 创伤性关节炎
   C. 骨无菌性坏死 D. 缺血性肌挛缩
   E. 锁骨骨折

6. 肘后三角关系失常应考虑
   A. 肱骨外上髁骨折 B. 肱骨内上髁骨折
   C. 肘关节脱位 D. 桡骨小头半脱位
   E. 鹰嘴骨折

7. 骨筋膜室综合征的主要发病机制是
   A. 骨筋膜室内压高 B. 细菌繁殖过盛
   C. 肌肉痉挛 D. 主要神经损伤
   E. 血管内膜损伤

8. 下列哪种骨折之后容易发生缺血性坏死
   A. 粗隆间骨折 B. 股骨颈骨折
   C. 桡骨远端骨折 D. 股骨干骨折
   E. 髂骨翼骨折

9. 截瘫患者的并发症是
   A. 压力性损伤
   B. 排尿障碍和泌尿系统感染
   C. 呼吸衰竭和肺部感染
   D. 高热
   E. 以上都对

10. 肘关节脱位常为
    A. 前脱位 B. 后脱位
    C. 左脱位 D. 右脱位
    E. 骨折伴脱位

11. 肩关节脱位的特有体征是
    A. 患肢活动受限 B. 方肩畸形
    C. 患肢缩短 D. 肿胀、瘀斑
    E. 异常活动

12. 临床上发病率最高的颈椎病是哪个类型
    A. 脊髓型 B. 交感神经型
    C. 椎动脉型 D. 神经根型
    E. 混合型

13. 腰椎间盘突出症最基本的原因为
    A. 遗传 B. 外伤
    C. 退行性变 D. 髓核含水量减少
    E. 腰肌劳损

14. 腰椎间盘突出症最重要的体征是
    A. 椎旁压痛
    B. 椎间隙压痛
    C. 直腿抬高试验阳性
    D. 腰椎侧凸畸形
    E. 直腿抬高试验阳性，加强试验阳性

15. 患者，男，25岁。外伤后出现肘部关节肿胀，可以帮助鉴别肱骨髁上骨折和肘关节后脱位的表现是
    A. 手臂功能障碍
    B. 肘部剧烈疼痛

C. 是否可摸到尺骨鹰嘴
D. 肘后三角失去正常关系
E. 跌倒后因手掌撑地而受伤

16. 患者，男，45岁。无任何诱因出现腰痛和左下肢痛，疼痛沿大腿后侧向下放射到小腿外侧、足背外侧，经休息后明显减轻，后常因轻微外伤发作，可能的诊断是
A. 腰椎骨性关节炎　B. 强直性脊柱炎
C. 腰椎结核　　　　D. 腰椎间盘突出症
E. 马尾部肿瘤

A₃/A₄型题

（17～18题共用题干）

患者，男，35岁。因车祸致右侧下肢疼痛，不能行走，查体：右下肢短缩屈曲，内收内旋畸形，臀后可见股骨粗隆上移。

17. 该患者可能出现的损伤是
A. 胫骨颈骨折　　　B. 股骨粗隆骨折
C. 髋关节脱位　　　D. 股骨干骨折
E. 膝关节损伤

18. 此患者整复后，若无其他并发症，几个月后可进行负重劳动
A. 1个月　　　　　B. 3个月
C. 6个月　　　　　D. 9个月
E. 12个月

（郝　强）

第 14 章
外科感染

外科感染是指需要外科治疗的感染，一般指发生在损伤、手术、空腔器官梗阻后的感染。其特点为：①局部症状和特征突出；②常为多种细菌的混合感染；③常有组织化脓坏死。

第 1 节 概 述

（一）分类

1. **按致病菌种类** 可分为非特异性感染和特异性感染。非特异性感染又称为一般性感染，常见致病菌有葡萄球菌、链球菌及大肠埃希菌；特异性感染则是指由特殊的病菌、真菌等引起的感染，如破伤风梭菌、产气荚膜杆菌、结核分枝杆菌等引起的感染。

2. **按病变进程** 可分为急性感染、亚急性感染与慢性感染。病程在 3 周之内为急性感染，超过两个月为慢性感染，介于两者之间为亚急性感染。

（二）病因与发病机制

1. **病因** ①病原菌入侵：病原菌侵入人体后产生黏附因子，并可释放毒素导致感染扩散、组织结构破坏；②机体抵抗能力低下：局部或全身因素导致人体抗感染的防御机制被破坏，就可能引起感染，如严重营养不良、皮肤黏膜损伤、异物及组织坏死等。

2. **发病机制** 外科感染的发生与病原菌的数量和毒力有关，病菌数量增多及毒力增强，增殖速度快，机体存在易感因素，感染的概率高。病菌侵入组织并繁殖，产生多种酶与毒素，激活凝血、补体系统和巨噬细胞等，产生大量炎性介质，引起血管扩张与通透性增强；白细胞进入感染部位发挥吞噬作用，抗体与细菌表面抗原结合，参与炎症反应。炎性介质等也可进入血液引起全身炎症反应。

（三）临床表现

1. **局部表现** 红、肿、热、痛、功能障碍等。形成脓肿后，可触及波动感。这些症状不一定全部出现，随病程早晚、病变范围和位置深浅而异。

2. **全身表现** 轻重不一，感染轻者无全身症状；感染较重者常有发热，头痛，乏力，呼吸、心跳加快，食欲减退等表现，重者可导致脓毒症、感染性休克、多器官功能障碍。

3. **特异性表现** 特异性感染者可出现特殊的临床表现，如破伤风有肌肉强直性痉挛。

考点 外科感染的典型表现

（四）辅助检查

1. **血常规检查** 白细胞计数及中性粒细胞比例增高，若白细胞计数 $> 10.0 \times 10^9/L$ 或 $< 4.0 \times 10^9/L$，或出现未成熟白细胞，常提示细菌感染。

2. 血生化检查 可了解重要器官功能受损情况。

3. 细菌培养 血、尿、痰、分泌物、渗出液、脓液或穿刺液做涂片或细菌培养加药物敏感试验，可明确致病菌。

4. 影像学检查 深部感染、实质性脏器感染、骨关节感染可酌情选用 B 超、X 线、CT、MRI、穿刺等检查。

（五）诊断与鉴别诊断

一般可根据临床表现和检查做出正确诊断。波动感是诊断表浅脓肿的主要依据，深部脓肿，可穿刺帮助诊断。

（六）防治要点

1. 局部治疗 早期患处制动，给予外敷药物和理疗等以促使炎症消散。晚期脓肿形成需切开引流。

2. 全身治疗 感染严重者需全身应用抗生素，对症支持治疗，保证充分休息和睡眠、维持体液平衡、降温、镇痛等。

> **链接**
>
> **中药治疗外科感染**
>
> 祖国医学博大精深、源远流长，其对体表软组织感染治疗有独到之处。中药外治使药物通过皮肤渗透吸收，作用迅速、疗效显著、使用安全，治疗具有其特色和优势。中药外用的方法包括热敷、熏蒸、熏洗、敷贴、脐疗和膏药疗法。常用药物有蒲公英、紫花地丁、马齿苋、败酱草等植物，以及金黄散、玉露散、三黄膏、生肌玉红膏等，可改善局部血液循环，散瘀消肿、加速感染局限化，以及促使肉芽组织生长。

第 2 节 非特异性感染

一、软组织急性感染

（一）疖

疖俗称疔疮，是单个毛囊及其所属皮脂腺的急性化脓性感染，好发于毛囊与皮脂腺丰富的部位，如头面部、颈项、背部等。

1. 病因与发病机制 大多为金黄色葡萄球菌感染所致，常与皮肤不洁、局部擦伤、皮下毛囊与皮脂腺分泌物排泄不畅或机体抵抗力降低有关。

考点 疖的主要致病菌

2. 临床表现 开始时，局部皮肤有红、肿、痛的小硬结，逐渐增大呈锥形隆起，数日后结节中央组织坏死、软化，出现黄白色脓栓，触之有波动，破溃后脓液流尽，炎症逐步吸收即可痊愈（图 14-1）。有的疖无脓栓，需抗炎处理后才可消退。

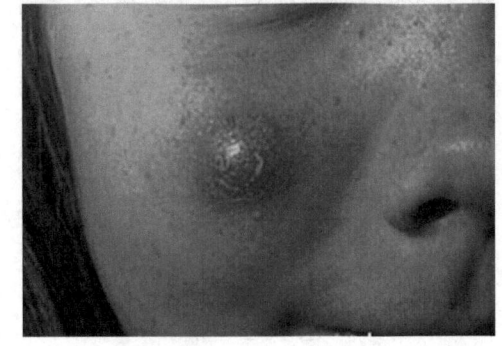

图 14-1 疖

疖一般无全身症状。面疖特别是发生在危险三角区（鼻、上唇及其周围）的疖，病情加剧或被挤压时，病菌可由内眦静脉、眼静脉进入颅内海绵状静脉窦，引起颅内化脓性海绵状静脉窦炎，出现颜面部进行性肿胀，并有寒战、高热、头痛、呕吐等症状，病情严重，病死率高。

若身体不同部位同时发生多处疖，或在一段时间内反复发生疖，称为疖病，与患者的抗感染能力低下（如有糖尿病），或皮肤不洁且常受擦伤有关。

考点 面部危险三角区的疖受挤压容易发生的危险

3. 辅助检查　血常规检查示白细胞计数和中性粒细胞比例增高。

4. 防治要点　促进炎症消退，红肿期可热敷、红外线理疗，也可敷贴鱼石脂软膏、金黄散等；局部化脓后，禁忌挤压，应及早排脓，然后敷以呋喃西林湿纱条或化腐生肌的中药膏；若有发热、头痛、严重全身反应者，应用抗生素治疗，加强营养支持。有糖尿病者应予降糖药物或胰岛素等治疗。预防本病应注意保持皮肤清洁，勤洗头、洗澡和勤换内衣物，避免表皮损伤。

（二）痈

痈是指多个相邻毛囊及其周围组织的急性化脓性感染，也可由多个疖融合而成，好发于皮肤较厚的颈部及背部。痈多见于中老年人，部分患者原有糖尿病。

考点 痈的好发部位

1. 病因与发病机制　致病菌以金黄色葡萄球菌为主，与皮肤不洁、擦伤、机体抵抗力低下有关。

2. 临床表现

（1）局部表现：初起时局部小片皮肤硬结，色暗红，疼痛轻，其中可有数个凸出点或脓点；随着感染的发展，皮肤硬结范围增大，周围呈现浸润性水肿，附近淋巴结常有肿大，疼痛加重。随着病变部位脓点增多、增大，中心处破溃出脓、坏死脱落，伤口呈蜂窝状（图14-2）；其间皮肤因组织坏死呈现紫褐色，很难自行愈合。发生在唇部的称为唇痈，口唇极度肿胀，开口困难，上唇痈可因口唇多动或挤压而致颅内感染。

（2）全身表现：患者多有畏寒、高热、乏力、头痛、食欲减退等。严重者可因脓毒血症或全身化脓性感染而危及生命。

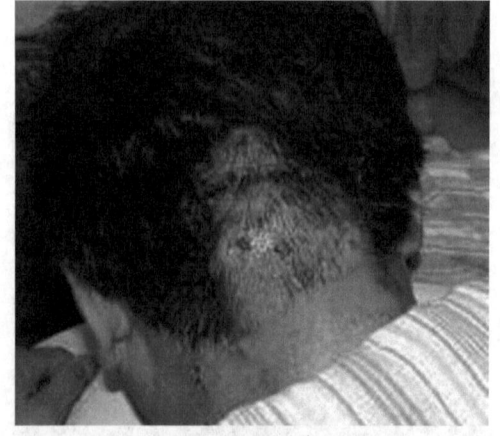

3. 辅助检查　血常规检查示白细胞计数和中性粒细胞比例明显增高，糖尿病患者监测血糖和糖化血红蛋白能了解血糖控制程度。

4. 防治要点

（1）预防：注意个人卫生，保持皮肤清洁，及时治疗疖。

（2）局部处理：早期仅局部红肿时，可以50%硫酸镁湿敷、鱼石脂软膏或金黄散敷贴，争取使病灶

图14-2　痈

缩小。如出现脓点或表面紫褐色，需及时手术切开引流脓液，手术一般用"+"或"++"形切口，切口线要超出病变边缘皮肤，清除已化脓和坏死的组织（图 14-3），伤口内填塞生理盐水纱条，外加绷带包扎。术后 24 小时更换敷料，改呋喃西林纱条贴于创面抗炎，以后每日换药，直至创面愈合，皮肤缺损较多的，可待肉芽组织长出后，行植皮术以加快组织修复。唇痈禁忌切开。

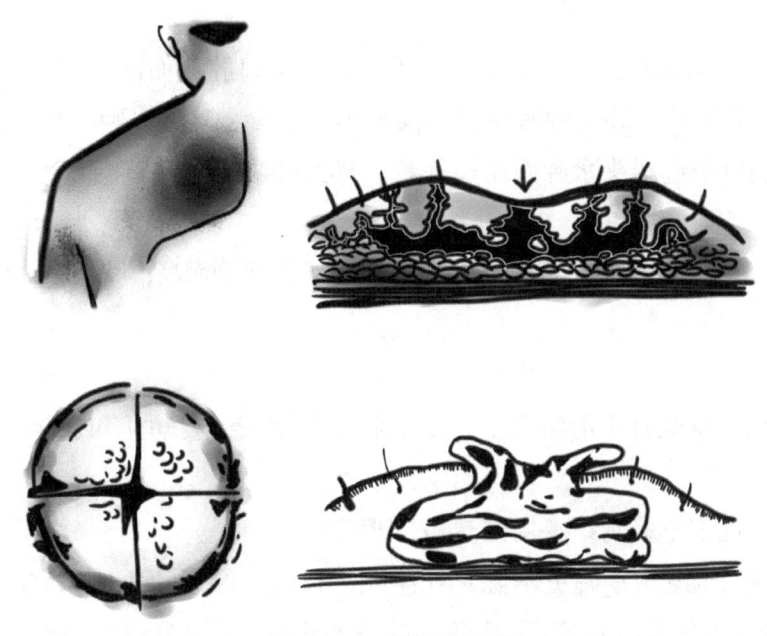

图 14-3　痈手术切开
手术一般用"+"或"++"形切口

（3）全身治疗：及时、足量使用有效的广谱抗生素以控制脓毒血症；控制糖尿病，卧床休息，加强营养。

（三）急性蜂窝织炎

急性蜂窝织炎是指发生在皮下、筋膜下、肌间隙或深部疏松结缔组织的急性弥漫性化脓性感染。

1. 病因与发病机制　常由皮肤黏膜或皮下疏松结缔组织受感染引起，致病菌主要是溶血性链球菌，其次为金黄色葡萄球菌，少数为厌氧菌和大肠埃希菌。

考点　急性蜂窝织炎的致病菌

2. 临床表现　由于病菌的种类与毒性、患者状况、感染原因和部位不同，可分为以下几种类型。

（1）一般性皮下蜂窝织炎：局部皮肤组织肿胀疼痛，表皮发红发热，红肿边界不清，迅速向四周扩散，并出现大小不同的水疱，邻近淋巴结肿痛。病情加重时，皮肤变成褐色，水疱破溃出脓，常伴有畏寒、高热、乏力等全身不适症状。深部组织的蜂窝织炎皮肤红肿不明显，但有局部水肿和深压痛，全身症状明显。

（2）产气性皮下蜂窝织炎：致病菌以厌氧菌为主，下腹部与会阴部多见，常在皮肤损伤且污染较重的情况下发生，通常仅局限于皮下结缔组织，不侵入肌层。早期表现与一般性皮下蜂窝织炎相似，病情发展快，皮肤、皮下组织和深筋膜进行性坏死，脓液恶臭，局部可有捻发音，全身状况迅速恶化。

（3）新生儿皮下坏疽：多发生在背、臀部。起病急、发展快，不易局限。起初皮肤发红，触之稍硬，病变范围扩大后，中央区变暗变软，皮肤与皮下组织分离，触诊有皮肤漂浮感，脓液多时可出现波动感，皮肤坏死呈褐色或黑色，可破溃流脓，患儿高热，哭闹不止，拒绝进乳。

（4）颌下急性蜂窝织炎：小儿多见，感染常起源于口腔或面部。炎症迅速波及咽喉部，患儿咽喉疼痛、吞咽困难、颌下肿胀明显，甚至不能进食，除红、肿、热、痛等局部症状外，全身反应较重，还可引起喉头水肿而压迫气管，导致呼吸困难甚至窒息。

考点 颌下急性蜂窝织炎的危险

3. 辅助检查　血常规检查示白细胞计数和中性粒细胞比例增高；脓液涂片检查或细菌培养能明确病原菌种类。

4. 防治要点

（1）预防：重视皮肤日常清洁卫生，受伤后及早就医，婴幼儿和老年人要注意加强生活护理。

（2）早期一般性皮下蜂窝织炎局部热敷、理疗。

（3）脓肿形成后应切开引流并清除坏死组织；口底、颌下的急性蜂窝织炎应尽早切开减压，以防喉头水肿压迫气管导致窒息；厌氧菌感染的伤口，采用3%过氧化氢溶液冲洗并湿敷。

（4）一般选用青霉素或头孢菌素类抗生素，疑有厌氧菌感染时加用甲硝唑，可根据细菌培养与药物敏感试验结果调整用药。

（四）丹毒

丹毒是皮肤及其网状淋巴管的急性炎症，好发于小腿和面部。

1. 病因与发病机制　致病菌为乙型溶血性链球菌，患者先有皮肤和黏膜的病损，如皮肤损伤、足癣等，发病后淋巴管分布区域的皮肤出现炎症反应，很少有组织坏死和化脓，当机体抵抗力降低时，可复发。

2. 临床表现　病变多见于下肢，表现为片状红疹，鲜红色，边缘清楚并稍隆起（图14-4），指压褪色，有烧灼样痛，病变范围扩大时，附近淋巴结肿大，可因病变反复发作而导致淋巴管阻塞，形成象皮腿。丹毒一般不化脓。

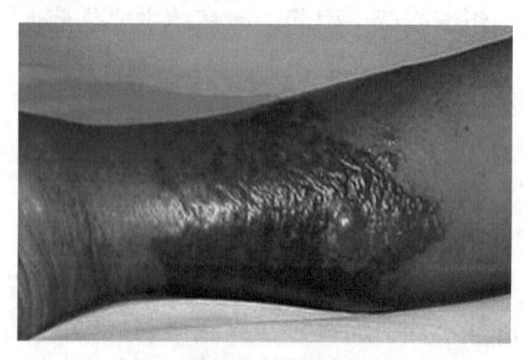

图 14-4　丹毒

考点 丹毒的好发部位和皮肤表现

3. 辅助检查　血常规检查有白细胞计数和中性粒细胞比例增高。

4. 防治要点

（1）预防：日常皮肤清洁，及时处理伤口，积极治疗足癣。丹毒具有接触传染性，需床边隔离，接触患者后要洗手消毒防止交叉感染。

（2）患肢制动，局部可用50%硫酸镁湿热敷，全身应用抗菌药物，如青霉素、头孢菌素类抗生素。

（五）急性淋巴管炎和淋巴结炎

1.病因与发病机制　致病菌多为金黄色葡萄球菌和溶血性链球菌。致病菌从损伤破裂的皮肤或黏膜侵入，导致淋巴管和淋巴结的急性炎症。

2.临床表现

（1）急性淋巴管炎：分为网状淋巴管炎和管状淋巴管炎，网状淋巴管炎即丹毒，管状淋巴管炎常见于四肢，下肢多见。浅层淋巴管炎在皮下可见红色线条，触之硬且有压痛；深层淋巴管炎则无表面红线，患肢肿胀，局部有条形压痛区域。它们都可引起全身反应，如畏寒、发热、头痛等。

（2）急性淋巴结炎：先有局部淋巴结肿大、疼痛，表面皮肤正常，轻者可自愈；感染加重时有多个淋巴结肿大，可融合，出现红、肿、热、痛；发展为脓肿时有波动感。

3.辅助检查　血常规检查示白细胞计数和中性粒细胞比例增高；淋巴结炎严重时形成脓肿，抽取脓液行细菌培养可明确病原菌种类。

4.防治要点　及时处理损伤，积极处理原发病灶，及早抗感染治疗，急性淋巴结炎已形成脓肿时，需切开引流。

二、手部急性感染

（一）甲沟炎

甲沟炎是甲沟或其周围组织的感染。

1.病因与发病机制　甲沟炎常因微小刺伤、倒刺、剪甲过深等引起。致病菌多为金黄色葡萄球菌。

2.临床表现　起初指甲一侧的皮肤红肿、疼痛，有的可自行消退，未消退的可迅速形成脓肿，有波动感，但不易破溃，脓液自一侧蔓延到甲根部的皮下及对侧甲沟，形成半环形脓肿。若不及时切开排脓，感染向深层蔓延，可形成指甲下脓肿（图14-5）或脓性指头炎。

3.辅助检查　血常规检查示白细胞计数和中性粒细胞比例增加；X线检查可明确有无指骨坏死。

4.治疗要点　感染初期，未形成脓肿者局部

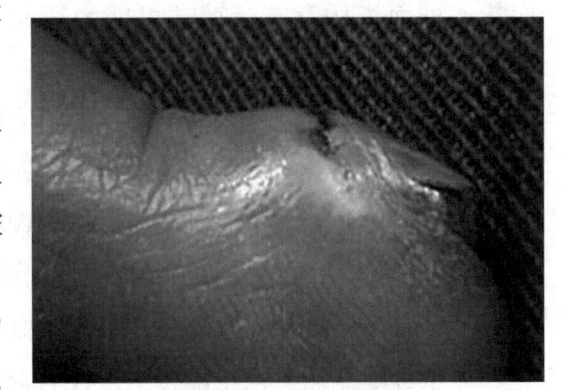

图14-5　指甲下脓肿

热敷、理疗、外敷鱼石脂软膏及金黄散等；感染后期，已形成脓肿者应行手术，沿甲沟旁纵行切开引流，合理应用抗生素；若甲下积脓，应拔除指甲或剪去覆盖于脓肿上面的指甲。

（二）脓性指头炎

脓性指头炎是手指末节掌面的急性化脓性感染。

1. 病因与发病机制　由甲沟炎扩展、蔓延所致，也可发生于指尖或手指末节皮肤受伤后，致病菌多为金黄色葡萄球菌。

2. 临床表现　早期表现为指头发红（图14-6），肿胀进行性加重，剧烈跳痛，手指低垂时为甚；可有发热、全身不适等症状。感染严重时，神经末梢因受压和营养障碍而麻痹，疼痛减轻，皮色由红转白。脓性指头炎脓液不易向四周扩散，但形成压力很高的脓腔，不仅可以引起非常剧烈的疼痛，还能压迫末节指骨的滋养血管，引起指骨缺血、坏死。不及时治疗，可形成慢性骨髓炎。

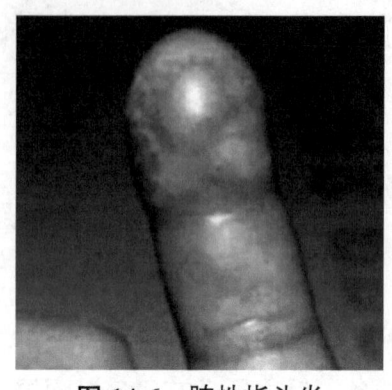

图14-6　脓性指头炎

3. 辅助检查　可采集脓液检测致病菌种类；X线检查可明确有无指骨坏死。

4. 治疗要点　初期可将患手与前臂平置，患指向上，悬吊前臂以减轻疼痛，鱼石脂软膏、金黄散等敷贴指头；若患指剧烈疼痛、肿胀明显，伴有全身症状，应及时切开减压（图14-7）和引流，同时合理应用抗生素。

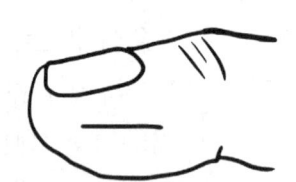

图14-7　脓性指头炎手术切口示意图

三、全身性感染

全身性感染是指发生于全身多个部位的感染，可分为以下几种。

1. 毒血症　血循环中存在大量毒素和炎症介质并引起全身中毒反应。表现为寒战、高热，严重时可发生心、肝、肾等实质器官损害，甚至休克，如白喉和破伤风引起的毒血症。

2. 菌血症　病原菌在感染部位生长繁殖，不断入血做短暂停留，并不出现明显临床症状。即血液中存在活菌，可能为暂时性、自限性，也可能引起毒血症，如伤寒早期的菌血症。

3. 败血症　细菌侵入血循环，持续存在和繁殖，其组分、毒素及代谢产物等在体内诱生大量炎症介质，引起全身中毒症状。表现为寒战、高热、呼吸急促、心动过速、皮疹、出血、淋巴结及肝脾肿大、白细胞增高等，如铜绿假单胞菌引起的败血症。

4. 脓毒血症　有局部化脓性病灶伴毒血症，病原菌尚未进入血液时的病症。通常是短暂的过渡过程，很快演变为典型的脓毒败血症。

5. 脓毒败血症　化脓菌感染或伴有局部化脓性病灶的败血症。即化脓菌先在局部感染引起化脓性炎，而后在血液内大量繁殖、播散到全身各器官组织，形成多发性的转移性化脓病灶，如金黄色葡萄球菌引起的脓毒败血症。

（一）病因与发病机制

致病菌数量增多、毒力增强和（或）机体抗感染能力低下。全身性感染常继发于严重创伤后的感染和各种化脓性感染，如大面积烧伤创面感染、开放性骨折合并感染等，还有一些潜在的感染途径，如静脉导管感染、肠源性感染。常见致病菌有革兰氏阴性杆菌、革兰氏阳性球菌、无芽孢厌氧菌等。

（二）临床表现

脓毒症主要表现为：①起病急、变化快，寒战、高热，体温可达 40～41℃；②头痛、头晕、恶心、呕吐、腹胀、腹泻、面色苍白或潮红，神志淡漠或烦躁不安、谵妄或昏迷；③心率加快、脉搏细速、呼吸急促；④肝脾可增大，严重者出现黄疸或皮下出血及瘀斑等。如病情未能控制，可出现感染性休克和多器官功能障碍等征象。

（三）辅助检查

1. 血常规检查　白细胞计数明显增高，一般常可达（20.0～30.0）×10^9/L 以上，核左移，幼稚型增多，出现毒性颗粒。

2. 尿常规检查　可见蛋白、血细胞和酮体等。

3. 血生化检查　肝、肾功能检查可见受损征象。

4. 细菌培养和药物敏感试验　寒战、高热时采血行细菌培养易发现病原菌。

（四）诊断与鉴别诊断

在原发病变基础上，有典型脓毒症的临床表现，结合实验室检查，常可做出初步诊断。

（五）治疗要点

明确感染的原发病灶，及时做彻底的处理，包括清除坏死组织和异物、消灭无效腔、脓肿引流等；根据原发病灶的性质选用广谱抗生素，再根据细菌培养和药物敏感试验结果调整抗菌药物；同时给予对症支持治疗。

第 3 节　特异性感染

> **案例 14-1**
>
> 患儿，男，10 岁，因右足刺伤 10 天伴头痛、张口困难 1 天就诊。查体：体温 36.8℃、脉搏 80 次 / 分、呼吸 18 次 / 分、血压 110/70mmHg，患儿神志清楚，张口困难，苦笑面容，颈项强直，角弓反张，半握拳姿态。声响及触碰患者可诱发上述表现。
>
> **问题：** 1. 该患儿最可能的诊断是什么？请写出诊断依据。
>
> 　　　　2. 患儿足背刺伤后的正确处理方法是什么？

一、破　伤　风

破伤风是由破伤风梭菌侵入人体伤口并生长繁殖、产生毒素引起的一种特异性感染，常和损伤相关联。在过去，破伤风也见于不洁条件下分娩的新生儿，2012 年我国已消灭了新生儿破伤风，但非新生儿破伤风仍是一个突出的公共卫生问题。非新生儿破伤风分为全身型破伤风、局部型破伤风和头部型破伤风三个类型。

（一）病因与发病机制

1. 病因　由破伤风梭菌感染所致。该病菌专性厌氧，革兰氏染色阳性，广泛分布在土壤中，此菌对环境有很强的抵抗力，能耐煮沸。如果伤口深，外口较小，伤口内有坏死组织或血肿、局部缺血等，就形成了一个适合该菌生长繁殖的缺氧环境，可导致本病发生。

考点 破伤风的致病菌

2. 发病机制　破伤风梭菌产生的外毒素有两种——痉挛毒素和溶血毒素。痉挛毒素与神经组织有很强的亲和力，可作用于运动神经和交感神经系统，引起随意肌紧张性收缩和痉挛，还可以引起血压升高、心率增快、大汗等；溶血毒素则可引起局部组织坏死和心肌损害。

（二）临床表现

1. 潜伏期　多为3～21天，个别患者在伤后1天内发病，最长可至半年以上。潜伏期越短，预后越差。

2. 前驱症状期　持续12～24小时，头痛、头晕、乏力、咬肌紧张、烦躁、打哈欠等。

3. 发作期

（1）全身型破伤风：典型症状是肌肉在紧张性收缩的基础上阵发性强烈痉挛，通常最先受影响的肌群是咀嚼肌，以后依次是面部表情肌、颈部、背部、腹部肌肉、四肢肌和膈肌，相应出现张口困难（牙关紧闭）、口角下缩、苦笑面容；进一步加重可表现为颈部强直、头后仰，形成角弓反张；膈肌受影响和声门、咽肌收缩，可导致周期性呼吸暂停和上气道梗阻、吞咽困难。上述发作可因任何细微的刺激，如光、声、饮水、接触等而诱发，发作时患者神志清楚、表情痛苦、大汗淋漓、呼吸急促、口唇发绀、流涎、手足抽搐不止，每次发作数秒至数分钟不等。患者死因多为窒息、心力衰竭或肺部感染。

（2）局部型破伤风：较少见，主要表现为伤口附近区域的单个肢体或身体某一部位强直性和痉挛性肌肉收缩，可发展为全身型破伤风。

（3）头部型破伤风：是一种特殊的局部型破伤风，头面部受伤或慢性中耳炎患者可出现此类型。常伴有牙关紧闭、脑神经麻痹表现，可发展为全身型破伤风。

考点 破伤风典型的症状和三大死因

（三）辅助检查

伤口渗出物做涂片检查可发现破伤风梭菌；取伤口处分泌物行厌氧菌培养或破伤风梭状芽孢杆菌PCR检测呈阳性。

（四）诊断与鉴别诊断

1. 诊断要点　破伤风症状较典型，主要根据临床表现诊断：①牙关紧闭或苦笑面容；②疼痛性肌肉痉挛。如果出现以上两项表现之一，应考虑本病的可能性，外伤史不是诊断必要条件。诊断有疑问者，可采用压舌板试验协助诊断。

2. 鉴别诊断　需与狂犬病鉴别，狂犬病患者有被狗、猫等患病动物咬伤史，以吞咽肌抽搐为主，畏水。

（五）防治要点

1. 预防要点　早期彻底清创、改善局部血液循环是预防的关键，此外，还可通过注射破伤风类疫苗主动免疫或注射破伤风人免疫球蛋白被动免疫预防。

考点 破伤风的预防要点

2. 清除毒素来源　凡能找到伤口的，要对伤口彻底清洗，去除伤口内异物、坏死组织、积血等，充分引流，局部用3%过氧化氢溶液冲洗和湿敷伤口。

3. 灭活循环毒素　破伤风人免疫球蛋白是首选制剂，确诊后应尽快一次性使用，多点肌内注射3000～6000IU。不能获得破伤风人免疫球蛋白时，可于皮试阴性后注射马破伤风免疫球蛋白或破伤风抗毒素（TAT）1万～6万IU，一次性多点肌内注射或以100ml 0.9%氯化钠稀释缓慢输注；如毒素已与神经组织结合，则难以奏效，因此应早期注射。

4. 控制肌肉痉挛　是治疗的关键。应用镇静药及解痉药，如10%水合氯醛保留灌肠、苯巴比妥钠肌内注射、地西泮肌内注射或静脉滴注，使患者镇静，降低其对外界刺激的敏感性，控制或减轻痉挛。

考点　破伤风的治疗关键

5. 防治并发症　保持呼吸通畅，防止窒息、肺部感染；发作时防止跌伤、舌咬伤等；严重的患者应尽早行气管切开。

二、气性坏疽

气性坏疽是厌氧菌感染的一种，为梭状芽孢杆菌等感染所致的以肌坏死或肌炎为特征的急性特异性感染。本病发展迅速，预后差。

（一）病因与发病机制

1. 病因　致病菌是革兰氏阳性的厌氧梭状芽孢杆菌，主要有产气荚膜杆菌、水肿杆菌、腐败杆菌等，常为几种细菌混合感染。该类病菌广泛存在于人畜粪便和泥土中，人体抵抗力低下、同时存在开放性骨折伴血管损伤、挤压伤伴有深部肌肉损伤、止血带应用过久或石膏包扎过紧时，继发此感染概率较高。

2. 发病机制　梭状芽孢杆菌产生外毒素和酶，部分酶能通过一系列反应产生大量不溶性气体，积聚在组织间；某些酶能溶解组织蛋白，造成细胞组织坏死、渗出；水、气体夹杂，组织膨胀，局部张力增高，从而压迫微血管，进一步加重组织缺血、缺氧，更有利于细菌繁殖。

（二）临床表现

1. 潜伏期　1～4天，最短伤后8～10小时发病，最迟为5～6天。

2. 表现　病情急剧恶化，早期患者自觉患肢沉重，持续加重，如胀裂样，一般止痛剂不能奏效；随着病情发展，伤口周围皮肤肿胀、苍白、发亮，很快变为紫红色，进而变为紫黑色，并出现大小不等的水疱；因组织分解、液化、腐败和大量产气，轻压伤口周围皮肤可有捻发感；伤口中有大量恶臭的浆液性、血性分泌物渗出，常伴气泡自伤口溢出；伤口内肌肉坏死呈暗红色，无弹性，刀割不收缩也不出血。

（三）辅助检查

伤口分泌物涂片可检出革兰氏阳性粗短杆菌；X线检查常显示伤口肌群内积气。

（四）诊断与鉴别诊断

1. 诊断要点　早期诊断的重要依据是局部表现。伤口分泌物涂片检查有革兰氏阳性染色粗短杆菌；X线检查显示患处软组织间积气。

2. 鉴别诊断　需与厌氧性链球菌和革兰氏阴性杆菌混合感染所致蜂窝织炎鉴别；蜂窝织炎可有肿胀、捻发音、肌肉坏死，但发展相对较慢，伤口周围有一般炎症性表现。

（五）防治要点

1. 预防要点　关键是尽早彻底清创，深而不规则的伤口充分敞开引流，疑有气性坏疽的伤口，用3%过氧化氢或1:1000高锰酸钾溶液冲洗、湿敷。

2. 紧急手术处理　积极抗休克和防治严重并发症的同时施行清创术，病变区应广泛、多处切开，彻底清除变色、不收缩、不出血的肌肉。如整个肢体广泛感染，应果断截肢。

3. 高压氧治疗　提高组织的含氧量，造成不适合病菌生长繁殖的环境，提高治愈率，减轻伤残。

4. 抗生素应用　首选青霉素，大剂量应用，每日1000万U以上。大环内酯类和硝唑类也有一定疗效。

5. 全身支持疗法　输血、纠正体液紊乱，营养支持治疗和解热、镇痛等对症处理。

自 测 题

A₁/A₂型题

1. 下列哪项不符合外科感染的特点
   A. 感染多数与损伤有关
   B. 感染多数与手术有关
   C. 常为几种细菌混合感染
   D. 表现以全身症状为主
   E. 常需要手术治疗

2. 痈较易发生于
   A. 高血压患者　　B. 白血病患者
   C. 糖尿病患者　　D. 心脏病患者
   E. 肾脏病患者

3. 下列有接触传染性的是
   A. 丹毒　　　　　B. 疖
   C. 急性蜂窝织炎　D. 痈
   E. 急性淋巴结炎

4. 受伤后，预防破伤风的有力措施是
   A. 注射破伤风类毒素
   B. 及时清创，注射破伤风类毒素
   C. 注射破伤风抗毒素
   D. 及时彻底清创，注射破伤风抗毒素
   E. 及时彻底清创，注射青霉素

5. 破伤风最常见的致死原因是
   A. 不能进食　　　B. 严重感染
   C. 水电解质紊乱　D. 窒息
   E. 心力衰竭

6. 患者，女，40岁。因口底蜂窝织炎入院。患者颈部肿胀明显，治疗过程中应特别注意观察患者
   A. 呼吸　　　　　B. 体温
   C. 神志　　　　　D. 血压
   E. 脉搏

7. 患者，男，40岁。两天前因车祸右下肢被车轮碾压成开放性骨折，现伤部疼痛剧烈，周围肿胀严重，皮肤上有少许小水疱，伤口流出恶臭血性液，局部组织紫红色。查体：体温39.5℃，脉搏100次/分，RBC $3×10^{12}$/L，WBC $13×10^9$/L。初步诊断为
   A. 急性蜂窝织炎　B. 气性坏疽
   C. 败血症　　　　D. 丹毒

E. 脓肿

8. 患者，男，30岁，鼻部疖，挤压后出现寒战、高热、头痛，眼部周围组织红肿，考虑并发
   A. 海绵窦炎　　　B. 急性蜂窝织炎
   C. 菌血症　　　　D. 脓血症
   E. 败血症

A₃/A₄型题

（9～10题共用题干）

患儿，男，10岁，左手被生锈钉子刺伤8天，突然张口困难，继之出现苦笑面容，角弓反张，响声和碰触可诱发上述症状。患者神志清楚，无发热。

9. 本病的致病菌属于
   A. 革兰氏阴性大肠埃希菌
   B. 革兰氏阴性厌氧拟杆菌
   C. 革兰氏阴性变形杆菌
   D. 革兰氏阳性梭状芽孢杆菌
   E. 革兰氏阳性厌氧芽孢杆菌

10. 本病对机体的最大威胁是
    A. 肌肉锻炼　　　B. 持续的呼吸肌痉挛
    C. 骨折　　　　　D. 营养障碍
    E. 尿潴留

（张舒恬）

第15章
肿　瘤

　　肿瘤是机体正常组织细胞在各种始动与促进因素长期作用下，增生和异常分化形成的新生物。其细胞在基因水平上失控，新生物一旦形成，不因病因消除而停止生长。恶性肿瘤严重危害人类健康，是目前最常见的死亡原因之一，已成为一个全球性公共健康问题。

第1节　概　　述

> **案例 15-1**
>
> 　　患者，男，68岁，因无明显诱因咳嗽、痰中带血丝半年余，加重1个月就诊。既往体健，吸烟45年，20支/天。辅助检查：胸部CT显示左肺肿块；纤维支气管镜检查示左主支气管距开口处约2cm处黏膜水肿糜烂，表面凹凸不平，管腔变窄，仅余一狭小空隙；病理组织活检回报为鳞状细胞癌。
> **问题：** 1. 该患者左肺的肿块属于哪一类疾病？
> 　　　　2. 诊断依据是什么？
> 　　　　3. 为进一步明确诊断，患者还应该做哪些检查？

（一）病因与发病机制

　　肿瘤的病因尚未完全清楚，通常认为肿瘤是环境因素和宿主体内因素共同作用的结果。

1. 外因

（1）化学因素：①烟草制品：包括卷烟、烟丝、水烟、烟块等，易导致肺癌；②乙醇：与肝癌、胰腺癌发生有关；③多环芳烃和杂环胺：长期食用烧烤肉类会明显增加结直肠癌、胰腺癌、前列腺癌的发生风险；④氨基偶氮类：易诱发膀胱癌、肝癌；⑤食物中的亚硝胺类物质：与食管癌、胃癌和肝癌发生有关；⑥马兜铃酸：主要从中草药中摄入，会诱发肾病、肾癌、膀胱癌；⑦黄曲霉素：可致肝癌。

（2）物理因素：①电离辐射：长期在防护不当的情况下接触X线，可致皮肤癌、白血病等；②紫外线：可引起皮肤癌；③石棉纤维：与肺癌有关。

（3）生物因素：①病毒感染：如EB病毒感染会诱发伯基特淋巴瘤、霍奇金淋巴瘤、非霍奇金淋巴瘤、鼻咽癌，乙型肝炎病毒与原发性肝癌有关，乳头瘤病毒与子宫颈癌有关；②寄生虫：如华支睾吸虫与肝癌有关，埃及血吸虫可致膀胱癌。

2. 内因

（1）遗传因素：恶性肿瘤具有遗传倾向，*BRCA1*基因突变者易患乳腺癌；*APC*基因突变者易患肠道息肉病。

（2）内分泌因素：补充雌激素会增加子宫内膜癌、乳腺癌、卵巢癌的发生风险。

（3）免疫因素：先天或后天免疫缺陷者更易发生恶性肿瘤，艾滋病患者易患恶性肿瘤，器官移植手术后长期使用免疫抑制剂者肿瘤发生率较高。

3.发病机制　肿瘤是在外界因素和机体内在因素联合作用下，细胞中基因改变并累积，从而渐渐形成的新生物。其发生过程是一个多基因参与、多步骤发展的复杂过程，其中许多环节有待进一步研究来阐明。恶性肿瘤发生后，常常通过直接蔓延、淋巴转移、血行转移和种植转移四个途径播散到其他部位。

（二）分类

1.良性肿瘤　一般称为瘤。良性肿瘤具有包膜，边界清楚，生长缓慢，膨胀性生长，不发生远处转移，瘤细胞分化成熟，对机体危害小。

2.恶性肿瘤　来源于上皮组织的称为癌，来源于间叶组织者称为肉瘤。少数恶性肿瘤仍沿用传统命名"瘤"或"病"，如黑色素瘤、白血病等。恶性肿瘤常无包膜，浸润性生长，生长迅速，具有转移能力，肿瘤细胞分化不成熟，对人体危害大。

3.交界性肿瘤　少数肿瘤，形态上属良性，但呈浸润性生长，易转移，生物学行为上介于良性和恶性之间，称为交界性或临界性肿瘤。

考点　良性肿瘤与恶性肿瘤生长方式的不同

（三）临床表现

1.局部表现

（1）肿块：是肿瘤的主要表现，体表或表浅部位肿瘤的首发症状，深部肿块早期难以发现。良性肿瘤生长缓慢，可数年无明显变化；恶性肿瘤生长快，并可出现淋巴结肿大和转移表现。

（2）疼痛：早期多不明显，病情发展到一定程度，肿块膨胀性生长、破溃、感染、刺激、压迫神经，或导致空腔脏器梗阻，可出现刺痛、跳痛、烧灼样痛、隐痛、绞痛或放射痛等；恶性肿瘤晚期，疼痛多较明显，呈持续性，常难以忍受，尤以夜间为重。

（3）溃疡：因肿瘤生长迅速，血供不足而发生坏死，继而形成溃疡，可有恶臭或血性分泌物。

（4）出血：体表或与体表相通的肿瘤组织发生破溃、血管破裂可致出血；上消化道肿瘤可有呕血或黑便；下消化道肿瘤可有血便或黏液血便；肺癌可发生咯血。

（5）梗阻：肿瘤可导致空腔器官阻塞或直接压迫邻近器官导致梗阻，因部位不同而出现不同症状，如胰头癌、胆管癌可合并黄疸，胃癌幽门梗阻可致呕吐。

（6）转移：恶性肿瘤发生转移后，在转移灶可产生相应的临床表现。

2.全身表现　良性及早期恶性肿瘤多无明显的全身症状；中晚期恶性肿瘤患者常有消瘦、乏力、低热、纳差、贫血等症状，恶性肿瘤晚期还可呈恶病质。

（四）辅助检查

1.一般实验室检查　血、尿、便常规可为肿瘤诊断提供线索。

2.肿瘤标志物检查　可作为辅助检查供临床参考，如癌胚抗原（CEA），结肠癌、胃癌、肺癌 CEA 可增高，术后检测 CEA 可判断疗效；甲胎蛋白（AFP），首选用于原发性肝癌普查。

3. 影像学检查　应用 X 线、超声波、放射性核素、CT、MRI 等检查，可定位诊断，确定肿瘤的数量、位置、大小。

4. 内镜检查　内镜可直接观察病变部位、范围、形态，并可做细胞或组织的病理学检查。

5. 病理学检查　是目前确定肿瘤性质最直接、最可靠的方法，包括细胞学检查和组织学检查。将体腔脱落细胞、黏膜脱落细胞、穿刺细胞、钳取的组织、手术切除物等标本涂片或切片检查，进行病理学诊断。

（五）诊断与鉴别诊断

1. 诊断要点　诊断的目的在于确定有无肿瘤及明确其性质，恶性肿瘤诊治越早预后越好，但恶性肿瘤早期诊断有一定困难。结合病史、体检及各种检查综合诊断是当前的有效方法。

2. 鉴别诊断　需与炎性包块鉴别。位置较浅的炎性包块常有红、肿、热、痛等明显的局部症状，无转移征象，实验室检查肿瘤标志物正常。

> **链接**
>
> **肿瘤的 TNM 分期**
>
> 恶性肿瘤的分期诊断有助于合理制订治疗方案，正确地评价疗效，判断预后。目前被广泛采用的是 TNM 分期法，T 是指原发肿瘤（tumor）、N 为淋巴结（lymph node）、M 为远处转移（metastasis）。字母后标以 0～4 的数字，表示肿瘤大小及浸润深度。1 代表小，4 代表大，0 为无；Tx 表示无法判断肿瘤体积，Tis 表示原位癌；M0 表示无远处转移，M1 表示有远处转移。根据不同 TNM 组合，可将肿瘤分为 Ⅰ、Ⅱ、Ⅲ、Ⅳ 期。

（六）防治要点

良性肿瘤以局部手术切除为主；恶性肿瘤多以手术治疗为主，辅以放射治疗、化学治疗、生物治疗、中医药治疗等。以下主要介绍恶性肿瘤的治疗。

1. 手术治疗　是最有效的治疗方法。

（1）根治性手术：适用于早、中期尚无远处转移的患者。切除范围包括原发癌所在器官部分或全部，连同周围一定范围的正常组织和区域淋巴结整块切除。在此基础上适当切除附近器官及区域淋巴结，称扩大根治术。

（2）对症手术或姑息性手术：主要用于治疗肿瘤已有明显转移以及全身情况较差者，目的是缓解症状、减轻痛苦、提高生存质量和延长生命。

（3）其他手术：有激光手术、超声手术、冷冻手术等。

2. 其他治疗

（1）化学治疗：简称化疗，即应用特殊化学药物杀灭或抑制肿瘤细胞的治疗方法。常用的抗恶性肿瘤药物有以下几种。①细胞毒素类：以环磷酰胺、氮芥等较为常用。②抗代谢类：代表药物为氟尿嘧啶。③抗生素类：有放线菌素 D 和丝裂霉素。④生物碱类：常用长春新碱等。⑤激素相关类：如他莫昔芬等。

在化疗的临床应用中有诱导化疗、辅助化疗、初始化疗及特殊途径化疗四种方式，较常用的给药方式是静脉滴注或静脉注射，在特殊途径化疗中化疗药也可以口服、肌内注射，以上属全身性用药；为提高药物在肿瘤局部的浓度，可选用局部给药方法，如肿瘤内注射、局部涂抹、动脉内注入。化疗期间需注意骨髓抑制、消化道反应、毛发脱落、免疫功能下降等毒不良反应。

（2）放射治疗：简称放疗，是利用各种放射线照射，破坏或杀灭肿瘤细胞的治疗方法。目前应用的放射线有电磁辐射，如X线、γ线；粒子辐射，如α射线、β射线、质子射线等。治疗方法有外照射和内照射。各种肿瘤对放疗的敏感性不尽相同，高度敏感的有造血系统肿瘤、淋巴系统肿瘤、性腺肿瘤等；中度敏感的有鼻咽癌、乳腺癌、食管癌等；低度敏感的有胃肠道腺癌、软组织肿瘤及骨肉瘤等。放疗也有骨髓抑制和局部损害等副作用。

考点 各类肿瘤对放射线的敏感性

（3）生物治疗：应用生物学技术治疗肿瘤，包括免疫治疗和基因治疗。

（4）中医中药治疗：应用中医辨证论治的原理治疗肿瘤，一般作为辅助治疗。

3. 预防要点　恶性肿瘤是多种不同因素相互作用引起的，应采用综合预防措施。

（1）一级预防：针对病因和危险因素预防，即消除或减少致癌的因素，防止癌症的发生。

（2）二级预防：即早发现、早诊断及早治疗。早期筛查，寻找出高危人群或早期患者，对高发区或高危人群定期检查是预防恶性肿瘤的有效方法。

（3）三级预防：对症治疗和康复治疗，改善患者的生存质量，延长寿命。

考点 恶性肿瘤的三级预防

第2节　常见体表肿瘤

（一）皮肤乳头状瘤

皮肤乳头状瘤好发于躯干、四肢和会阴，为表皮乳头结构组织增生所致，瘤体向表皮下乳头状延伸，有蒂，表面角化伴溃疡，易恶变为皮肤癌，首选手术切除。

（二）黑痣

黑痣为良性色素斑块，分3种。

1. 皮内痣　是痣细胞位于表皮下和真皮层内，常高出皮面，表面光滑，存在汗毛者称毛痣，很少恶变。

2. 交界痣　多见于手足，痣细胞位于表皮与真皮交界处，局部扁平，色素较深，外伤或感染后易恶变。

3. 混合痣　即皮内痣与交界痣同时存在。当黑痣色素加深、范围变大，或出现瘙痒、疼痛症状时，可能已经恶变，应及时切除并送病理检查。合并破溃及出血者，更要提高警惕。黑痣受激惹后容易恶变，治疗忌做不完整切除或化学烧灼。因无病理诊断难以明确性质，故不主张行冷冻或电烧灼疗法。

（三）血管瘤

1. 毛细血管瘤　女婴多见，出生时或出生后可见皮肤有红点或小红斑，逐渐增大，局部稍隆起且红色加深（图15-1）。瘤体边界清楚，压之褪色，放手后恢复红色。毛细血管瘤多

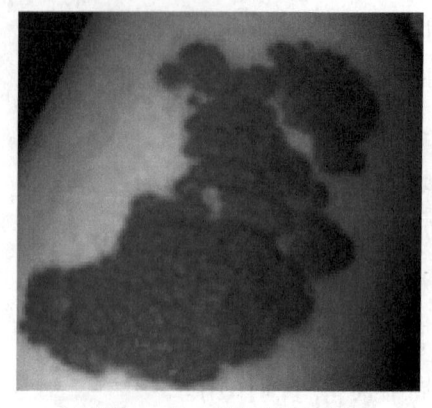

图 15-1 毛细血管瘤
毛细血管瘤初起时表现为皮肤有红点或小红斑，逐渐增大，局部稍隆起且红色加深，瘤体边界清楚

为错构瘤，1年内可停止生长或消退，如生长速度快，则为真性肿瘤。早期瘤体较小时容易治疗，可进行手术切除或液态氮冷冻，效果良好，瘤体增大后手术或冷冻治疗容易留瘢。亦可用同位素敷贴或X线照射，使瘤体萎缩。个别生长范围广者，可试用泼尼松治疗。

2.海绵状血管瘤　由小静脉和脂肪组织构成。多位于皮下组织或肌肉内，少数在内脏。瘤体局部微隆起，皮肤色泽正常，有毛细血管扩张者则呈青紫色。肿块质地软、边界不清，稍有压缩性，肿块内可有钙化结节和触痛。肌内海绵状血管瘤可使肌肥大。本病应及早手术切除。

3.蔓状血管瘤　由较粗的迂曲血管构成，大多是静脉，也可有动脉或动静脉瘘。病变常侵入骨组织内，累及范围较大。血管瘤外观可见蜿蜒的血管，有明显的压缩性和膨胀性，部分病变可闻及血管杂音，或可触到结节。发生在下肢者皮肤可因营养代谢障碍而变薄、破溃出血；累及较多肌群会影响运动功能；侵犯骨组织者肢体可增长、变粗。应争取手术切除，但因瘤体大、范围广、边界不清，术中出血多，手术难度较大。术前需行血管造影了解瘤体范围，术中控制出血及输血。

（四）脂肪瘤

脂肪瘤为正常脂肪样组织的瘤状物，好发于四肢、躯干，多数单发，也可多发。瘤体边界清楚，呈分叶状（图15-2），质地软可有假囊性感，无疼痛，生长缓慢。多发者一般瘤体较小，直径1～2cm，常呈对称性，有家族史，可伴有疼痛，称痛性脂肪病。无症状者可暂不做治疗；影响外观及功能的单发脂肪瘤，可手术切除；深部脂肪瘤有恶变的可能，应及时切除。

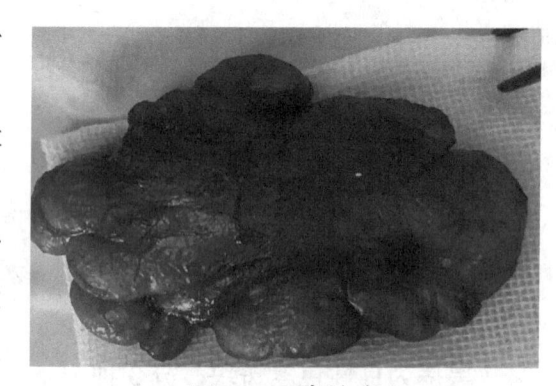

图 15-2 脂肪瘤
脂肪瘤边界清楚，呈分叶状

（五）纤维瘤

纤维瘤由纤维结缔组织构成，全身各处都可以发生。纤维瘤常位于皮肤及皮下，瘤体不大，质硬，生长缓慢，呈单个结节状，边界清楚，极少恶变，手术切除效果好。

（六）神经纤维瘤

神经纤维瘤来源于神经纤维细胞，常见于四肢较大神经干的分布部位，呈多发性、对称性分布，大小不一，通常无症状，但亦有部分患者伴明显疼痛，皮肤上有咖啡牛奶色素斑，肿块如乳头状。本病可伴有智力低下或头痛、头晕，有家族聚集倾向。治疗以手术切除为主，切除时要注意避免损伤神经干。

（七）囊性肿瘤及囊肿

1.皮脂腺囊肿　俗称粉瘤，为非真性肿瘤，是皮脂腺腺管阻塞，皮脂排泄受阻形成的潴留性囊肿，多见于头皮、背部等皮脂腺丰富部位。瘤体较小，质地柔韧，肿块通常呈圆形，与皮肤相连，表面可见皮脂腺开口的小黑点。囊内容物为豆腐渣样的皮脂与角化物（图15-3），继发感染时有奇臭，感染控制后可行手术切除。

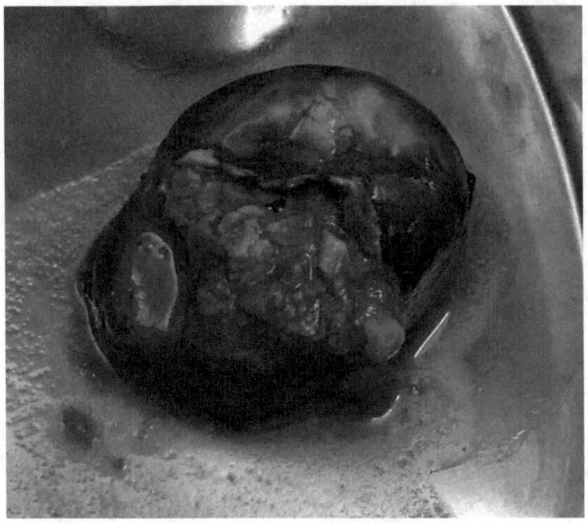

2. 腱鞘或滑液囊肿，为非真性肿瘤，由浅表滑囊慢性劳损变性形成。常见于手腕、足背或关节附近。较小者直径1～2cm，大者直径可达数厘米，质硬、边界清楚、表面光滑，囊壁为腱鞘或滑囊壁，囊内为无色胶冻状稠厚液体。治疗可手术切除，也可加压挤破或抽出囊液注入醋酸氢化可的松。治疗后易复发。

图15-3 皮脂腺囊肿
皮脂腺囊肿囊内容物为灰白色豆腐渣样的皮脂与角化物

自 测 题

A₁/A₂型题

1. 目前，确诊肿瘤最可靠的方法是
   A. CT检查　　　　B. 体格检查
   C. B超检查　　　　D. 病理学检查
   E. 肿瘤标志物检查
2. 以下关于良性肿瘤的特征描述正确的是
   A. 包膜完整　　　　B. 晚期可转移
   C. 呈浸润性生长　　D. 细胞分化程度低
   E. 疼痛明显
3. 肿瘤的第三级预防是
   A. 早发现
   B. 早诊断
   C. 早治疗
   D. 消除危险因素提高防癌能力
   E. 合理治疗和康复
4. 对放射治疗高度敏感的肿瘤是
   A. 恶性淋巴瘤　　　B. 乳腺癌
   C. 骨肉瘤　　　　　D. 鼻咽癌
   E. 胃肠道腺癌
5. 关于脂肪瘤的描述错误的是
   A. 边界清楚　　　　B. 与皮肤无粘连
   C. 可多发　　　　　D. 有假囊性感
   E. 生长快

（张舒恬）

第16章 传染性疾病

第1节 概 述

传染病是由病原微生物和寄生虫等病原体感染人体引起的具有传染性的、在一定条件下可造成流行的疾病。常见的病原微生物有病毒、细菌、支原体、衣原体、立克次体、螺旋体、真菌、朊粒，寄生虫有原虫、蠕虫、医学昆虫等。目前，在我国传染病虽已不再是引起死亡的首要原因，但如病毒性肝炎、结核病等传染病仍广泛存在，严重急性呼吸综合征（传染性非典型肺炎）、新型冠状病毒肺炎等新发传染病亦出现流行，严重危害人们的健康。

一、感染与传染

感染是病原体和人体之间相互作用、相互斗争的过程。病原体从有病的生物体侵入其他生物体引起不同程度感染的病理过程称为传染。在病原体和宿主相互斗争过程中，宿主逐步形成了特异性免疫防御机制。病原体通过各种途径进入人体后的感染过程，在一定环境条件影响下，根据人体防御功能（即自身的非特异性免疫和疫苗接种或感染后形成的特异性免疫）的强弱和病原体数量及毒力的强弱，感染过程可出现五种不同的表现，即病原体被清除、隐性感染（无临床症状的感染）、显性感染（有临床症状的感染）、病原携带状态（携带病原体但无症状）和潜伏性感染（机体免疫力强，病原体潜伏暂无症状）。除病原体被清除外，其余四种感染常表现有传染性，并在一定条件下可相互转变，呈动态变化。不同的传染病表现各有所侧重，如乙型肝炎病毒携带者多，肺结核隐性感染者多，带状疱疹潜伏性感染者多等。

二、传染病的基本特征和临床特点

（一）基本特征

1. 病原体 传染病都是由特异性病原体所引起的，如伤寒的病原体是伤寒杆菌，疟疾的病原体是疟原虫。病原体中以病毒和细菌最常见。临床上检出病原体对明确诊断有重要意义。

2. 传染性 病原体由宿主体内排出，经一定途径传染给另一个宿主，这种特性称为传染性。传染病患者具有传染性的时期称为传染期，是决定患者隔离期限的重要依据。

3. 流行病学特征 传染病的流行过程在自然因素和社会因素的影响下，表现出以下特征：流行性、季节性、地方性、外来性。

4. 感染后免疫　人体感染病原体后，无论显性或隐性感染，均能产生针对该病原体及其产物的特异性免疫。感染后免疫和疫苗接种都属于主动免疫，而通过抗体转移获得的免疫属于被动免疫。

考点 传染病的基本特征

（二）临床特点

传染病的病程从发生、发展至恢复具有一定的阶段性，一般分为四期。

1. 潜伏期　从病原体侵入人体到出现临床症状为止的一段时间称为潜伏期。了解潜伏期有助于传染病的诊断、确定检疫期限和协助流行病学调查。

2. 前驱期　从起病到该病出现明显症状为止的一段时间称为前驱期，起病急骤者可无此期表现。多数传染病在本期已有较强传染性。

3. 症状明显期　某些传染病在经过前驱期后，病情逐渐加重达到顶峰，出现某种传染病所特有的症状、体征，如典型的热型、皮疹、肝脾大和脑膜刺激征等。本期传染性较强且易产生并发症。

4. 恢复期　人体免疫力增加到一定程度，体内病理生理过程基本终止，患者的症状、体征逐渐消失，食欲和体力逐渐恢复，血清中抗体效价亦逐渐上升到最高水平，临床上称为恢复期。

三、传染病的流行过程和影响因素

（一）流行过程的基本条件

1. 传染源　是指病原体已在体内生长繁殖并将其排出体外的人或动物，包括患者、隐性感染者、病原携带者和受感染的动物。

2. 传播途径　是指病原体离开传染源后，到达另一个易感染者所经过的途径。常见的传播途径有：①呼吸道传播：病原体存在于空气中的飞沫或气溶胶中，易感者吸入后导致感染，如肺结核、麻疹等。②消化道传播：病原体污染水、食物，易感者食入后导致感染。③接触传播：易感者与被病原体污染的水、土壤、物品等接触时获得感染，如白喉等。④虫媒传播：如蚊传播流行性乙型脑炎（乙脑），苍蝇、蟑螂传播伤寒、痢疾等。⑤血液、体液传播：见于乙型病毒性肝炎、艾滋病等。

3. 易感人群　是指对某种传染病缺乏特异性免疫力而容易被感染的人群。人群作为一个整体对感染病的易感程度称为人群易感性，判断人群易感性的高低需依据该人群每个个体的易感状态，取决于整个群体中易感者所占比例和机体的免疫程度。推行免疫规划，可降低人群易感性。

（二）影响流行过程的因素

1. 自然因素　主要包括地理、气候和生态环境等，对传染病的发生、发展起重要影响。虫媒传染病受自然因素影响尤其明显。

2. 社会因素　包括社会制度、经济和文化水平、生产与生活条件等，对传染病的流行过程有重要的影响。

考点　传染病流行的基本条件

四、传染病的预防

（一）管理传染源

早期发现传染源才能及时进行管理。根据《中华人民共和国传染病防治法》，将法定传染病分为甲、乙、丙三类。

1. 甲类　鼠疫、霍乱，为强制管理传染病。

2. 乙类　新型冠状病毒肺炎、严重急性呼吸综合征（传染性非典型肺炎）、艾滋病、病毒性肝炎、脊髓灰质炎、人感染高致病性禽流感、麻疹、流行性出血热、狂犬病、流行性乙型脑炎、登革热、炭疽、细菌性和阿米巴性痢疾、肺结核、伤寒和副伤寒、流行性脑脊髓膜炎、百日咳、白喉、新生儿破伤风、猩红热、布鲁氏菌病、淋病、梅毒、钩端螺旋体病、血吸虫病、疟疾、人感染H7N9禽流感，为严格管理的传染病。新型冠状病毒肺炎、严重急性呼吸综合征、炭疽中的肺炭疽，须采取甲类传染病的预防、控制措施。

3. 丙类　流行性感冒、流行性腮腺炎、风疹、急性出血性结膜炎、麻风病、斑疹伤寒、黑热病、包虫病、丝虫病、其他感染性腹泻病（除霍乱、细菌性和阿米巴性痢疾、伤寒和副伤寒以外的感染性腹泻病）、手足口病，为监测管理传染病。

考点　传染病的分类

（二）切断传播途径

根据各传染病的传播途径采取相应措施，主要包括隔离与消毒，其中消毒是切断传播途径的重要措施。针对消化道传染病，应加强饮食卫生、个人卫生及粪便管理，保护水源，消灭苍蝇、蟑螂、老鼠等；针对呼吸道传染病，应着重进行空气消毒，提倡外出时戴口罩，流行期间少到公共场所，教育群众不随地吐痰，咳嗽和打喷嚏时要用手帕捂住口鼻；针对虫媒传染病，采取药物等措施进行防虫、驱虫、杀虫；培养卫生意识、减少不必要接触、规范实施六步洗手法等可有效减少接触传播；加强血源和血制品的管理、防止医源性传播是预防血源性传染病的有效手段。

（三）保护易感人群

提高人群免疫力可以从以下两个方面进行。

1. 增强非特异性免疫力　主要措施包括加强体育锻炼、调节饮食、养成良好卫生生活习惯、改善居住条件、保持心情愉快等。

2. 增强特异性免疫力　人体可通过隐性感染、显性感染或预防接种获得对该种传染病的特异性免疫力，其中预防接种对传染病的控制和消灭起关键作用。

考点　传染病的预防

第 2 节　新型冠状病毒肺炎

新型冠状病毒肺炎（简称新冠肺炎，COVID-19）为新发急性呼吸道传染病，自 2019 年 12 月至 2021 年 11 月 25 日，全球累计确诊病例超过 2.588 亿例，累计死亡病例 517.5 万例。

2020 年 1 月，国家卫健委发布公告将新型冠状病毒肺炎纳入乙类传染病，并采取甲类传染病的预防、控制措施。

（一）病因与发病机制

1. 病原学　2019 新型冠状病毒（2019-nCoV，以下简称新冠病毒）属于 β 属的冠状病毒。它对紫外线和热敏感，乙醚、75% 的乙醇、含氯消毒剂、过氧乙酸和氯仿等脂溶剂均可有效使之灭活，氯己定不能使之有效灭活。

2. 流行病学　传染源主要是新冠肺炎确诊病例和无症状感染者。新冠肺炎发病前 1～2 天和发病初期的传染性相对较强。经呼吸道飞沫和密切接触传播是主要的传播途径，接触病毒污染的物品也可造成感染，在相对封闭的环境中长时间暴露于高浓度气溶胶情况下存在经气溶胶传播的可能。由于在粪便、尿液中可分离到新冠病毒，应注意其对环境污染造成接触传播或气溶胶传播。人群普遍易感。感染后或接种新冠疫苗后可获得一定的免疫力。新冠病毒在流行过程中基因组不断发生变异，目前研究提示部分变异病毒传播力增高，但其潜在致病力和对疫苗效果的影响有待进一步研究。

考点　新冠肺炎的传播途径

（二）临床表现

潜伏期 1～14 天，多为 3～7 天。

根据临床表现及病情进展情况的不同，临床可分为轻型、普通型、重型、危重型。

一般以发热、干咳、乏力为主要表现。部分患者以嗅觉、味觉减退或丧失等为首发症状，少数患者伴有鼻塞、流涕、咽痛、结膜炎、肌痛和腹泻等症状。重症患者多在发病一周后出现呼吸困难和（或）低氧血症，严重者可快速进展为急性呼吸窘迫综合征、脓毒症休克、难以纠正的代谢性酸中毒和出凝血功能障碍及多器官衰竭等。极少数患者还可有中枢神经系统受累及肢端缺血性坏死等表现。值得注意的是重型、危重型患者病程中可为中低热，甚至无明显发热。

轻型患者可表现为低热、轻微乏力、嗅觉及味觉障碍等，无肺炎表现。少数患者在感染新冠病毒后可无明显临床症状。

多数患者预后良好；少数患者病情危重，多见于老年人、有慢性基础疾病者、晚期妊娠和围产期女性、肥胖人群。

（三）辅助检查

1. 一般检查　发病早期外周血白细胞计数正常或减少，可见淋巴细胞计数减少。多数患者 C 反应蛋白和血沉升高。重型、危重型患者可见 D-二聚体升高、外周血淋巴细胞进行性减少，炎症因子升高。

2.病原学及血清学检查

（1）病原学检查：在鼻咽拭子、痰和其他下呼吸道分泌物、血液、粪便、尿液等标本中可检测出新冠病毒核酸。检测下呼吸道标本（痰或气道抽取物）更加准确。

（2）血清学检查：新冠病毒特异性IgM抗体、IgG抗体可呈阳性。发病1周内阳性率均较低。抗体检测可能会出现假阳性。

3.胸部影像学检查　早期呈现多发小斑片影及间质改变，以肺外带明显。进而发展为双肺多发磨玻璃影、浸润影，严重者可出现肺实变，胸腔积液少见。

（四）诊断与鉴别诊断

根据流行病学史、临床表现、实验室检查等进行综合分析，做出诊断。新冠病毒核酸检测阳性为确诊的首要标准。未接种新冠病毒疫苗者新冠病毒特异性抗体检测可作为诊断的参考依据。

新冠肺炎轻型表现需与其他病毒引起的上呼吸道感染相鉴别。新冠肺炎主要应与流感病毒、腺病毒、呼吸道合胞病毒所致肺炎等其他已知病毒性肺炎及肺炎支原体感染鉴别，还要与非感染性疾病如血管炎、皮肌炎和机化性肺炎等鉴别。

（五）防治要点

1.根据病情确定治疗场所　①疑似及确诊病例应在具备有效隔离条件和防护条件的定点医院隔离治疗，疑似病例应单人单间隔离治疗，确诊病例可多人收治在同一病室。②危重型病例应当尽早收入ICU治疗。

2.一般治疗　①卧床休息，加强支持治疗，保证充分能量摄入；注意水、电解质平衡，维持内环境稳定；根据病情监测生命体征、血氧饱和度、C反应蛋白、其他生化指标等。②及时给予有效氧疗措施，包括鼻导管、面罩给氧和经鼻高流量氧疗。

3.抗病毒治疗　可试用α-干扰素、磷酸氯喹、阿比多尔，利巴韦林建议与干扰素或洛匹那韦、利托那韦联合应用。

4.免疫治疗　根据病情使用康复者恢复期血浆、COVID-19人免疫球蛋白、托珠单抗等。

5.糖皮质激素治疗　对于氧合指标进行性恶化、影像学进展迅速、机体炎症反应过度激活状态的患者，酌情短期内（一般建议3～5日）使用糖皮质激素。

6.重型、危重型病例的治疗　原则上在上述治疗的基础上，积极防治并发症，治疗基础疾病，预防继发感染，及时进行器官功能支持等。

7.中医治疗　本病属于中医疫病范畴，病因为感受疫戾之气，各地可根据病情、当地气候特点以及不同体质等情况进行辨证论治。

8.预防　接种新冠疫苗；保持良好的个人及环境卫生，均衡营养、适量运动、充足休息，避免过度疲劳；提高健康素养，养成"一米线"（排队、付款、交谈、运动、参观时，要保持1m以上社交距离）、勤洗手、戴口罩、公筷制等卫生习惯和生活方式，打喷嚏或咳嗽时应掩住口鼻；保持室内通风良好，科学做好个人防护，出现呼吸道症状时应及时到发热门诊就医；近期去过中、高风险地区或与确诊、疑似病例有接触史的，应主动隔离并进行新冠病毒核酸检测等。

> **考点** 新冠肺炎的预防

第3节 肺 结 核

肺结核是指由结核分枝杆菌感染引起的发生在肺组织、气管、支气管和胸膜的一种慢性传染性疾病，占各器官结核病总数的80%～90%。

（一）病因与发病机制

1. 病原学　结核病的病原菌为结核分枝杆菌。结核分枝杆菌对干燥、酸、碱、冷的抵抗力较强，在室内阴湿环境下能生存数月。结核分枝杆菌对紫外线较敏感，阳光下暴晒2～7小时可被杀死；10W紫外线灯距照射物0.5～1.0m，照射30分钟具有明显杀菌作用。

2. 流行病学　传染源主要是排菌的结核病患者，即痰直接涂片阳性者。呼吸道飞沫传播是肺结核最重要的传播途径，主要通过患者咳嗽、喷嚏、大笑、大声谈话等方式把含有结核分枝杆菌的微滴排到空气中而传播。婴幼儿、老年人、HIV感染者、免疫抑制剂使用者、慢性病患者等免疫力低下者，都是结核病的易感人群。

> **考点** 肺结核的传染源及传播途径

（二）临床表现

肺结核可分为以下五型：原发性肺结核，血行播散型肺结核，继发性肺结核，气管、支气管结核，结核性胸膜炎。不同类型的肺结核表现差异较大，常见的表现如下。

1. 症状　咳嗽、咳痰≥2周，或痰中带血、咯血为肺结核可疑症状。肺结核多数起病缓慢，部分患者可无明显症状，仅在胸部影像学检查时发现。随着病变进展，可出现咳嗽、咳痰、痰中带血或咯血等，部分患者可有反复发作的上呼吸道感染症状。肺结核还可出现全身症状，如盗汗、疲乏、间断或持续午后低热、食欲不振、体重减轻等，女性患者可伴有月经失调或闭经。少数患者起病急骤，有中、高度发热，部分伴有不同程度的呼吸困难。病变发生在胸膜者可有刺激性咳嗽、胸痛和呼吸困难等症状。病变发生在气管、支气管者多有刺激性咳嗽，持续时间较长，淋巴结-支气管瘘形成并破入支气管内或支气管狭窄者，可出现喘鸣或呼吸困难。少数患者可伴有结核性超敏感综合征，包括结节性红斑、疱疹性结膜炎或角膜炎等。儿童肺结核还可表现为发育迟缓，儿童原发性肺结核可因气管或支气管旁淋巴结肿大压迫气管或支气管，或发生淋巴结-支气管瘘，常出现喘息症状。当合并肺外结核病时，可出现相应累及脏器的症状。

2. 体征　取决于病变的性质和范围。病变范围小或位置深者多无异常体征；渗出性病变范围较大或干酪样坏死时可有肺实变体征；病变累及气管、支气管，引起局部狭窄时，听诊可闻及固定、局限性的哮鸣音，当引起肺不张时，可表现为气管向患侧移位，患侧胸廓塌陷、肋间隙变窄、叩诊为浊音或实音、听诊呼吸音减弱或消失；病变累及胸膜时，早期于患侧可闻及胸膜摩擦音，随着胸腔积液的增加，患侧胸廓饱满，肋间隙增宽，气管向健侧移位，叩诊呈浊音至实音，听诊呼吸音减弱至消失。当积液减少或消失后，可出现胸膜增厚、粘连，气管向患侧移位，患侧胸廓可塌陷，肋间隙变窄、呼吸运动受限，叩诊为浊音，听诊呼吸音减弱。原发性肺结核可伴有浅表淋巴结肿大，血行播散型肺结核可伴肝脾大、眼底脉络膜结节，儿童患者伴皮肤粟粒疹渗出性胸膜炎时有胸腔积液。

（三）并发症

可有自发性气胸、脓气胸、支气管扩张等并发症。结核分枝杆菌随血行播散可并发淋巴结结核、脑膜结核以及骨结核等肺外结核。

（四）辅助检查

1. 细菌学检查　痰结核分枝杆菌检查是确诊肺结核、制订化疗方案以及考核治疗效果的主要依据。痰涂片抗酸染色镜检快速简便，若抗酸杆菌阳性，肺结核诊断基本可成立。痰培养更为精确，其不仅能了解结核分枝杆菌生长繁殖能力，还可做药物敏感试验。

2. 分子生物学检查　结核分枝杆菌核酸检测阳性。

3. 免疫学检查　结核菌素皮肤试验，中度阳性或强阳性；γ-干扰素释放试验阳性；结核分枝杆菌抗体阳性。

4. 病理学检查　结核病组织病理改变表现为上皮细胞样肉芽肿性炎，光学显微镜下可见大小不等和数量不同的坏死性和非坏死性的肉芽肿。

5. 胸部影像学检查　胸部X线、CT检查可以早期发现肺结核，判断病变的部位、范围、性质、有无空洞或空洞的大小、洞壁厚薄等。

6. 支气管镜检查　可直接观察气管和支气管病变，也可以抽吸分泌物、刷检及活检。

（五）诊断与鉴别诊断

肺结核的诊断是以病原学（包括细菌学、分子生物学）检查为主，结合流行病史、临床表现、胸部影像、相关的辅助检查等，进行综合分析做出诊断。其中以病原学、病理学检查结果作为确诊依据。儿童肺结核的诊断，除痰液病原学检查外，还要重视胃液病原学检查。

肺结核临床表现多样，临床应与肺炎、肺脓肿、肺癌、支气管扩张等鉴别。

考点　肺结核的诊断

（六）防治要点

抗结核化学药物对于治疗、控制结核病起着决定性作用，休息与营养疗法仅起到辅助作用。

1. 肺结核化学药物治疗（化疗）　原则为早期、规律、全程、联合、适量。目前治疗的标准方案分强化和巩固两个阶段，疗程需6个月及以上；直接督导下短程化疗是控制本病的关键；常用抗结核药物有异烟肼、利福平、链霉素、吡嗪酰胺等，临床使用时应注意药物的不良反应及耐药情况。

2. 对症治疗　止血、止咳、止痛等。

3. 手术治疗　适用于经合理化疗无效、反复多量咯血保守治疗无效者等。

4. 预防　①控制传染源：是预防结核病疫情的关键，要求早发现、早诊断、早治疗痰菌阳性的肺结核患者。②切断传播途径：室内保持良好通风，每天用紫外线消毒；注意个人卫生，严禁随地吐痰；痰液须经灭菌处理再弃去；患者外出时戴口罩等。③保护易感人群：新生儿、儿童及青少年应接种卡介苗，使人体产生对结核分枝杆菌的免疫力，但不提倡复种。

考点 肺结核的化疗原则及预防要点

第4节 乙型病毒性肝炎

乙型病毒性肝炎（乙型肝炎）是由乙型肝炎病毒（HBV）引起的，以肝脏损害为主的全身性传染病。

> **链接**
>
> **病毒性肝炎的分型**
>
> 目前发现的肝炎病毒有甲型、乙型、丙型、丁型、戊型、己型、庚型，各型病毒性肝炎临床表现相似，以疲乏、食欲减退、厌油、肝功能异常为主，部分病例出现黄疸。甲型和戊型主要表现为急性感染，经粪 - 口途径传播；乙型、丙型、丁型多呈慢性感染，少数病例可发展为肝硬化或肝癌，主要经血液、体液等途径传播。

（一）病因与发病机制

1. 病原学 HBV 属于嗜肝 DNA 病毒，抵抗力很强。煮沸 10 分钟可灭活。HBV 对 0.2% 苯扎溴铵及 0.5% 的过氧乙酸敏感。

2. 流行病学 ①传染源：急、慢性乙型病毒性肝炎患者和病毒携带者。②传播途径：体液和血液传播，母婴传播亦是一种重要传播途径。③人群易感性与免疫力：新生儿普遍易感，发病多见于婴幼儿及青少年。感染后或接种疫苗后出现抗 -HBs 者有免疫力。

（二）临床表现

1. 急性乙型肝炎 乙型肝炎潜伏期长，45～160 天，平均为 120 天。最常见的临床表现为全身乏力，食欲减退、恶心、呕吐、厌油、腹泻及腹胀，部分患者有发热（一般不超过 38.5℃）、黄疸等症状，体检可发现肝、脾大，肝脏触痛或叩痛。实验室检查血清 ALT 明显升高，可同时有血清胆红素升高。

2. 慢性 HBV 感染 有乙型肝炎或 HBsAg 阳性史超过 6 个月，现 HBsAg 和（或）HBV DNA 仍为阳性者，可诊断为慢性 HBV 感染。根据 HBV 感染者的血清学、病毒学、生物化学试验及其他临床和辅助检查结果，可将慢性 HBV 感染分为慢性乙型肝炎、乙型肝炎肝硬化和慢性 HBV 携带。

（1）慢性乙型肝炎：主要临床表现为乏力、食欲减退、腹胀等，体检可发现肝掌及蜘蛛痣、面色灰暗、脾大、肝大、肝脏触痛或叩痛等。可分为① HBeAg 阳性慢性乙型肝炎：血清 HBsAg、HBV DNA 和 HBeAg 阳性，抗 -HBe 阴性，血清 ALT 持续或反复升高，或肝组织学检查有肝炎病变。② HBeAg 阴性慢性乙型肝炎：血清 HBsAg 和 HBV DNA 阳性，HBeAg 持续阴性，抗 -HBe 阳性或阴性，血清 ALT 持续或反复异常，或肝组织学检查有肝炎病变。

（2）乙型肝炎肝硬化：是慢性乙型肝炎发展的结果，肝组织学表现为弥漫性纤维化及假小叶形成，两者必须同时具备才能做出肝硬化病理诊断。

1）代偿期肝硬化：可有轻度乏力、食欲减退或腹胀症状，ALT 和 AST 可异常，但尚无明显肝功能失代偿表现。可有门静脉高压症，如脾功能亢进及轻度食管胃底静脉曲张，但无食管胃底静脉曲张破裂出血、无腹水和肝性脑病等。

2）失代偿期肝硬化：患者可有食管胃底静脉曲张破裂出血、肝性脑病、腹水等严重并发症。多有明显的肝功能失代偿，如血清白蛋白＜35g/L，胆红素＞35μmol/L，ALT 和 AST 不同程度升高，凝血酶原活动度（PTA）＜60%。

（3）慢性 HBV 携带：血清 HBsAg 阳性，HBV DNA 阳性，HBeAg 阳性，但 1 年内连续随访 3 次以上，血清 ALT 和 AST 均在正常范围，肝组织学检查一般无明显异常。对血清 HBV DNA 阳性者，应建议其做肝穿刺检查，以便进一步确诊和治疗。

（三）辅助检查

1. 肝功能检查　ALT、AST 升高，慢性者可出现白蛋白（A）下降、球蛋白（G）升高和 A/G 比值下降甚至倒置，血清和尿胆红素可升高。

2. 病毒病原学（标志物）检测　①乙肝病毒的 DNA 和 DNA 聚合酶（DNAP）：是反映 HBV 感染最直接、最特异和最灵敏的指标，两者阳性提示 HBV 存在、复制，传染性强。②表面抗原（HBsAg）、表面抗体（抗-HBs）、e 抗原（HBeAg）、e 抗体（抗-HBe）、核心抗体（抗-HBc）：俗称二对半试验，通过分析可推测病情、病程及传染性情况。

（四）诊断与鉴别诊断

有不洁注射史、手术史及输血和血制品史、肝炎密切接触史等，有助于诊断。临床表现为食欲减退、恶心、呕吐等消化道症状，黄疸、肝脾大、肝功能损害者应考虑本病。确诊有赖于病原学的检查。应与其他原因引起的黄疸、肝炎相鉴别。

（五）防治要点

慢性乙型肝炎治疗目标是延缓慢性乙型肝炎的进展，降低肝硬化、肝细胞癌的发生率，提高患者的生存率；治疗的理想终点是持久的 HBsAg 清除伴或不伴血清学转换。所有患者都应该注意休息、合理饮食、保持良好心态。

1. 急性乙型肝炎　①护肝药物：酌情使用护肝药物。②抗病毒治疗：酌情使用。

2. 慢性乙型肝炎　①一般保肝药物和支持疗法：补充 B 族维生素，使用还原型谷胱甘肽（TAD）、肌苷、ATP、辅酶 A 等药物，输注白蛋白或血浆等。②降氨基转移酶的药物：有五味子类药物及垂盆草冲剂等。③免疫调控药物：可选用胸腺素、猪苓多糖等。④抗病毒药物：可选用干扰素、拉米夫定、阿德福韦酯等。

3. 预防　①控制传染源：急性期按血源性传染病隔离；乙型肝炎 HBsAg 携带者需要随诊，不应从事幼托保育、自来水、血制品等相关工作，不能献血，严格遵守个人卫生。②切断传播途径：重点防止通过血液和体液传播。③保护易感人群：可接种肝炎减毒活疫苗，以获得主动免疫。为阻断母婴传播，最适宜的预防方法是应用乙肝疫苗和高效价乙肝免疫球蛋白注射。乙肝免疫球蛋白还可用于暴露后的易感者保护，应及早注射。

考点　乙型肝炎的预防要点

第5节 艾 滋 病

艾滋病又称获得性免疫缺陷综合征（AIDS），是由人类免疫缺陷病毒（HIV）感染引起的慢性传染病。HIV感染使机体多种免疫细胞功能受损乃至缺陷，最终并发各种严重的机会性感染和肿瘤。

（一）病因与发病机制

1. 病原学　HIV属于反转录病毒科慢病毒属。HIV显著特征是高度的变异性和广泛的细胞和组织嗜性。HIV在外界的抵抗力不强，对热较为敏感，75%乙醇、0.2%次氯酸钠和含氯石灰能将其灭活。紫外线不能使其灭活。

2. 流行病学　①传染源：是被HIV感染的人，包括HIV感染者和艾滋病患者。②传播途径：性接触传播是主要的传播途径，其他可通过血液及血制品传播、母婴传播。③易感人群：人群普遍易感。高风险人群主要有男男同性性行为者、静脉注射毒品者、与HIV感染或AIDS患者有性接触者、多性伴人群、性传播感染群体。

HIV主要侵犯人体免疫系统，包括$CD4^+T$淋巴细胞、巨噬细胞和树突细胞，主要表现为$CD4^+T$淋巴细胞数量不断减少，导致免疫功能缺陷，引起各种机会性感染和肿瘤的发生。

考点　艾滋病的传染源及传播途径

（二）临床表现

潜伏期平均9年，可短至数月，长达15年。根据我国有关艾滋病的诊疗标准，将艾滋病分为三个期。

1. 急性期　通常发生在初次感染HIV的2～4周，大多数患者临床症状轻，持续数周缓解。临床表现以发热为多见，可伴有全身不适、头痛、盗汗、腹泻、关节痛、淋巴结肿大等。

2. 无症状期　由原发感染或急性感染症状消失后延伸而来，无任何症状。血清学检查可检出HIV以及HIV核心蛋白和包膜蛋白的抗体。此期持续6～8年或更长。

3. 艾滋病期　为感染HIV后的最终阶段。此期主要的临床表现为HIV相关症状、各种机会性感染及肿瘤。

（1）HIV相关症状：主要表现为持续1个月以上的发热、盗汗、腹泻；体重减轻10%以上。部分患者表现为神经精神症状，如记忆力减退、情感淡漠、性格改变、头痛、癫痫及痴呆等。另外还可出现持续性全身淋巴结肿大。

（2）各种机会性感染及肿瘤：①呼吸系统：卡氏肺孢菌引起的肺孢子菌肺炎等。②中枢神经系统：新隐球菌脑膜炎、结核性脑膜炎、各种病毒性脑膜脑炎等。③消化系统：白假丝酵母菌食管炎，巨细胞病毒性食管炎、肠炎，沙门菌、痢疾杆菌及隐孢子虫性肠炎等。④口腔：鹅口疮、舌毛状白斑、复发性口腔溃疡、牙龈炎等。⑤皮肤：带状疱疹、传染性软疣、尖锐湿疣、真菌性皮炎和甲癣等。⑥眼部：视网膜脉络膜炎和弓形虫视网膜炎等。⑦肿瘤：恶性淋巴瘤、卡波西肉瘤等。

（三）辅助检查

HIV/AIDS的实验室检查主要包括HIV抗体检测、HIV核酸定性和定量检测、$CD4^+T$淋巴细胞检测、HIV基因型耐药检测等。

1. HIV-1/2抗体检测　是HIV感染诊断的金标准，包括筛查试验和补充试验。HIV-1/2抗体筛查方法包括酶联免疫吸附试验（ELISA）、化学发光或免疫荧光试验、快速试验（斑点ELISA和斑点免疫胶体金或胶体硒法、免疫层析等）、简单试验（明胶颗粒凝集试验）等。补充试验方法包括抗体确证试验（免疫印迹法、线性免疫试验和快速试验）和核酸试验（定性和定量）。

2. $CD4^+$T淋巴细胞检测　HIV感染人体后，$CD4^+$T淋巴细胞进行性减少，$CD4^+/CD8^+$T淋巴细胞比例倒置。

3. HIV核酸检测　感染HIV以后，病毒在体内快速复制，血浆中可检测出病毒RNA（病毒载量）。常用检测方法有反转录、核酸序列依赖性扩增技术和实时荧光定量PCR扩增技术。病毒载量测定的临床意义为预测疾病进程、评估治疗效果、指导治疗方案调整，也可作为HIV感染诊断的补充试验。

4. HIV基因型耐药检测　HIV耐药检测结果可为艾滋病治疗方案的制订和调整提供重要参考。

（四）诊断与鉴别诊断

急性感染期根据近期内有流行病学史、临床表现，结合实验室HIV抗体由阴性转为阳性或HIV-RNA阳性可做出诊断。慢性感染期，结合高危人群、严重机会性感染或机会性肿瘤、$CD4^+/CD8^+$T淋巴细胞比例倒置应考虑本病，需与原发性$CD4^+$T淋巴细胞减少症等鉴别。

（五）防治要点

目前认为早期抗病毒是治疗的关键，这样既可缓解病情，又能预防和延缓艾滋病相关疾病的出现，减少机会性感染和肿瘤的发生。

1. 抗病毒治疗　至今无特效药，主张联合用药。常用药物有核苷类反转录酶抑制剂、非核苷类反转录酶抑制剂、蛋白酶抑制剂、融合抑制剂等。

2. 免疫重建　通过抗病毒治疗及其他医疗手段使HIV感染者受损的免疫功能恢复或接近正常。

3. 机会性感染和肿瘤的治疗　肺孢子菌肺炎、卡波西肉瘤等的治疗。

4. 支持与对症治疗　输血、补充维生素及营养物质，明显消瘦者可给予乙酸甲地孕酮改善食欲。

5. 预防　高危人群普查HIV感染有助于发现传染源。隔离治疗患者，监控无症状HIV感染者；加强国境检疫；加强艾滋病防治知识宣传教育；正确使用安全套，采取安全的性行为；不吸毒，不共用针具；推行无偿献血，对献血人群进行HIV筛查；加强医院管理，严格执行消毒制度，控制医院交叉感染；预防职业暴露与感染；控制母婴传播；对艾滋病患者的配偶和性伴、与艾滋病患者共用注射器的静脉药物依赖者，以及艾滋病患者所生的子女，进行医学检查和HIV检测，为其提供相应的咨询服务；注意个人卫生，不共用牙具、剃须刀等。

考点　艾滋病的预防要点

自 测 题

A₁/A₂ 型题

1. 决定传染病患者隔离期限的重要依据是
   A. 传染性　　　B. 潜伏期
   C. 前驱期　　　D. 传染期
   E. 窗口期

2. 新型冠状病毒肺炎属于哪类传染病
   A. 甲类　　B. 乙类　　C. 丙类
   D. 丁类　　E. 非甲非乙类

3. 我国规定，下列不施行甲类传染病报告、控制措施的传染病是
   A. 鼠疫
   B. 霍乱
   C. 新型冠状病毒肺炎
   D. 肺炭疽
   E. 艾滋病

4. 下列措施中，对传染病的控制和消灭起关键作用的是
   A. 预防接种　　　B. 体育锻炼
   C. 饮食调节　　　D. 良好卫生习惯
   E. 坚定的信心

5. 肺结核最主要的传播方式是
   A. 食物和水　　　B. 皮肤接触
   C. 空气飞沫传播　D. 输血
   E. 性接触

6. 确诊肺结核的主要依据是
   A. 胸部 X 线检查发现空洞
   B. 结核菌素皮肤试验阳性
   C. 卡介苗试验阳性
   D. 痰结核分枝杆菌检查阳性
   E. 血培养结核分枝杆菌阳性

7. 被乙型肝炎患者血液污染的针头刺破皮肤后，主要采取下列哪种措施进行预防
   A. 应用干扰素　　　B. 碘酊消毒
   C. 注射转移因子　　D. 注射丙种球蛋白
   E. 注射特异性高价免疫球蛋白

8. 艾滋病的传播以下列哪项为主
   A. 性接触传播　　　B. 母婴垂直传播
   C. 经血液途径传播　D. 器官移植途径传播
   E. 蚊虫叮咬

9. 艾滋病的潜伏期平均约多少年
   A. 0.5 年　　B. 2 年　　C. 5 年
   D. 9 年　　　E. 20 年

A₃/A₄ 型题

（10～11 题共用题干）

小张，男，28 岁，平素体健，两年前移居美国洛杉矶。2021 年 1 月 7 日小张去过当地一家超市。1 月 13 日出现发热、咳嗽、乏力，自服"感冒药"症状稍有缓解。两天后其父、母亲及爱人也相继出现上述症状。2020 年末及 2021 年初，美国出现新型冠状病毒肺炎并全国流行。小张及家人都否认有与新型冠状病毒肺炎确诊患者接触史。

10. 为明确诊断，应该即刻给小张及其家人检查什么
    A. 血常规
    B. 血生化
    C. 胸部 X 线检查
    D. 新型冠状病毒核酸及特异性 IgM 抗体、IgG 抗体
    E. 痰培养

11. 在小张的检查报告未揭晓时，下列做法错误的是
    A. 小张应正确佩戴口罩
    B. 小张可四处活动
    C. 小张应与他人至少保持 1m 距离
    D. 接诊医生全程做好个人呼吸道防护
    E. 接诊诊室及附近，普通患者不得入内

（马建强）

第17章
理化因素所致疾病

生活中存在一些危害人体身心健康的因素，如物理因素（高温、雷电、热辐射等）、化学因素（农药、乙醇、毒品、有毒气体等）、生物因素（如猫狗咬伤、蛇咬伤等）等。人类对化学物质中毒认识较早，毒理学和急救医学的兴起使得中毒诊断及治疗取得长足发展，特效解毒药和血液净化技术大大提高了中毒治疗的效果。对物理因素的研究相对较晚，近年由于工业发展和军事需要，人们开始研究环境中有害物理因素对人体健康的影响，急救复苏技术提高了电击、淹溺等的救治成功率。本章主要介绍几种常见的理化因素所致疾病。

第1节 中 毒

一、急性有机磷杀虫药中毒

（一）概述

本病是指有机磷杀虫药进入人体内抑制乙酰胆碱酯酶的活性，使人体失去分解乙酰胆碱的能力，造成体内生理效应部位乙酰胆碱大量积聚，出现一系列毒蕈碱样、烟碱样和中枢神经系统中毒的症状和体征，严重者可导致呼吸衰竭而死亡。

本病是我国急诊常见的急危重症。有机磷杀虫药是目前农业使用最广泛的杀虫药，分剧毒类（如对硫磷、甲拌磷等）、高毒类（如敌敌畏、氧乐果、甲基对硫磷等）、中度毒类（如乐果、除草磷等）、低毒类（如马拉硫磷、辛硫磷等）四种类型。农药呈油状，淡黄色或棕色，有大蒜味，不溶于水，在碱性环境中易分解失效。

（二）病因与发病机制

1. 病因　生产过程中设备密闭不严，有机磷杀虫药泄露或配药时用手直接接触杀虫药；使用杀虫药时防护不当，吸入空气中的杀虫药；生活中误服或自服杀虫药；杀虫药经皮肤、呼吸道进入人体，导致中毒发生。

2. 发病机制　有机磷杀虫药能抑制多种酶的活性，主要是抑制胆碱酯酶。有机磷杀虫药进入人体后，能与乙酰胆碱酯酶结合，形成化学性质稳定的磷酰化胆碱酯酶，失去分解乙酰胆碱的能力，于是造成体内乙酰胆碱大量蓄积，引起胆碱能神经持续冲动，产生一系列毒蕈碱样（M样）、烟碱样（N样）和中枢神经系统症状。

3. 毒物的吸收、代谢和排出　有机磷杀虫药经皮肤、呼吸道和消化道进入人体后迅速分布于全身各器官，肝脏浓度最高，其次为肾、肺、脾等，肌肉和脑内最少。有机磷杀虫药在肝内进行生物转化和代谢，24小时内主要通过肾由尿排出，少量经肺排出，一般48小时后可完全排尽。

（三）临床表现

1. 特殊气味　中毒者呼出的气体以及皮肤、衣物上都带有特征性的大蒜味。

考点　有机磷杀虫药中毒患者呼气的特殊气味

2. 急性中毒表现　急性中毒发病时间与毒物的类型、剂量和侵入途径相关。口服中毒者10分钟至2小时内发病，经呼吸道进入者约30分钟发病，皮肤接触中毒者常在2至6小时后出现症状。中毒后出现急性胆碱能危象，表现如下。

（1）毒蕈碱样症状：又称M样症状，出现最早，是副交感神经末梢兴奋，引起平滑肌痉挛和腺体分泌增加。主要表现为①平滑肌痉挛：胸闷、气促或呼吸困难、恶心、呕吐、腹痛、腹泻、尿频、瞳孔缩小、视物模糊；②腺体分泌增加：流涎、流涕、流泪、多汗，呼吸道分泌物增多，严重者出现肺水肿。

（2）烟碱样症状：又称N样症状，是神经肌接头处和交感神经节乙酰胆碱积蓄引起骨骼肌兴奋性增高的症状。主要表现为局部（如眼睑、面、舌、四肢）肌纤维颤动，逐渐延伸至全身肌纤维颤动、全身肌肉强直性痉挛，有全身压迫、紧束感，而后发生肌力减退或瘫痪，呼吸肌麻痹引起呼吸衰竭；交感神经节后纤维释放儿茶酚胺使血管收缩，出现面色苍白、血压升高和心律失常。

考点　M样症状、N样症状的主要表现

（3）中枢神经系统表现：头晕、头痛、烦躁不安、失眠、共济失调、谵妄、言语不清、抽搐，严重者昏迷，可因呼吸衰竭而死亡。

（4）局部损害：部分有机磷杀虫药（如敌敌畏、对硫磷、内吸磷等）接触皮肤后发生过敏性皮炎，出现水疱和剥脱性皮炎，污染眼部时引起结膜充血和瞳孔缩小。

3. 中间期肌无力综合征　在急性中毒后1~4天，胆碱能危象基本消失且意识清晰，出现以肌无力为主的临床表现，因其发生时间介于胆碱能危象与迟发性神经病之间，称为中间期肌无力综合征。表现为颈屈肌和四肢近端肌无力，部分脑神经所支配的肌肉肌力减退，出现眼睑下垂、眼球外展障碍、面瘫和呼吸肌麻痹，并可进展为呼吸衰竭。

4. 迟发性多发性神经病　在急性重度和中度中毒后2~4周，胆碱能症状消失，出现感觉、运动型多发性神经病。神经-肌电图检查显示神经源性损害。全血或红细胞胆碱酯酶活性可正常。

（四）辅助检查

1. 胆碱酯酶测定　血胆碱酯酶活力是诊断的特异性实验指标，还能用来判断中毒程度。正常为100%，有机磷杀虫药中毒时该酶活性降低。

2. 尿有机磷杀虫药分解产物测定　可了解毒物吸收情况，为中毒的诊断提供帮助。

（五）诊断与鉴别诊断

1. 诊断要点　根据有机磷杀虫药接触史，结合特征性临床表现，呼气、呕吐物、体表有蒜臭味，胆碱能神经兴奋表现，全血胆碱酯酶活性不同程度降低等，可明确诊断。

中毒分级：①轻度中毒，短时间内接触较大量有机磷杀虫药后，在24小时内出现较明显的毒蕈碱样自主神经和中枢神经系统症状，如头晕、头痛、乏力、恶心、呕吐、多汗、

胸闷、视物模糊、瞳孔缩小等。全血或红细胞胆碱酯酶活性一般在50%~70%。②中度中毒，在轻度中毒基础上，出现肌束震颤等烟碱样症状。全血或红细胞胆碱酯酶活性一般在30%~50%。③重度中毒，除上述胆碱能兴奋或危象的表现外，还合并有肺水肿、昏迷、呼吸衰竭、脑水肿等。全血或红细胞胆碱酯酶活性一般在30%以下。

2.鉴别诊断　需与一氧化碳中毒、安眠药中毒等鉴别。

（六）防治要点

1.预防要点　农药使用时要遵守操作规程，做好个人防护；生产加工有机磷杀虫药的设备要定期检修，防止外溢；安全储存农药；保持心理健康等。

2.清除毒物　立即脱离中毒现场，脱去衣物，用肥皂水清洗皮肤、毛发和指甲；口服中毒者应行洗胃、导泻；血液净化治疗可有效消除血液中的有机磷杀虫药，应在中毒后的1~4天内进行。

3.特效解毒药　应早期、足量、联合、重复用药。常用解毒药如下。

（1）胆碱酯酶复活剂：可使磷酰化胆碱酯酶与胆碱酯酶分离，从而恢复胆碱酯酶活性，解除N样症状，迅速控制肌纤维颤动。常用药有氯解磷定，既可静脉注射也可肌内注射，不良反应小，是首选的复活剂。

（2）抗胆碱药：可与乙酰胆碱争夺胆碱能受体，从而阻断乙酰胆碱的作用。常用药有阿托品和盐酸戊乙奎醚。阿托品对缓解M样症状和对抗呼吸中枢抑制有效，但对缓解N样症状和恢复胆碱酯酶活力无效。有机磷杀虫药中毒的最佳治疗方案是胆碱酯酶复活药和阿托品合用。盐酸戊乙奎醚是新型的抗胆碱药，较阿托品有优势，拮抗M样症状的效应比阿托品更强，还具有拮抗N受体的作用，具有中枢和外周双重抗胆碱能效应，目前推荐用它替代阿托品作为有机磷杀虫药中毒急救的首选抗胆碱药物。

> **链接**
>
> **阿托品化**
>
> 阿托品化是指阿托品用量已达一定水平，须立即减量或改用维持剂量时的一个量化指标。由于抢救有机磷杀虫药中毒时，使用阿托品剂量较大，阿托品化常在抢救有机磷杀虫药中毒时出现，表现为瞳孔较前散大、口干、皮肤干燥、颜面潮红、心率增快和肺部啰音消失（此表现是重度有机磷杀虫药中毒者最主要的阿托品化指征）。

4.对症治疗　重度中毒者常伴有多种并发症，如酸中毒、低钾血症、心律失常、肺水肿、脑水肿等。因此，对症治疗重在维护心、肺、脑等器官功能，如给予氧疗，应用阿托品、甘露醇和抗心律失常药等。

考点　急性有机磷杀虫药中毒的防治要点

二、急性一氧化碳中毒

（一）概述

一氧化碳（CO）是一种无色、无臭、无味的气体，对呼吸道没有刺激，它是工业生产和日常生活当中常用的燃料，使用不当容易导致CO泄漏。吸入过量CO引起的中毒称急性一氧化碳中毒，也称为煤气中毒。其是常见的生活和职业性中毒。

（二）病因与发病机制

1. 病因　在通风不良的室内燃烧煤、炭；在封闭的车厢内长时间使用空调；工业生产中炼钢、煤矿矿井作业防护不当，均可引起。

2. 发病机制　CO 与血红蛋白的亲和力比氧和血红蛋白的亲和力大 240 倍，CO 经呼吸道进入人体血液后，即与氧争夺血红蛋白，大部分与血红蛋白结合，形成稳定的碳氧血红蛋白，碳氧血红蛋白不能携带氧，且不易解离，导致组织缺氧。大脑和心脏最容易遭受缺氧损害。缺氧时，脑内酸性代谢产物蓄积，使血管通透性增强而产生脑水肿。

考点　CO 中毒的发病机制

（三）临床表现

1. 急性中毒　按中毒的程度分为轻、中、重度三种类型。

（1）轻度中毒：出现剧烈的头痛、头昏、四肢无力、恶心、呕吐；轻度至中度意识障碍，但无昏迷。血液碳氧血红蛋白浓度可高于 10%。如能及时撤离中毒环境，吸入新鲜空气，症状可迅速消失。

（2）中度中毒：除有轻度中毒症状外，意识障碍表现为浅至中度昏迷，患者出现胸闷、气促、呼吸困难及心率加快，并出现幻觉、意识障碍、瞳孔对光反射、角膜反射迟钝；皮肤、口唇黏膜呈樱桃红色。若积极抢救，给予氧疗后患者可恢复且无明显并发症。血液碳氧血红蛋白浓度可高于 30%。

（3）重度中毒：意识障碍程度达深昏迷或去大脑皮质状态；或患者有意识障碍，且并发下列任何一项表现，脑水肿、休克或严重的心肌损害、肺水肿、呼吸衰竭、上消化道出血、脑局灶损害如锥体系或锥体外系损害体征。血液碳氧血红蛋白浓度可高于 50%。部分患者在抢救苏醒后出现迟发性脑病症状。

2. 急性一氧化碳中毒迟发性脑病　急性一氧化碳中毒意识障碍恢复后，经 2～60 天的假愈期，又出现下列临床表现之一者：①精神及意识障碍呈痴呆状态、谵妄状态或去大脑皮质状态；②锥体外系神经障碍出现帕金森综合征的表现；③锥体系神经损害（如偏瘫、病理反射阳性或小便失禁等）；④大脑皮质局灶性功能障碍如失语、失明等，或出现继发性癫痫。

（四）辅助检查

1. 碳氧血红蛋白测定　快速测定血中碳氧血红蛋白浓度可确诊，还可以分型和评估预后。血液碳氧血红蛋白测定阳性是一氧化碳中毒的特征性表现。

2. 脑电图检查　可见弥漫性低波幅慢波，与缺氧性脑病进展平行。

3. 头部 CT 检查　脑水肿时可见病理性低密度区。

（五）诊断与鉴别诊断

1. 诊断要点　有吸入 CO 病史和急性发生的中枢神经损害的症状和体征，结合碳氧血红蛋白的测定结果、现场卫生学调查及空气中 CO 浓度测定资料，并排除其他病因后，可确诊。

2. 鉴别诊断　应与脑血管意外、脑震荡、酮症酸中毒及其他中毒引起的昏迷相鉴别。结合既往史、体格检查和辅助检查结果有助于鉴别。血液碳氧血红蛋白水平是有价值的诊断指标，应及早抽血检查。

（六）防治要点

1. 预防要点　加强预防中毒宣传，居室用火要通风良好，厂矿作业应安全操作，进入高浓度 CO 环境时要戴防毒面具。

2. 脱离中毒环境　迅速转移患者至空气新鲜处，保持呼吸道通畅，监测生命体征。

3. 氧疗　给予面罩吸氧或高压氧治疗等，氧疗能加快血液碳氧血红蛋白解离和 CO 的排出，是最有效的治疗方法。

4. 机械通气　昏迷、窒息或呼吸停止者应及时气管插管，行机械通气。

5. 防治脑水肿　严重中毒者 24~48 小时脑水肿达高峰。在纠正缺氧的同时应给予甘露醇、呋塞米和糖皮质激素进行脱水治疗。

6. 防治并发症　患者有意识障碍时，除保持呼吸道通畅外，还要定时翻身防止压力性损伤和肺炎，注意营养支持治疗。

考点　CO 中毒的防治要点

第2节　中　暑

（一）概述

中暑是指在暑热天气、湿度大和无风的环境里，以体温调节中枢障碍、汗腺功能衰竭、水和电解质丢失过多为特征的疾病。

（二）病因与发病机制

1. 病因　环境温度过高、机体产热增加和（或）散热功能障碍、汗腺功能障碍等。

2. 发病机制　人体下丘脑体温调节中枢通过控制产热和散热来维持体温的相对稳定。机体氧化代谢过程、运动和寒战均能产热。当体温升高时，机体通过调节皮肤血管扩张散热，机体与环境直接通过辐射、蒸发、对流和传导（图 17-1）四个方式进行热交换。当机体热负荷增加或散热功能障碍，即可引起中暑。体温高于 42℃ 时，细胞可直接损伤，引起酶变性、细胞功能障碍，甚至多器官功能障碍或衰竭。高温对人体中枢神经、心血管、呼吸、消化系统，水、电解质水平，肾脏、血液和肌肉组织都可造成影响，如脑水肿、颅内压增高、昏迷、血液重新分配、心负荷加重、心功能减弱、急性肺损伤、失水、失钠、急性肾衰竭、横纹肌溶解等。

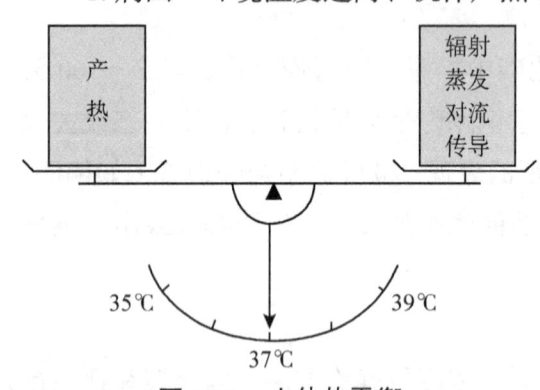

图 17-1　人体热平衡

（三）临床表现

1. 中暑先兆　指在高温环境下一定时间后，患者出现头昏、头痛、口渴、多汗、全身疲乏、心悸、注意力不集中、动作不协调等症状，体温正常或略有升高。

2. 轻症中暑　除中暑先兆的症状加重外，出现面色潮红、大量出汗、脉搏快等表现，体温升高至38.5℃以上。

3. 重症中暑　可分为热射病、热痉挛和热衰竭三型，也可出现混合型。

（1）热射病：亦称中暑性高热，是致命的急症，高热和意识障碍是其主要特征。其特点是在高温环境中突然发病，体温高达40℃以上，疾病早期大量出汗，继之无汗，可伴有皮肤干热及不同程度的意识障碍等，多见于平素体健的青年人。起病早期就可有脑、肝脏、肾脏、心脏受累，表现为行为异常或癫痫发作，继而谵妄、昏迷，甚至出现肺水肿、脑水肿、低血压、休克、心力衰竭等并发症，常在24小时内死亡。

（2）热痉挛：多见于健康青壮年，主要表现为明显的肌痉挛，伴有收缩痛。好发于活动较多的四肢肌肉及腹肌等，尤以腓肠肌为著。肌痉挛常呈对称性，时而发作，时而缓解。患者意识清，体温一般正常。

（3）热衰竭：发生于老年人、儿童、慢性疾病患者和未能适应高温者，是最常见的中暑类型。主要是由热应激时，出汗过多，体液和钠丢失过多，导致循环血量不足所致。起病迅速，主要临床表现为头昏、头痛、多汗、口渴、恶心、呕吐，继而皮肤湿冷、血压下降、心律不齐、轻度脱水，体温稍高或正常，无明显中枢神经系统损伤表现。

（四）辅助检查

1. 血生化检查　中暑严重者肝功能检查出现氨基转移酶升高；肾功能检查出现肌酐、尿素氮升高；肌酸激酶、乳酸脱氢酶升高。

2. 动脉血气分析　主要为混合型酸碱平衡失调。

（五）诊断与鉴别诊断

1. 诊断要点　炎热夏季，遇高热伴昏迷者，高温作业人员的职业史及体温升高、肌痉挛或晕厥等主要临床表现，排除其他类似的疾病，可诊断为中暑。

2. 鉴别诊断　热射病应与脑炎、脑膜炎、甲状腺危象等鉴别。

（六）防治要点

1. 预防要点　加强防暑宣传教育，暑热季节改善工作条件，及时补充水和电解质等。

2. 降温治疗

（1）体外降温：迅速将患者转移至阴凉通风处，脱去衣物，促进散热。轻症患者可用冷水擦拭全身或将躯体浸入27~30℃水中；虚脱者可用15℃冷水反复擦拭皮肤并同时使用电风扇。

（2）体内降温：体外降温无效者，可用冰盐水进行胃或直肠灌洗；也可行腹腔灌洗或血液透析，或将自体血液体外冷却后回输到体内。

（3）药物降温：轻度中暑可服用藿香正气水；重症患者不用水杨酸类退热剂，以免加重出血和肝损害。迅速降温出现寒战时，可用氯丙嗪加入生理盐水中静脉输注。

3. 并发症治疗　昏迷者应行气管内插管，保持呼吸道通畅，伴颅内压增高时常规输注甘露醇行脱水治疗；低血压者应静脉输注生理盐水或乳酸钠林格液补充血容量，也可静脉滴注异丙肾上腺素；心律失常或出现心力衰竭、代谢性酸中毒者给予对症治疗；发生急性肾衰竭

> 考点　中暑的防治要点

第3节　淹　溺

(一) 概述

人体淹没于水或其他液体中后，呼吸道被液体或水草、泥沙等杂质充塞，反射性引起喉痉挛和（或）呼吸障碍，发生缺氧、窒息的临床死亡状态称为淹溺。淹溺常发生于夏季，是世界上最常见的意外死亡原因之一。其常见于儿童和青少年，是儿童首位致死原因。在我国，淹溺是伤害死亡的第三位原因。

(二) 病因与发病机制

1. 病因　意外落水缺乏游泳能力，潜水意外，游泳时发生肢体抽搐、低血糖、癫痫或心脏病发作等。

2. 发病机制　溺水几秒钟后，人体本能屏气，出现呼吸暂停、心动过缓和外周血管收缩，称为潜水反射。随着溺水时间的延长，人体由于缺氧出现非自发性吸气，水大量进入呼吸道内，引起反射性咳嗽，甚至喉痉挛，气体交换障碍导致严重缺氧、高碳酸血症和代谢性酸中毒。无论肺内水量多少，或是吸入海水还是淡水，这几种情况共同之处都是缺氧，脑缺氧严重，发生窒息和昏迷，最后心脏停搏。

根据淹没的介质分淡水淹溺和海水淹溺两种。

(1) 淡水淹溺：淡水（泳池水、江河及湖泊水、池塘水）渗透压比血浆低，人体浸入淡水中后，淡水通过呼吸道、消化道吸收至血液循环中，致使血容量增加，出现低钠血症、低氯血症和低蛋白血症。低渗的环境导致红细胞肿胀、破裂，发生溶血、高钾血症、血红蛋白尿；血容量剧增还可引起肺水肿和心力衰竭。

(2) 海水淹溺：海水为高渗性液体，吸入肺泡后，能使血液中的水分进入肺泡腔，引起血液浓缩、血容量降低，从而发生肺水肿，减少气体交换，发生低氧血症。海水中的钙盐和镁盐可引起高钙血症和高镁血症，高镁血症可使心跳减慢、心律失常，甚至心搏骤停。

(三) 临床表现

1. 症状　淹溺者意识障碍、呼吸停止或大动脉搏动消失，处于临床死亡状态。浸没后尚有大动脉搏动者或心肺复苏后存活者，个体表现差异较大，可有头痛、胸痛、剧烈咳嗽、呼吸困难、咳粉红色泡沫痰。海水淹溺者出现明显口渴症状。

2. 体征　面部青紫肿胀、四肢厥冷、球结膜充血；神志状态表现为烦躁不安或昏迷，可伴抽搐；呼吸浅快或不规则，两肺可闻及湿啰音，叩诊呈浊音；脉搏细速或不能触及，血压不稳定，心律失常，心音低钝，心力衰竭，严重者出现心房颤动甚至心脏停搏；上腹膨隆，胃内充满水；可出现少尿、无尿，甚至肾功能不全；少数淹溺者可伴有骨折或其他损伤。

（四）辅助检查

1. 血和尿液检查　外周血白细胞稍增高。淡水淹溺患者血和尿液中能检出游离血红蛋白，血钾升高；海水淹溺者血钠、氯升高。

2. 动脉血气分析　低氧血症，大部分患者有混合性酸中毒。

3. 心电图检查　常见有心动过速、非特异性 ST 段和 T 波改变；病情严重者出现室性心律失常。

4. 影像学检查　胸部 X 线检查常显示斑片状浸润，典型肺水肿征象；疑有颈部损伤时应行颈椎 X 线检查。

（五）诊断与鉴别诊断

1. 诊断要点　有落水史并出现呼吸困难或昏迷，甚至心脏停搏者应首先考虑淹溺，辅助检查可协助诊断。

2. 鉴别诊断　需与继发于其他疾病的淹溺鉴别，综合患者的既往史和辅助检查做出判断。

（六）防治要点

1. 预防要点　根据水源地情况安置醒目的安全标识或警告牌，增强水上自救互救知识技能的培训，下水前充分准备等。

2. 现场急救　迅速救出患者；采取头低俯卧位行体位引流，清理口腔、鼻腔中的污水、异物，保持气道通畅；对于心搏呼吸停止者立即施行心肺复苏，初始复苏应该首先从开放气道和人工通气开始，如证实有可除颤心律，有条件者早期除颤。

3. 院内治疗　入院后行进一步生命支持，给予高浓度吸氧或高压氧治疗；体温过低者，采用体外或体内复温；颅内压升高者，应使用甘露醇行脱水治疗和应用呼吸机增加通气；出现低血压、心律失常、肺水肿、电解质和酸碱平衡紊乱等并发症者应对症处理。

第 4 节　电　　击

（一）概述

一定量的电流通过人体造成不同程度组织损伤或器官功能障碍，甚至猝死，称为电击，俗称触电。

（二）病因与发病机制

1. 病因　电击多见于青少年男性和从事电作业者。电器损坏或不合格，违反用电操作规程，风暴、地震等自然灾害使电线断裂，导致人体直接接触电源，均可发生电击。

2. 发病机制　电击对人体的损伤程度与电压高低、电流类型、频率高低、触电时长、电流通过途径和环境气象条件有关。交流电对人体伤害较直流电大，能导致人体肌肉持续痉挛，使触电者双手握紧电源线不能脱离；低频交流电较高频交流电危害更大；电击对细胞、组织有直接损伤作用，同时组织电阻产热引起组织器官损伤，电流会引起心室颤动、损害呼吸中枢，导致心脏停搏和呼吸停止。

（三）临床表现

1. 局部表现　触电部位皮肤组织损伤最严重，周围皮肤组织烧伤轻，如衣物被点燃可出现大面积烧伤。电流所经过的组织和器官可出现隐匿性损伤。低压电引起的烧伤创面小，干燥焦黄，呈圆形或椭圆形，与正常皮肤分界清楚；高压电击时，损伤面积大、伤口深，可达肌肉和骨骼，甚至炭化或坏死成洞。肌肉组织水肿、坏死，肌肉筋膜下组织压力增高，使神经血管受压，出现脉搏减弱，感觉消失。

2. 全身表现　轻度电击者表现为恐惧、紧张、心率加快、面色苍白、头晕、头痛等，部分患者甚至出现晕厥，多较快恢复，恢复后可有疲乏、肌肉疼痛、头痛及神经兴奋症状；高压电击时，常有意识丧失，心搏、呼吸骤停，未及时复苏常发生死亡。幸存者遗留有定向力丧失和癫痫发作，部分有心肌组织损伤，心电图示非特异性ST段降低、心房颤动或心肌梗死改变。大面积体表烧伤处体液丢失过多，出现低血容量性休克；损伤肾脏、肌肉坏死产生肌红蛋白尿、肌球蛋白尿，促使急性肾衰竭发生。

（四）并发症

并发症常发生在电击24～48小时后，表现为心肌损害、吸入性肺炎和肺水肿、消化道出血、弥散性血管内凝血、鼓膜破裂、听力丧失、白内障和视力障碍、骨折、肩关节脱位等。

（五）辅助检查

1. 血生化检查　肌酸磷酸激酶、同工酶等活性增高。

2. 尿液检查　尿中查见血红蛋白、肌红蛋白。

（六）诊断与鉴别诊断

1. 诊断要点　有电流接触或雷击病史，出现局部皮肤组织损伤等症状和体征可确诊。

2. 鉴别诊断　应与其他原因引起的心搏、呼吸骤停相鉴别。

（七）防治要点

1. 预防要点　宣传用电常识，经常检修线路，雷雨天气外出注意安全。

2. 切断电源　发现电击患者，立即关闭电源，用绝缘物将患者与电源隔开。

3. 心肺脑复苏　心律失常者给予抗心律失常药；一旦出现心搏、呼吸骤停，立即行心肺复苏。

4. 防治急性肾衰竭　静脉输注乳酸钠林格液，补充循环血量，保持尿量在50～75ml/h，出现肌球蛋白尿时，应维持尿量在100～150ml/h。同时静脉输注碳酸氢钠碱化尿液，预防急性肾衰竭。

5. 外科问题处理　及时行清创术，伤后3～6天切除焦痂，皮损较大者可植皮；预防破伤风；肢体被高压电击时，大块软组织烧伤引起局部水肿，可导致腔隙综合征，电烧伤远端肢体容易缺血坏死，需行筋膜切开减压术，必要时截肢。

第5节 烧　　伤

> **案例 17-1**
> 　　患者，女，26岁，因全身火焰烧伤20分钟急诊入院。体格检查：脉搏110次/分，呼吸24次/分，血压88/64mmHg，体重50kg。患者烦躁不安，呻吟，表情痛苦，诉口渴。头面部烧伤，有大水疱，创面基底潮红，剧烈疼痛。双上肢烧伤有焦痂，无疼痛；左侧大腿有红斑，无水疱，但烧灼样痛明显。
> 问题：该患者烧伤面积、深度是多少？

（一）概述

烧伤泛指由热力、电流、化学物质、激光、放射线等引起的组织损伤。热力烧伤是指由火焰、热液（水、汤、油等）、蒸汽、高温固体等引起的组织损伤，为狭义的烧伤。本节介绍热力烧伤。

（二）病因与发病机制

1. **病因**　各种热液（水、汤、油等）、蒸汽、火焰和炽热金属等作用于局部皮肤、黏膜，甚至深及肌肉、骨骼及内脏，破坏组织结构的完整性，引起烧伤。热力温度和持续时间与烧伤程度呈正相关，52℃热力持续1分钟或68℃热力作用于人体组织1秒钟，即可引起全层皮肤烧伤。

2. **发病机制**　局部热损伤产生炎症反应，毛细血管通透性增加，血浆样液体渗出至细胞间隙和皮层间隙、体外，形成水肿或水疱、创面渗液。深度烧伤可致皮肤凝固、炭化，形成焦痂。较大面积的烧伤还可引起全身性烧伤反应，即伤后机体反应性释放各种因子，导致微循环变化、毛细血管通透性增强，引起血容量不足、红细胞丢失、负氮平衡等，从而诱发休克、肺部感染、急性呼吸衰竭、急性肾衰竭、烧伤脓毒症等并发症。根据烧伤后病理生理变化及临床演变过程，将烧伤分为4期。

（1）急性体液渗出期：烧伤后立即出现的反应是体液渗出，渗出速度在伤后6~12小时内最快，至48小时达高峰，随后渗出逐渐减少，并开始回吸收。此期间内容易发生低血容量性休克，其是烧伤后48小时内导致患者死亡的主要原因。

考点　烧伤患者渗出期的主要死因

（2）感染期：烧伤使皮肤失去防御功能，细菌在创面的坏死组织中大量繁殖；烧伤48小时后，创面及组织渗液回吸收，细菌毒素吸收至血液中。机体经历了休克期，全身免疫力低下，对病菌的易感性增加，通常在休克的同时即可并发感染。深度烧伤的焦痂在伤后2~3周进入溶痂阶段，此时细菌极易通过创面侵入机体引起感染，为烧伤并发全身感染的又一高峰期。

（3）修复期：组织修复在伤后炎症反应产生的同时就已开始，直到创面痊愈称为修复期。修复的结果与烧伤、感染的程度密切相关。Ⅰ度烧伤多能自行修复，不遗留瘢痕；浅Ⅱ度烧伤通常2周内修复，无瘢痕遗留可有色素沉着；无明显感染的深Ⅱ度烧伤，通常3~4周修复，留有瘢痕；Ⅲ度烧伤形成瘢痕或挛缩，需植皮修复。

（4）康复期：深度烧伤创面愈合后常遗留瘢痕，常有瘙痒、疼痛等异常感觉，出现水疱，甚至破溃、感染，形成残余创面，影响外观和功能，需要锻炼、理疗、体疗和整形以期恢复；大面积深度烧伤愈合后，大量汗腺被损毁，机体散热能力下降，炎热季节伤员多感不适，常需2～3年适应；心理异常也需一个恢复过程。

（三）伤情判断和临床表现

烧伤的面积、深度和部位不同与临床表现密切相关。

1. 烧伤面积的计算　以相对于体表面积的百分率表示，人体体表面积的计算可有不同方法。目前，国内多采用中国新九分法和手掌法。

（1）中国新九分法：将人体体表面积划分为11个9%的等份，再加1%，构成100%的总体表面积，如表17-1所示。

表17-1　中国新九分法

部位			占成人体表面积（%）	占儿童体表面积（%）
头颈	发部	3	9×1=9	9+（12-年龄）
	面部	3		
	颈部	3		
双上肢	双手	5	9×2=18	9×2=18
	双前臂	6		
	双上臂	7		
躯干	躯干前	13	9×3=27	9×3=27
	躯干后	13		
	会阴	1		
双下肢	双臀部	男性5；女性6	9×5+1=46	46-（12-年龄）
	双足	男性7；女性6		
	双小腿	13		
	双大腿	21		

应用九分法时，应注意成年女性和儿童有所差别。成年女性的臀部和双足各占6%；12岁以下儿童头部面积相对较大，双下肢面积相对较小，测算方法应结合年龄计算。

考点　烧伤面积的计算

（2）手掌法：患者一侧手掌五指并拢的掌面约占体表的1%（图17-2）。

大片烧伤处应以九分法计算，零星烧伤处以手掌法计算。

2. 烧伤深度的计算和表现　采用三度四分法：即把烧伤分为Ⅰ度烧伤、浅Ⅱ度烧伤、深Ⅱ度烧伤和Ⅲ度烧伤（图17-3）。

（1）Ⅰ度烧伤：仅伤及表皮层。表现为皮肤红斑和轻度肿胀（图17-4），烧灼样痛，无水疱。3～5天后痊愈，无瘢痕。

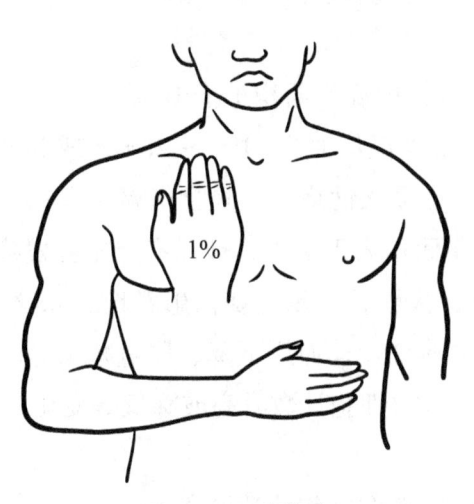

图 17-2 手掌法
患者一侧手掌五指并拢的掌面约占体表的1%，零星烧伤处以手掌法计算

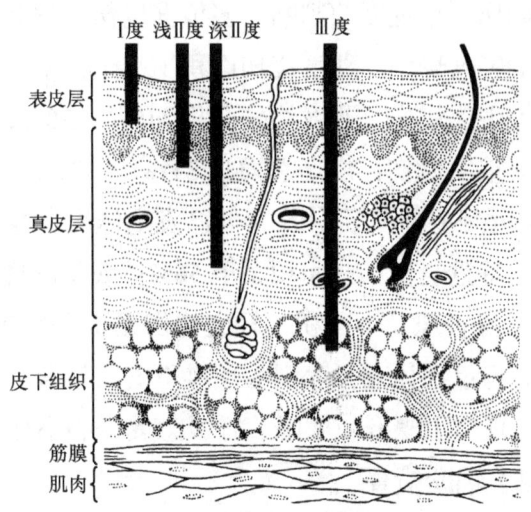

图 17-3 烧伤三度四分法
烧伤深度按所累及组织的层次不同分为Ⅰ度烧伤、浅Ⅱ度烧伤、深Ⅱ度烧伤和Ⅲ度烧伤

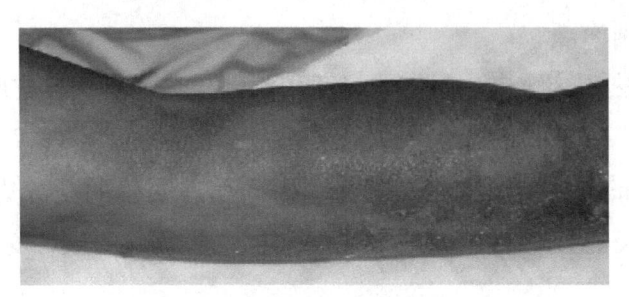

图 17-4 Ⅰ度烧伤

（2）浅Ⅱ度烧伤：伤及真皮浅层，生发层健在。出现剧烈疼痛，有明显的大水疱，疱皮薄，基底潮红（图17-5）。两周内痊愈，无瘢痕遗留，可有色素沉着。

（3）深Ⅱ度烧伤：伤达真皮深层，仅残留皮肤附件。患者痛觉迟钝，水疱小，疱皮厚，创面红白相间（图17-6）。需3～4周才能愈合，常有瘢痕形成和色素沉着。

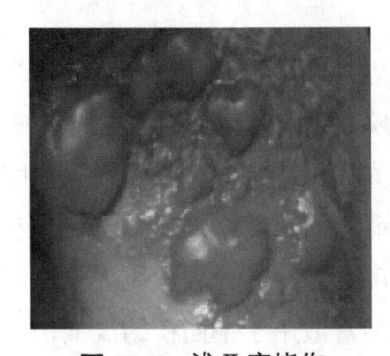

图 17-5 浅Ⅱ度烧伤
浅Ⅱ度烧伤有明显的大水疱，疱皮薄，基底潮红

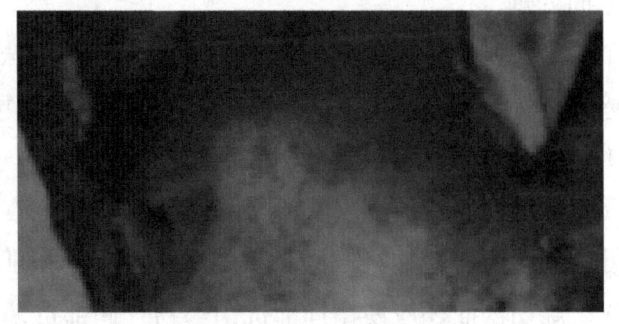

图 17-6 深Ⅱ度烧伤
深Ⅱ度烧伤水疱小，疱皮厚，创面红白相间

（4）Ⅲ度烧伤：伤及皮肤全层，可深及肌肉甚至骨骼、内脏。创面呈焦痂状，蜡白、焦黄甚至炭化，痂下水肿，可见粗大栓塞的树枝状血管网。3～4周焦痂脱落，一般需要植皮方能愈合。

考点 烧伤深度的判断

3.烧伤严重程度的判断　多依据烧伤面积和烧伤深度进行综合判断。

（1）轻度烧伤：Ⅱ度烧伤面积10%以下。

（2）中度烧伤：Ⅱ度烧伤面积11%～30%，或Ⅲ度烧伤面积小于10%。

（3）重度烧伤：烧伤总面积31%～50%，或Ⅲ度烧伤面积11%～20%，或Ⅱ度、Ⅲ度烧伤面积虽不达上述百分比，但已发生休克，或存在吸入性烧伤、复合伤等。

（4）特重烧伤：总面积大于50%；或Ⅲ度烧伤面积大于20%，或已有严重并发症。

4.全身表现　小面积、轻度烧伤无全身症状；大面积、重度烧伤患者伤后48小时内易发生低血容量性休克，表现为烦躁不安、口渴、脉搏细速、血压下降、尿量减少等。继发感染者可出现体温骤升或骤降、呼吸急促、心率加快、白细胞计数升高或降低等变化。

（四）辅助检查

1.血常规检查　可判断失液和感染的情况，感染者白细胞计数增高。

2.动脉血气分析　有助于了解有无水、电解质、酸碱平衡紊乱，休克患者可出现酸中毒。

3.血生化检查　肾功能检查有助于判断是否并发肾衰竭。

（五）诊断与鉴别诊断

1.诊断要点　有热源接触史，损伤的程度和范围与热力有关，皮肤损害主要为红肿、水疱、糜烂、坏死焦痂，一般不难确诊。

2.鉴别诊断　与冻伤、接触性皮炎等鉴别。冻伤有明确的受冻史，皮肤可见红肿、水疱、坏疽；接触性皮炎有接触过敏原的病史，多见于头皮、四肢，皮损表现为红斑、肿胀、水疱。

（六）防治要点

1.预防要点　生活中要注意避免接触过热物品，做好防火措施。

2.现场急救　迅速脱离热源，脱去燃烧衣物或就地翻滚熄灭火焰；保护创面避免二次伤害，可用干净敷料保护或简单包扎后送医院；保持呼吸道通畅；镇静止痛；口渴者不能仅饮用白开水或糖水，应服含盐溶液或烧伤饮料，尽快建立静脉通路，补液防止休克。

3.创面处理

（1）一般原则：Ⅰ度烧伤保持创面清洁，不需特殊处理，能自行消退；浅Ⅱ度烧伤创面要防止感染；深Ⅱ度烧伤创面要保护残留上皮以减少瘢痕；Ⅲ度烧伤创面宜尽早切痂植皮。

（2）创面处理方法：在控制休克后于麻醉下清创，先用肥皂水擦洗干净周围皮肤，用生理盐水反复冲洗创面和周围皮肤，再用0.1%氯己定溶液消毒创面。浅Ⅱ度烧伤水疱应予保留，大水疱可用无菌注射器抽吸；深Ⅱ度烧伤的水疱皮和Ⅲ度烧伤的坏死表皮应去除；清创后焦痂涂碘伏；烧伤创面还应使用局部抗菌药物，局部抗菌油膏适用于小面积的浅度伤，含银化合物和含银敷料适合用于深度烧伤的创面，局部消毒剂可用于细菌严重定植和感染的创面；局部用药后再根据烧伤部位、面积等情况选择包扎或暴露疗法。

包扎疗法适用于四肢Ⅰ～Ⅱ度烧伤，具有保护创面、减少污染和吸收渗液的作用；暴露疗法将创面暴露在清洁、温暖、干燥的空气中，促使创面干燥成痂得以保护，适用于头面、会阴部烧伤及大面积烧伤或创面严重感染者。

4. 全身治疗

（1）防止休克：严重烧伤患者防止休克至关重要，液体疗法是最主要的措施。

（2）防治感染：常见的致病菌为铜绿假单胞菌、金黄色葡萄球菌、白色葡萄球菌，近年来真菌感染渐增。正确处理创面、严格遵守消毒隔离制度、严格执行无菌操作，及早使用抗生素和破伤风抗毒素，加强全身支持治疗是抗感染治疗的有效措施。

（3）对症及营养支持治疗等：积极纠正休克，进行止痛、镇静等对症治疗；给予营养支持治疗，尽可能使用肠内营养支持，可促使肠黏膜屏障修复。

5. 运动与功能训练　无论烧伤面积大小，都应尽早开始活动和（或）行走训练。

医者仁心　　　大医精诚

盛志勇，我国烧伤学界泰斗，中国工程院院士。1980年，28岁的航天工程部话务员孙波被大火严重烧伤，全身焦黑如炭，烧伤面积达95%，其中Ⅲ度烧伤达90%，并有严重呼吸道烧伤。当时她已陷入昏迷，命悬一线。几经抢救，她的生命被保住了。盛志勇率领团队对她先后进行了8次植皮手术，在如此严重的烧伤情况下开展植皮手术，难度超乎一般人想象。最长一次植皮手术时间长达8小时，整个疗程仅从孙波的头皮取皮就达20多次。经过一系列整形、康复治疗，孙波的生活恢复了正常，当救治孙波的纪录片在国际烧伤会议上放映时，一位美国教授惊呼："这是发生在中国的人间奇迹！"

自 测 题

A₁/A₂型题

1. 急性有机磷杀虫药中毒的临床表现不包括

　　A. 瞳孔散大　　B. 呼气有大蒜味

　　C. 乏力、失眠　D. 呼吸道分泌物增多

　　E. 多汗、流涎

2. 有机磷杀虫药中毒的原理是

　　A. 昏迷

　　B. 使胆碱酯酶活性增高

　　C. 使乙酰胆碱在体内蓄积

　　D. 抽搐

　　E. 脑水肿

3. 一氧化碳中毒的特征性表现是

　　A. 头痛、头晕

　　B. 血液碳氧血红蛋白测定阳性

　　C. 抑制呼吸中枢

　　D. 直接作用于中枢神经系统

　　E. 四肢无力

4. 下列关于急性一氧化碳中毒发病机制的描述，哪项是错误的

　　A. 主要为出现组织缺氧

　　B. 中枢和全身缺氧症状

　　C. 碳氧血红蛋白容易解离

　　D. 碳氧血红蛋白无携氧能力

　　E. CO与血红蛋白有特强的亲和力

5. 电击伤的临床表现不包括

　　A. 昏迷，心搏、呼吸骤停

　　B. 低血容量性休克

　　C. 急性肾衰竭

　　D. 急性重型肝炎（急性肝坏死）

　　E. 组织烧伤、肢体坏死、骨折

6. 烧伤后休克最多见的是
   A. 感染性休克　　B. 神经性休克
   C. 低血容量性休克　D. 过敏性休克
   E. 心源性休克
7. 浅Ⅱ度烧伤的创面特点是
   A. 不痛、水疱较小、创面红肿
   B. 灼痛、红斑、无水疱
   C. 痛觉迟钝、水疱、创面红白相间
   D. 不痛、焦痂、有树枝状栓塞血管
   E. 剧痛、水疱、创面红肿
8. 患者，男，19岁。在烈日下打篮球1小时，大汗后出现头痛、头晕、胸闷、心悸、恶心，并有腹肌疼痛。查体：体温38.3℃，脉搏108次/分，血压 90/60mmHg。神志清楚，面色潮红，双肺可闻及干湿性啰音，心律齐。他可能发生了
   A. 热射病　　　　B. 热痉挛
   C. 脱水　　　　　D. 热衰竭
   E. 低血糖

A₃/A₄型题

（9～10题共用题干）

患者，男，20岁，体重50kg，被开水烫伤下肢，双膝以下布满水疱，部分疱皮已破，基底鲜红，大腿皮肤轻度红肿，有烧灼感。

9. 该患者烧伤总面积为
   A. 31%　　　　　B. 46%
   C. 13%　　　　　D. 20%
   E. 41%
10. 患者小腿部皮肤烫伤程度为
    A. Ⅰ度　　　　　B. 浅Ⅱ度
    C. 深Ⅱ度　　　　D. Ⅲ度
    E. Ⅳ度

（马建强）

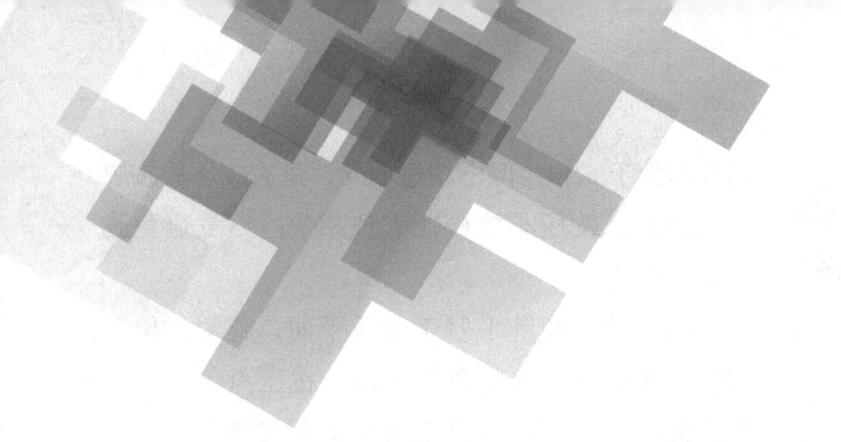

第 18 章
临床应急技术

第 1 节 心肺复苏

> **案例 18-1**
> 患者，女，18 岁，溺水 5 分钟后被人救出，送医院就诊。查体：无心跳和呼吸，瞳孔散大，颜面青紫。
> **问题**：对该患者最佳的抢救措施是什么？

心搏骤停是指心脏泵血功能机械活动突然停止，造成全身血液循环中断、呼吸停止和意识丧失。引发心搏骤停常见的心律失常类型包括心室颤动、无脉性室性心动过速、心室停顿以及无脉性电活动。心搏骤停本质上是一种临床综合征，是多种疾病或疾病状态的终末表现，也可以是某些疾病的首发症状，常常是心源性猝死的直接首要因素。心搏骤停发作突然，约 10 秒即可出现意识丧失，如在 4~6 分钟黄金时段及时救治可获存活，贻误者将出现生物学死亡，且罕见自发逆转者。

心肺复苏（CPR）是针对生活中各种疾病、意外事故中引起呼吸、心搏骤停所采取的紧急医疗措施，能形成暂时的人工循环与人工呼吸，以达到心脏自主循环恢复、自主呼吸和自主意识恢复。因此，提升临床急救能力，实施高质量的 CPR，成为心搏骤停抢救成功的关键和根本保证。

胸外按压（产生并维持人工循环，前向血流）、人工呼吸（保持人工通气）和电除颤（尽快终止可除颤心律）是 CPR 的基本核心技术，也是 CPR 技术不断优化和发展的关键。

（一）心肺复苏操作步骤

1. **判断患者意识** 只要发病地点不存在危险并适合，应就地抢救。急救人员在患者身旁快速判断有无损伤和反应，可轻拍或摇动患者，并大声呼叫"您怎么了"。

2. **判断患者呼吸和脉搏** 通过直接观察胸廓的起伏来确定患者的呼吸状况，也可以通过患者鼻、口部有无气流或可否在光滑表面产生雾气等方法来参考判断。同时判断呼吸、脉搏的时间限定在 5~10 秒。

3. **启动急诊医疗服务体系（EMSS）** 如发现患者无反应、无意识及无呼吸，要先拨打当地急救电话（120），启动 EMSS，目的是求助于专业急救人员，请求快速携带除颤器到现场。

4. **胸外按压** 有效的胸外按压必须快速、有力。按压频率 100~120 次/分，按压深度成人不少于5cm，但不超过6cm，每次按压后胸廓完全回复，按压与放松比大致相等。尽量避免胸外按压中断。

（1）患者仰卧平躺于硬质平面，施救者位于其旁。按压部位在胸骨下半段，按压点位于双乳头连线中点。用一只手掌根部置于按压部位，另一手掌根部叠放于其上，双手指紧扣，以手掌根部为着力点进行按压。

（2）施救者身体稍前倾，使肩、肘、腕位于同一轴线上，与患者身体平面垂直。用上身重力按压，按压与放松时间相同。每次按压后胸廓完全回复，但放松时手掌不离开胸壁（图18-1）。

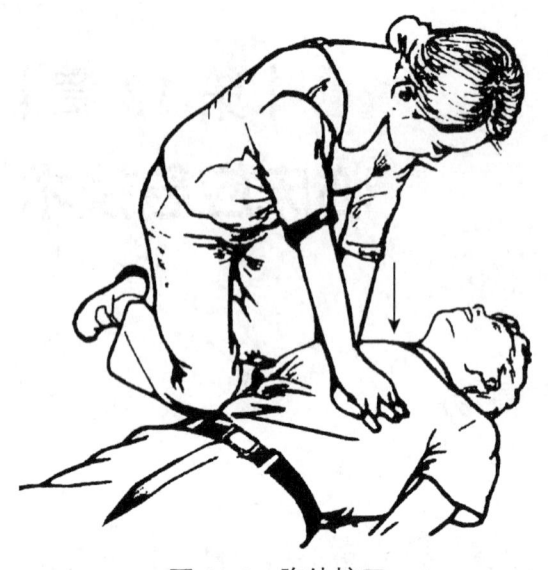

图18-1 胸外按压

考点 胸外按压的部位、深度和频率

5. 人工通气　将患者的头偏向一侧，清除患者口中呕吐物、污物，带有义齿的患者取下活动义齿。

（1）仰头抬颏法：患者取仰卧位，施救者一手放在患者前额上，手掌用力使其头向后仰，另一手的示指和中指放在患者颏部，向上抬起颏部，使下颌尖、耳垂之间连线与地面垂直。适用于头颈部无明显损伤的患者。

（2）托颌法：患者取平卧位，施救者站于患者头侧，肘部置于患者头部两侧，用两手同时托起患者左右下颌角，使其下牙高于上牙，头向后仰。操作时要避免搬动颈部。适用于怀疑有颈椎损伤的患者。

（3）人工呼吸：每次通气必须使患者的肺脏膨胀充分，可见胸廓上抬即可，切忌过度通气。

1）口对口人工呼吸：用仰头抬颏法保持患者气道通畅，施救者用压前额手的拇指、示指捏紧患者的鼻翼，防止吹气时气体从鼻孔逸出。施救者深吸一口气，用口唇把患者的口全罩住，将气吹入患者口中，缓慢吹气连续两次以上，每次吹气应持续1秒以上，致使患者胸廓抬起。吹气频率为10次/分。同时眼睛要斜视患者胸廓，胸廓抬起则为有效。吹气毕，施救者口部与患者脱离并换气，同时松开捏鼻翼的手，让患者排出肺内的气体（图18-2）。

2）口对鼻人工呼吸：适用于口唇创伤或张口困难的患者。气道畅通后，施救者用一手将患者颏部上推，使上下唇合拢，深吸气后以口唇紧密封住患者鼻孔周围，用力向鼻孔内吹气。吹气完毕，口离开鼻，让气自动排出。有部分鼻腔阻塞的患者，必要时可间断松开患者口唇。对婴幼儿采用口对口鼻人工呼吸，注意将口和鼻一起盖严。

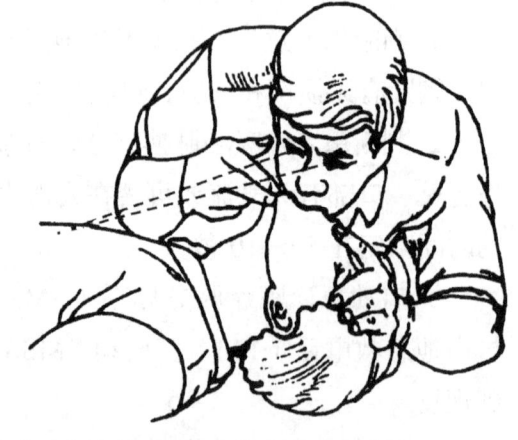

考点 吹气的频率

图18-2 口对口人工呼吸

（二）注意事项

1. 心跳、呼吸停止确诊依据是意识突然丧失、呼吸停止、大动脉搏动消失。必须果断、迅速做出判断，抢救者应有时间的紧迫感。

2. 按压部位要准确，按压力度要均匀适度。

3. 按压姿势要正确。手指不应加压于患者胸部。按压的放松期，不加任何压力，但手掌根不离开胸壁，以免移位。

4. 成人胸外按压与人工呼吸通气比例为30：2。对于儿童和婴儿，有两名医护人员配合抢救时的比例为15：2。

5. 高质量的胸外按压：成人按压深度至少5cm；按压频率至少100次/分；保证按压后胸廓回弹完全；尽量减少因检查或治疗导致胸外按压中断。

6. 复苏操作不可轻易间断，在基础生命支持的同时，尽早给予进一步生命支持和延续生命支持。

7. 按压期间，要密切观察病情，判断复苏的效果。

考点 胸外按压与人工呼吸的比例

第2节 止 血

通过药物或压迫、填塞、止血带等物理方式使出血部位停止出血的方法称为止血。出血可分为外出血和内出血两种。体表可见到的是外出血，血管破裂后，血液经皮肤损伤处流出。体表见不到的为内出血，血液由破裂的血管流入深部组织、内脏或体腔内。按照出血的血管种类，又可分为动脉出血、静脉出血及毛细血管出血。动脉出血血色鲜红，出血呈喷射状，与脉搏节律相同，需急救才可能止血。静脉出血血色暗红，血流较缓慢，呈持续状，不断流出，多不能自行停止。毛细血管出血，血色鲜红，血液从整个伤口创面呈水珠状或片状渗出，常可自动凝固而止血。

成人的血液约占其体重的8%，失血总量达到总血量的20%以上时，患者出现面色苍白、手脚发凉、冷汗淋漓、心慌气短、呼吸急促等症状，血压下降，脉搏细速，继而出现出血性休克。当出血量达到总血量的40%时就会危及生命。

一、加压包扎止血法

加压包扎止血法是急救中最常用的止血方法之一，适用于头颈、四肢、躯干等体表血管损伤时的止血，骨折或关节脱位时不宜使用。

（一）止血前准备

1. 体位 患者卧位或坐位，无骨折患者可以抬高伤肢。
2. 物品 三角巾或绷带、无菌纱布、敷料等。

（二）操作方法

1. 敷料覆盖伤口 脱去或剪开衣服，暴露伤口。将无菌纱布或洁净敷料覆盖在伤口上。

2. 加压包扎　用三角巾或绷带适当加压包扎，力度以能止血而肢体远端仍有血液循环为宜。若较深大的出血伤口，可先填充敷料，再用绷带加压包扎。

（三）注意事项

加压包扎止血法适用于小动脉、静脉及毛细血管出血，骨折或关节脱位时不宜使用。

二、止血带止血法

（一）橡皮止血带止血法

橡皮止血带止血法适用于经压迫止血不能控制的四肢创伤大出血。

考点　橡皮止血带止血法的适应证

1. 操作方法

（1）加衬垫：在肢体伤口的上方加衬垫。

（2）打结：用左手拇指、示指、中指持止血带的头端，用右手拉紧止血带的尾端绕肢体一周后压住头端，再绕肢体一周，然后左手示指、中指夹住尾端后，从止血带下拉出，打成一活结。还可将止血带的尾端插入结中，拉紧止血带的另一端，使之更加牢固。放松止血带时，将尾端拉出即可。

2. 注意事项

（1）严格掌握止血带止血法的适应证。

（2）止血带绑扎松紧要适宜，以刚好使远端动脉搏动消失为好。

（3）扎止血带后必须记录时间，结扎时间＞1小时，应每30分钟放松1次，每次30～60秒；松解时，可用按压法止血。

（4）防止皮肤受伤，止血带下必须放衬垫。

（5）止血带止血部位要正确，应扎在伤口的近心端。下肢出血止血带应扎在股骨中下1/3处。上肢出血止血带扎在上臂的中上1/2处。

（6）可选用橡皮管，应注意管径过细易造成局部组织损伤。

（二）充气压力止血带止血法

充气压力止血带止血法主要用于出血量较大的四肢出血，可使手术视野清晰，便于手术的顺利进行。

考点　充气压力止血带止血法的适应证

1. 操作方法

（1）检查：使用前检查充气气囊有无漏气。

（2）加衬垫：在肢体上加衬垫。

（3）固定：止血带与搭扣缠扎妥当后，为防止充气时松脱，应外加绷带固定。

（4）驱血、充气：手术前先用止血带将肢体驱血（肢体恶性肿瘤除外），然后充气加压到所需压力（一般上肢为300mmHg，下肢为600mmHg）。手术结束后，旋开气阀慢慢放松，等待压力降至0后，取下止血带。

考点　充气压力止血带止血法的操作方法

2.注意事项

（1）可以在显眼处正确标记止血带充气起始时间，以便后续救护人员的处理。

（2）充气后可连续使用1.0小时，最多不超过1.5小时。

（3）必要时可放松一次，间隔5～10分钟再充气使用。

（三）其他止血带止血法

其他止血带有卡式止血带、计时止血带、按压止血带、全自动止血带等，新型止血带避免了普通止血带的一些缺点，操作方便简单、止血效果好。

三、指压动脉止血法

指压动脉止血法多用于头面部及四肢较大或中等的动脉出血的临时止血，是止血短暂应急措施。

（一）方法

先确定出血部位的动脉，用手指压在出血动脉的近心端，将其压迫闭合在骨面上，阻断动脉血运，达到迅速和临时止血的效果。

（二）不同部位动脉出血的处理

1.头颈部出血　用拇指或其他四指放在伤侧的胸锁乳突肌内侧，触摸到颈总动脉，将颈总动脉按压到颈椎体上。禁止两侧颈总动脉同时压迫，以免造成脑缺血昏迷而死亡。

2.头顶部出血　用拇指压迫出血伤口同侧耳前方的颞浅动脉搏动点止血。

3.面部出血　面部供血主要来自两侧面动脉，手指触摸到伤侧咬肌前缘与下颌骨下缘交界处的面动脉搏动点（下颌骨下缘下颌角前3cm凹陷处），用拇指向内向上压迫面动脉至下颌骨止血。

4.肩部、腋部、上臂出血　将拇指置于伤侧锁骨上凹中部，触摸锁骨下动脉搏动点，将锁骨下动脉压向深处第1肋骨面上止血。

5.手部出血　抬高伤侧手臂，用双手拇指分别压迫手腕横纹稍上方内外侧的尺、桡动脉搏动点止血。

6.足部出血　用两手拇指分别压迫足背中部近踝关节处的足背动脉和足跟内侧与内踝之间的胫后动脉搏动点止血。

7.前臂出血　屈肘抬高伤侧上肢，将上肢外展外旋，用拇指触摸上臂肱二头肌内侧沟肱动脉搏动点，将肱动脉压向肱骨止血。

8.下肢出血　用双手拇指重叠用力按压伤侧腹股沟韧带中点稍下方的股动脉搏动点止血。

考点　不同部位动脉出血的按压部位

（三）注意事项

1.仅适用于临时止血，不可以长时间压迫。

2.实施时，掌握正确压迫点。

第3节 固定、搬运及转移

> **案例 18-2**
> 患者，男，50岁，建筑工程师，因从数米高台跌下致腰痛伴双下肢活动不能1小时就诊。患者由同事背至医院。查体：第1腰椎处后凸畸形，有压痛，双下肢运动及感觉功能丧失。
> **问题：** 1.对患者的现场急救是否妥当？
> 2.对该患者急救时应注意什么？

一、固 定

固定是主要针对骨折采取的急救措施，可以通过固定限制骨折部位的移动，从而减轻伤员的疼痛，又可以避免因骨折断端摩擦而损伤神经、血管及重要脏器造成严重并发症。同时固定也有利于防治休克，便于搬运伤员。所有的骨折都应固定，骨盆和脊椎产生损伤后，在急救中应相对固定。

（一）固定前的准备

1. 固定材料

（1）夹板：是最理想的固定材料。现应用于临床的有木质夹板、金属夹板、塑料制品夹板等。如抢救现场一时找不到夹板，可因地制宜，用竹板、树枝、木棒、镐把等代替。

（2）敷料衬垫：如衣物、布块、棉花等，用三角巾、绷带固定等。

（3）颈托、颈围或器具。

2. 患者的准备　脱去或剪开衣服，暴露受伤部位。检查伤情，局部有无疼痛、畸形、肿胀和功能障碍，有无血管、神经的损伤等。

（二）常用固定方法

1. 夹板固定　夹板固定时，要根据骨折部位选择合适的夹板。夹板长度须超过骨折的上、下两个关节，骨折部位的上、下两个关节及上、下两端均要固定牢固，并辅以棉垫、三角巾、纱布、绷带等。

2. 自体固定　适用于下肢骨折固定。自体固定是用三角巾或绷带将伤肢和健侧肢体捆绑在一起，固定时应伸直下肢，放置衬垫在两下肢之间骨突出处，以防局部压伤。

（三）不同骨折部位的固定

1. 前臂骨折固定　伤员屈肘90°，拇指向上。在伤员前臂的掌、背两侧分别放置一块夹板（长度超过患肢肘、腕关节），然后用绷带固定两端，再用三角巾将前臂悬吊于胸前。

2. 锁骨骨折固定　用干净的布或毛巾垫于两腋窝前上方，将折叠成带状的三角巾，两端分别绕两肩呈8字形，尽量使两肩后张，拉紧三角巾的两头在背后打结。

3. 脊柱骨折固定　颈椎骨折时，伤员取仰卧位，尽快给伤员上颈托（无颈托时可用衣服卷或沙袋垫好固定），防止头左右摇晃，再用布条固定；胸腰椎骨折时尽量避免骨折处移动以免损伤脊髓，协助伤员平卧于硬板床上，用衣服等垫塞颈、腰部，用数条宽带将伤员固定在木板上。

4. 肱骨骨折固定　用一长夹板放于上臂后外侧，用一短夹板置于上臂前内侧，将骨折部位的上下两端固定，屈曲肘关节成90°，用三角巾悬吊上肢，固定于胸前。

5. 股骨骨折固定　用一长夹板（长度自腋下或腰部至足跟）置于伤腿外侧，另一夹板（长度自大腿根部至足跟）放于伤腿内侧，用三角巾或绷带分段将夹板固定牢固。也可采用自体固定法。

6. 小腿骨折固定　伤腿内、外两侧分别置于一块夹板（长度自大腿至足跟），用绷带分段将夹板固定牢固。

考点　不同骨折部位的固定方法

（四）注意事项

1. 骨折部位固定前如有伤口和出血，应先止血、包扎，再固定骨折部位；如有休克先抗休克。

2. 开放性骨折如有骨端刺出皮肤，切不可将其送回伤口，以免造成伤口感染和刺伤神经、血管。

3. 夹板固定时，夹板与皮肤间不可直接接触，应加衬垫，使各部位受压均匀且易固定。

4. 肢体骨折固定时，须将指（趾）端暴露，便于观察末梢循环情况。若发现血运不良则应重新固定。

5. 对于大腿、小腿、脊椎的骨折一般就地固位，避免不必要的搬动，更不可强制伤员进行各种活动。

二、搬运及转移

搬运包括将伤员从受伤现场（如倒塌的物体下、汽车驾驶室、狭窄的坑道等）转运至安全地方，以及现场急救后迅速转运到医院进一步治疗两个方面。现代创伤救护更强调搬运过程中防止损伤加重，而不恰当的搬运可以造成二次损伤，尤其是脊髓损伤。因此，正确的搬运方法是急救成功的重要环节。

（一）搬运及转移前的准备

搬运器材、运送人员、车辆和担架等。

（二）搬运方法

1. 徒手搬运　适用于现场无担架，运送距离较短，伤势较轻的伤员。

（1）单人搬运

1）背负法：适用于清醒的、体轻的、老幼伤者。救护者站在伤员前面，略弯背部，背起患者。胸部有创伤者不宜采用背负法。

2）抱持法：适用于体重较轻的伤员。脊柱、大腿骨折不宜采用。如伤员能站立，救护者站于伤员一侧，一手托其大腿，一手托其背部，然后抱起。若伤员意识清楚，可让其双手抱住救护者的颈部。

3）拖行法：适用于体重较重，不能移动的伤员，非常紧急的情况需马上离开才用此法。

救护者站在伤员的头部，两手插到伤员腋前将其抱在胸前，拉着后退行走。拖拉时不要扭转或弯曲伤员的颈部和背部。

4）扶持法：适用于清醒、无骨折并能够行走的伤员。救护者站在伤员一侧，将伤员一侧上肢绕过救护者的颈部，然后用外侧的手牵着伤员的手腕，救护者另一手绕到伤员背部扶持其腰部，使伤员身体略靠着救护者，扶持行走。

考点 单人搬运的方法

（2）双人搬运

1）平抬法：两人平排将伤员平抱，亦可一左一右、一前一后将伤员平抬。

2）拉车法：两个救护者，一人在伤员的背后蹲下，两手插到腋前，将伤员抱在怀内，另一人反身跨在伤员两腿中间，两臂环抱住伤员两膝部，两人步调一致将伤员慢慢抬起、搬运。

3）椅托法：适合能合作的清醒伤员。两救护者分别蹲在伤员两侧，各以外侧手伸入伤员大腿之下而互相紧握，两救护员内侧手臂在伤员背部交叉支持伤员。慢慢站起，外脚先行，一齐起步。

考点 双人搬运的方法

（3）三人搬运或多人搬运：适用于较重的伤员但路程较近的搬运。三人站于伤员一侧，分别在伤员的肩背部、腰臀部、膝踝部并排将伤员抱起，步调一致前行。如有第四人可固定头部，也可六人从两侧面对面将伤员托起。

2.担架搬运　方便省力，适用于病情较重、不宜徒手搬运或转运路途较远的伤员。

（1）担架种类：①铲式担架：适用于脊柱损伤等不宜随意搬运和翻动的危重伤员。搬运时，将伤员取平卧位，固定颈部，将担架的左右两片分别从伤员侧面插入背部，扣合后再搬运；②四轮担架：可将伤员由现场平稳地推至飞机舱、救护车内，也可用于医院内转接伤员；③帆布折叠式担架：适用于一般伤员的搬运，脊柱损伤者不宜使用；④船式担架：方便患者在水面、山区或空中救援搬运；⑤脊柱板担架：适用于搬运脊柱损伤的伤员；⑥楼梯担架：方便转运患者上下楼梯。

（2）搬运方法：①2～4名急救人员，平稳托起伤员移上担架，脚在前，头在后，妥善固定；②搬运时要保持步调一致，平稳前进；③向高处抬（如上台阶）时，担架前面要放低，后面则要抬高，保持伤员在水平状态；向低处抬（如下台阶）时，则相反；④后面的担架员应边走边观察伤员的病情如面色、呼吸、神志等，如有变化，立即停下抢救。放担架时要先放脚后放头。

3.特殊患者的搬运

（1）脊柱损伤伤员的搬运：①严禁采用拖拽、抱持、背驮等搬运方法；②应采用门板、脊柱板等不变形的硬质器具搬运；③用三人或多人搬运法将伤员平放于硬质担架（建议使用铲式担架）或硬板上。可通过口令来保证步调一致；④全程要求协调、同步、轻柔。

（2）身体内带有刺入物伤员的搬运：先包扎好伤口，固定好刺入物，才可搬运。

（3）骨盆损伤伤员的搬运：将骨盆做环形包扎。搬运时患者仰卧于硬质担架上，双膝略弯曲，其下加垫。

（4）昏迷或有呕吐窒息危险伤员的搬运：使患者侧卧或俯卧于担架上，头偏向一侧，保证呼吸道通畅。

（5）腹部内脏脱出伤员的搬运：伤员屈曲双腿，仰卧于担架上。如腹部内脏脱出，可用一清洁的碗盆扣住内脏，然后用三角巾包扎固定，再搬运。

考点 脊柱损伤伤员的搬运方法

（三）注意事项

1. 移动伤员时，应先检查其头、颈、胸、腹及四肢是否有损伤，如果有损伤，应先急救处理，再采用合适的方法搬运。

2. 路途遥远、伤情严重的伤员，做好途中护理，密切观察其呼吸、脉搏、神志以及伤势的变化。

3. 使用止血带的伤员，要记录扎止血带的时间和放松止血带的时间。

4. 搬运脊椎骨折的伤员，伤者的身体要保持固定。颈椎骨折的伤员除了身体固定外，还要有专人固定头部，避免移动。

5. 用汽车运送伤员时，要固定床位，防止起动、刹车时产生晃动使其再度受伤。

自 测 题

A₁/A₂ 型题

1. 止血带止血法适用于
   A. 没有骨关节损伤的前臂或小腿出血
   B. 全身各部位，尤其是四肢的止血
   C. 深部伤口出血，如肌肉、骨端等
   D. 加压包扎难以控制的肢体大出血
   E. 损伤部位可视的破裂血管

2. 以下哪项是错误的
   A. 止血带绑扎松紧要适宜，以刚好使远端动脉搏动消失为好
   B. 止血带下必须放衬垫，以防皮肤受伤
   C. 绑扎止血带放松时间可因环境气温的改变而改变
   D. 止血带应扎在远心端
   E. 上肢出血止血带扎在上臂的中上 1/3 处

3. 铲式担架适用于下列哪种情况的使用
   A. 脊柱损伤等不宜随意翻动和搬运的危重伤员
   B. 转运患者上下楼梯
   C. 可将伤员由现场平稳地推至飞机舱、救护车内
   D. 在山区、水面或空中的患者救援搬运
   E. 适用于一般伤员的搬运

4. 下列方法哪项是单人搬运的方法
   A. 背负法　　　B. 扶持法
   C. 抱持法　　　D. 拖行法
   E. 以上都是

5. 下列关于急救固定技术哪项是正确的
   A. 固定可以限制骨折部位的移动，从而减轻伤员的疼痛
   B. 固定技术可以避免骨折断端因摩擦而损伤血管、神经及重要脏器
   C. 便于伤员的搬运
   D. 有利于防治休克
   E. 以上都对

6. 关于固定技术哪项是错误的
    A. 开放性骨折如有骨端刺出皮肤，切不可将其送回伤口，以免发生感染
    B. 固定术中不可强制伤员进行各种活动
    C. 固定骨折部位前如有伤口和出血，可以先固定骨折部位再止血、包扎
    D. 肢体骨折固定时，须将指（趾）端露出，便于观察末梢循环情况
    E. 固定夹板与皮肤间应加棉垫

A₃/A₄型题

（7～8题共用题干）

患者，女，50岁，患冠心病15年。今日晚餐后，突感心前区不适，出现胸骨后压榨性疼痛，剧烈难忍，急诊入院检查时，患者心搏骤停、意识消失。

7. 对该患者最佳的抢救措施是
    A. 心前区叩击　　B. 心肺复苏
    C. 人工呼吸　　　D. 电击除颤
    E. 药物除颤

8. 心肺复苏急救过程中，成人胸外按压与人工呼吸通气比例为
    A. 30∶2　　　　　B. 25∶2
    C. 20∶2　　　　　D. 15∶2
    E. 10∶2

（李　硕）

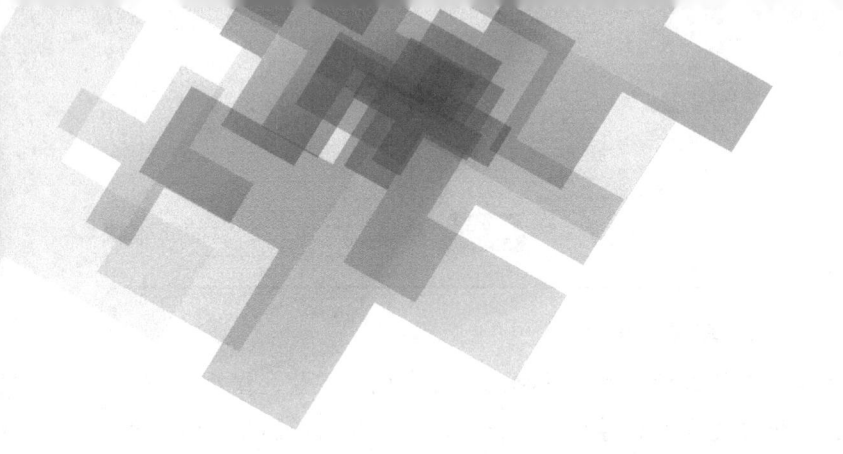

第 19 章
临床基本技术

第 1 节 生命体征测量

生命体征包括体温、脉搏、呼吸、血压。生命体征是对机体内在活动的客观反映,也是衡量机体状况正常与否的重要指标。正常情况下,生命体征在一定范围内是相对稳定的,而在病理情况下,则会发生变化。生命体征的变化可预测疾病的发生、发展及转归,为预防、诊断、治疗和护理提供依据。因此,正确掌握生命体征的测量是临床护理工作的重要内容之一。

> **案例 19-1**
> 患者,男,36 岁。因咳嗽、发热 1 周,喘息 4 天入院,诊断:支气管哮喘。
> **问题**:如何正确测量该患者的体温、脉搏、呼吸、血压?

一、体温测量

体温分为体表温度和体核温度。体核温度指人体内部温度,通常比较稳定。体表温度指人体皮肤表面温度,受环境温度等影响,多不稳定。相对恒定的体温是机体生命活动和新陈代谢的重要条件,所以体温被认为是监测生命活动的重要体征之一。

(一)体温测量前的准备

1. 用物准备　治疗盘内备干燥的容器、体温计、秒表、记录本、笔及消毒液纱布。如测肛温应备棉签、肥皂液或凡士林、卫生纸。

2. 患者准备　测量前 30 分钟内避免剧烈运动、洗澡、灌肠、进食等。

(二)常用体温测量的操作

1. 腋温测量　擦干患者腋下汗液,将体温计汞端放入其腋窝的深处,嘱患者夹紧腋窝使体温计紧贴皮肤。10 分钟后取出。在光亮处将体温计横持,观察汞柱所在刻度。正确记录数值。正常腋下体温为 36～37℃。

2. 口温测量　将体温计(口表)消毒、擦干,将体温计汞端放于患者舌下热窝处(舌系带两侧),嘱患者紧闭口唇,用鼻呼吸。切勿说话,禁止用牙咬体温计,以免体温计脱落或被咬碎。5 分钟后取出,查看方法同腋温测量。正常的口腔温度为 36.3～37.2℃。

3. 肛温测量　患者俯卧或侧卧,露出臀部,轻轻地将涂有肥皂液或凡士林的体温计(肛表)汞端插入肛门内 3～4cm(成人)。5 分钟后取出,用卫生纸擦净体温计后,查看记录数值。

正常直肠温度为 36.5～37.7℃。

考点　腋温、口温、肛温的正常值

> **红外线测温仪**
>
> 红外线测温仪的测温原理是将物体发射的红外线具有的辐射能转变成电信号，红外线辐射能的大小与物体本身的温度相对应，根据转变成电信号的大小，可以确定物体的温度。红外线测温仪既可以迅速检测体表温度，又能避免传统汞柱体温计测量后消毒不彻底引起的交叉感染。在以发热为最常见症状的严重急性呼吸综合征、新型冠状病毒肺炎疫情中，红外线测温仪被普遍地应用到公共场所，初步筛查发热患者，以做到早发现、早诊断、早隔离。

（三）注意事项

1. 测量体温前检查汞柱是否在 35℃以下。
2. 腋下有炎症、手术、创伤或腋下出汗较多者，肩关节受伤或极度消瘦不能夹紧体温计者不宜测腋温。
3. 婴幼儿、精神异常、口鼻手术、口腔疾病、昏迷、张口呼吸者，不宜测口温。进食或面颊部冷、热敷后，应间隔 30 分钟后才可测量口温。
4. 肛门或直肠手术、腹泻者禁忌测肛温；灌肠或坐浴者需间隔 30 分钟后才可测量肛温。
5. 如患者不慎咬破体温计，先立即清除玻璃碎屑，再口服牛奶或蛋清以延缓汞的吸收。在病情允许条件下，可服用粗纤维食物，促进汞的排出。
6. 严格清洁消毒体温计，以防止交叉感染。有传染病的患者体温计应固定使用。

二、脉搏测量

正常脉率与心率是一致的，当脉搏微弱不易测定时，可测心率。

（一）脉搏测量前的准备

1. 用物准备　记录本和笔、秒表，必要时备听诊器。
2. 患者准备　测量前 30 分钟内无情绪激动、剧烈运动等影响脉搏的因素。

（二）脉搏测量的操作

患者取坐位或卧位，手臂放置于舒适位置，手腕伸展。护士用示指、中指、环指的指腹放在桡动脉搏动处，力度以能清晰触及脉搏搏动为宜。测量 30 秒，将所测得数值乘 2，即为脉率。

异常脉搏应测 1 分钟及以上，触摸不清者可用听诊器测心率，正常脉率为 60～100 次/分。

考点　正常脉率值

（三）注意事项

1. 检查前与患者沟通的态度要和蔼，测量中动作要轻柔。让其心情平稳，才能测量准确。
2. 不要用拇指诊脉，因拇指小动脉搏动较强，易与患者的脉搏相混淆。
3. 偏瘫或肢体有损伤的患者测脉率应选择健侧肢体，因为患侧肢体血液循环不良会影响测量结果的准确性。

4. 测量脉率的同时，还应注意脉搏的强弱、节律、紧张度，以及动脉管壁的弹性等，发现异常及时详细记录并报告医生。

三、呼吸测量

呼吸是机体在新陈代谢的过程中不断地从外界环境中摄取氧气并排出体内产生的二氧化碳，机体与环境之间进行气体交换的过程。准确测量呼吸可以了解患者呼吸系统功能状况，以满足患者的生理需要。

（一）呼吸测量前的准备

1. 用物准备　秒表、笔和记录本，必要时备棉花。
2. 患者准备　测量前 30 分钟内避免情绪激动、剧烈运动等影响呼吸的因素。

（二）呼吸测量的操作

患者精神放松，取舒适体位。为分散患者注意力，使患者处于自然呼吸状态，护士测量脉搏后，仍保持诊脉姿势，观察患者胸部或腹部的起伏，一起一伏为一次。测量 30 秒，将所测得的数值乘 2，即为呼吸频率。如患者呼吸不规则或婴儿应测 1 分钟，呼吸微弱的患者不易观察时，可用少许棉花置于患者鼻孔前，观察棉花被吹动情况，计数 1 分钟，正确记录数值。正常呼吸频率为 16～20 次 / 分。

考点　正常呼吸频率

（三）注意事项

1. 因呼吸是受意识控制的，测量呼吸时应转移患者的注意力，使其处于自然呼吸状态，以保证测量的准确性。
2. 因幼儿测量体温时易哭闹而影响呼吸测量，所以幼儿宜先测量呼吸后再测量体温，再继续测其他生命体征。
3. 测量呼吸的同时应观察呼吸的节律、深浅度，有无异常声音等，对患者整体呼吸状况做出准确评估。

四、血压测量

广泛应用于临床的血压测量方法是血压计间接测量血压法，临床常用汞柱式血压计或电子血压计。

（一）血压测量前的准备

1. 用物准备　听诊器、血压计、笔及记录本。若用汞柱式血压计应检查汞有无漏出，玻璃管有无裂损，橡胶管与输气球有无漏气。
2. 患者准备　测量前 30 分钟内避免运动、情绪变化、吸烟等影响血压的因素。

（二）常规血压测量方法

1. 汞柱式血压计测量法　①患者取坐位或仰卧位，被测肢体的肱动脉、心脏、血压计 0 点处于同一水平位置（坐位平第 4 肋、卧位平腋中线）。②手掌向上，肘部伸直，卷袖露臂，必要时脱袖。③放妥血压计后，开启汞槽。驱尽袖带内空气，将袖带缠于上臂正确部位（袖带下缘距肘窝 2～3cm，松紧以能放入一指为宜）。④将听诊器胸件置于肱动脉搏动最明显处，关闭气门，均匀注气至肱动脉搏动音消失再升高 20～30mmHg。⑤缓慢放气，双眼平视汞柱所指刻度。⑥当听到第一声搏动音时，此时汞柱所指刻度即是收缩压；当搏动声突然消失或减弱，此时汞柱所指刻度即是舒张压。⑦正确记录数值。肱动脉血压正常范围为收缩压 90～139mmHg，舒张压 60～89mmHg。⑧排尽袖带内余气，将汞柱向右倾斜 45°，使汞全部回到汞槽内，关闭汞槽开关，妥善放置血压计。

考点 汞柱式血压计测量法

2. 电子血压计测量法　①患者取坐位或卧位，保持舒适的状态，先将手臂裸露，避免衣物的挤压；②将臂带平整紧贴套在上臂；③拉紧臂带的自由边将粘贴布粘住（操作要求同汞柱式血压计测量法）；④打开血压计开关，血压计即自动测量血压，记录所测的收缩压和舒张压数值；⑤关闭血压计。

（三）注意事项

1. 对需密切监测血压的患者应做到四定——定时间、定体位、定部位、定血压计，有助于测定的准确性和对照的可比性。

2. 为偏瘫、手术或肢体外伤的患者测血压时应选择健侧肢体测量。

3. 排除影响血压测量的因素如袖带宽度、缠绕的松紧度、肱动脉是否与心脏和血压计 0 点同一水平位置、护士视线是否与汞柱刻度水平等，保证血压测量的准确性。

4. 发现血压异常或听不清时则重新测量，须将袖带内空气驱尽，汞柱降至 0 点，稍等片刻后再测量，一般连测 2～3 次，取其最低值。

考点 影响血压测量的因素

第 2 节　无菌技术

无菌技术是指在执行医疗、护理等操作过程中，防止一切微生物侵入人体和防止无菌区域、无菌物品被污染的技术。无菌技术广泛应用于医疗和护理实践中，是预防医院感染的一项基本而重要的技术，每位医务人员都必须熟练掌握和严格遵守，以确保患者的安全。

无菌技术的操作原则包括：操作前工作人员要洗手，戴口罩、帽子、手套等；操作环境要保持清洁；操作中保持无菌操作；妥善保管无菌物品；正确取用无菌物品；一套无菌物品只供一位患者使用，以防止交叉感染。

一、戴脱无菌手套

（一）戴脱无菌手套前的准备

1. 用物准备　无菌手套包。

2. 医护人员准备　衣帽整洁、戴口罩、修剪指甲、洗手。

（二）戴脱无菌手套操作步骤

1. 检查标识　选择合适的手套型号。检查有效期，包装有无潮湿、污损。
2. 打开手套　沿手套外包装开口指示方向撕开，取出内层手套包装。
3. 取、戴手套　将手套内包装置于清洁干燥的台面，一手掀起手套的开口处，另一手捏住一只手套的翻折部分取出手套，对准五指戴上。未戴手套的手掀起另一只袋口，已戴手套的手指插入另一只手套的翻边内面，将手套戴好。将手套的翻折部分套在工作衣袖外面。两手相互挤压检查手套有无破裂。若手套破裂或污染，应立即更换。戴好手套的手在进行无菌操作前应置于胸前。
4. 脱下手套　一手捏住另一手套部外面，翻转脱下；脱下手套的手指伸入另一手套内，捏住内面边缘翻转脱下手套。
5. 整理用物　将脱下的手套放入医疗垃圾桶。

考点　戴脱无菌手套操作步骤

（三）注意事项

1. 发现手套有破损或不慎污染，应立即更换。
2. 脱手套时，不可强行拉扯，应将手套翻转脱下。
3. 已戴手套的手不可触及手套内面，未戴手套的手不可触及手套的外面。

二、无菌包的使用

无菌包的作用是保持无菌包内的无菌物品在一定时间内处于无菌状态。

（一）无菌包使用前的准备

1. 用物准备　记录纸、笔、无菌包、无菌持物钳及容器。
2. 医护人员准备　衣帽整洁、戴口罩、修剪指甲、洗手。

（二）无菌包使用的操作步骤

1. 检查核对　取无菌包，查看名称、有效期、灭菌日期、化学指示胶带的颜色，有无潮湿及破损。
2. 松解包扎　将其放于清洁处撕开胶带或解开系带。
3. 打开布包　手指捏住包布角外面，依次逐层掀开包布的对角、左右两角和内角，打开无菌包。
4. 取用物品　将所需物品用无菌持物钳取出，并放在无菌区内。
5. 重新包盖　如一次未用完包内物品，按原折痕包盖，粘好或扎好，注明开包时间、日期并签名。
6. 递送物品　投放时，手托住包布使无菌面朝向无菌区域。

考点　无菌包使用的操作步骤

（三）注意事项

1. 打开无菌包时，医护人员不能触及包布的内面，操作时手臂不能跨越无菌区。

2. 已开过的无菌包在未被污染的情况下，24小时内有效。

3. 定期消毒灭菌无菌包，有效期7天；无菌包潮湿、过期或包内物品被污染时，则需重新灭菌。

三、铺无菌盘

在清洁、干燥的治疗盘内铺无菌巾，形成无菌区，放无菌物品，以供医疗、护理的使用。

（一）铺无菌盘前的准备

1. 用物准备　无菌治疗巾包、无菌物品包、无菌持物钳、无菌容器、治疗盘、笔、小卡片。

2. 医护人员准备　衣帽整洁、戴口罩、修剪指甲、洗手。

（二）铺无菌盘的操作步骤

1. 查对开包　检查无菌包名称、有效期、灭菌日期、灭菌指示胶带、有无潮湿破损。

2. 取治疗巾　打开无菌包，用无菌持物钳取出一块治疗巾放在治疗盘内。

3. 铺无菌盘

（1）单层铺盘法：①铺巾：双手捏住治疗巾一边外面两角，轻轻抖开，双折平铺在治疗盘上。将上层呈扇形折至对侧，开口向外。②盖巾：放入无菌物品后，双手捏住上层左右角外面，拉平无菌巾并盖于无菌物品上，对齐上下层边缘。将开口处向上翻折两次，分别将两侧边缘向下折一次，露出治疗盘边缘。

（2）双层铺盘法：①铺巾：双手捏住无菌巾一边外面两角并轻轻抖开，然后从远到近，3折成双层底，上层呈扇形折叠，开口边向外。②盖巾：放入无菌物品，拉平上层无菌巾，盖在无菌物品上，边缘对齐。

4. 记录整理　记录铺盘时间及日期并签名。

考点　铺无菌盘的操作步骤

（三）注意事项

1. 操作过程中，手及其他非无菌物品不可触及无菌面和跨越无菌区。

2. 治疗盘和铺无菌巾区域应必须清洁干燥，一旦潮湿则视为污染，不可再用。

四、使用无菌容器

（一）使用无菌容器前的准备

1. 用物准备　无菌容器（无菌器械盒、无菌敷料缸等）、笔、无菌持物钳及容器。

2. 医护人员准备　衣帽整洁、戴口罩、修剪指甲、洗手。

（二）使用无菌容器的操作步骤

1. 检查标识　检查无菌容器名称、失效期、灭菌日期和标识。

2. 开容器盖　打开容器盖，内面向上拿在手中或置于稳妥处。

3. 夹取用物　从无菌容器内用无菌持物钳夹取无菌物品，置于无菌区域内。

4. 用毕关盖　取出物品后立即盖严。

5. 手持容器　手持无菌容器应托住容器底部。

> **考点**　使用无菌容器的操作步骤

（三）注意事项
1. 从无菌容器内取出的物品，即使没用，也不能再放回无菌容器中。
2. 使用无菌容器时，不能污染盖的内面、容器的内面及边缘。
3. 定期消毒灭菌无菌容器；无菌容器一经打开，使用时间不得超过24小时。

> **考点**　无菌容器打开后的使用有效期

五、使用无菌持物钳

（一）使用无菌持物钳前的准备
1. 用物准备　无菌持物钳（三叉钳、卵圆钳和长镊子、短镊子）及其容器。
2. 医护人员准备　衣帽整洁、戴口罩、修剪指甲、洗手。

（二）使用无菌持物钳的操作步骤
1. 检查标识　检查名称、有效期、灭菌标识。
2. 开盖取钳　打开盛放无菌持物钳的容器盖，手持钳上1/3处，将钳端闭合，移至容器中央，垂直取出，关闭容器盖。
3. 钳端向下　使用时始终保持钳端向下，在肩部以下，腰部以上范围内活动。
4. 放钳关盖　用毕闭合钳端，并快速垂直放回容器内，打开钳端使其充分接触消毒液，然后关闭容器盖。

> **考点**　使用无菌持物钳的操作步骤

（三）注意事项
1. 取、放无菌持物钳时钳端始终保持向下，不可触及容器口边缘。
2. 取较远处无菌物时，应一起将持物钳和容器移至操作处，以免无菌持物钳在空气中暴露过久而污染。
3. 无菌持物钳不能用于换药或消毒皮肤，以防止污染；不能夹取无菌油纱布，以防止油黏于钳端而影响消毒效果。
4. 无菌持物钳一旦污染或可疑污染则应重新灭菌。

六、无菌溶液取用

（一）无菌溶液取用前的准备
1. 用物准备　无菌溶液、消毒液、弯盘、开瓶器、无菌棉签、盛装无菌溶液的容器、笔等。
2. 医护人员准备　衣帽整洁、戴口罩、修剪指甲、洗手。

（二）无菌溶液取用的操作步骤
1. 清洁瓶体　取密封瓶，清洁瓶体。
2. 核对检查　检查瓶签上药名、剂量、浓度和有效日期，检查瓶盖、瓶身、溶液有无异常。

3. 打开瓶塞　用开瓶器开瓶盖，消毒瓶塞，待干后开瓶塞。

4. 倒取溶液　手持溶液瓶（瓶签朝向掌心），先倒出少量溶液旋转冲洗瓶口于弯盘中，在冲洗口原处倒溶液于无菌容器中。

5. 盖塞记录　倒好后，立即塞好瓶塞，瓶签上注明开瓶时间、日期并签名。

考点　无菌溶液取用的操作步骤

（三）注意事项

1. 已倒出的无菌溶液不可再倒回瓶内，以免污染剩余无菌溶液。
2. 已开启的无菌溶液瓶内的溶液，24小时内有效。

考点　已开启的无菌溶液瓶内溶液的有效时间

第3节　清创术

清创术是处理开放性损伤基本、有效、重要的治疗方法，即在无菌操作下使污染伤口转化为清洁伤口，使开放伤变成闭合伤，促进伤口一期愈合，包括清洗伤口周围皮肤、除去伤口内的异物和污物、切除失去活力和污染严重的组织、修整创缘、修复组织、彻底止血、缝合伤口等步骤。

清创术适合伤后8小时以内的开放性伤口。对于血运丰富部位（如头面部）、污染轻、失活组织少的伤口，可以在伤后12小时，甚至伤后24小时施行清创术。

考点　清创术的时机

（一）术前准备

出血较多或大失血患者的清创术需准备血源，根据损伤部位选择适当的麻醉方法，伤口大、污染重者酌情使用抗生素，剃除伤口周围的毛发等。

（二）清创术操作

1. 清洗去污

（1）清洗皮肤：将无菌纱布覆盖于伤口上，用消毒软毛刷蘸取软皂液由内及外刷洗创口周围皮肤，然后用无菌生理盐水进行冲洗，如此进行2~3次。

（2）清洗伤口：除去创口上纱布，用大量生理盐水冲洗，可按生理盐水、3%过氧化氢溶液、生理盐水的顺序连续冲洗。用无菌纱布拭干伤口及周围皮肤。术者更换无菌手套后常规消毒，铺无菌巾。

2. 伤口清创

（1）浅层伤口：清除异物、血凝块、组织碎片，切除失活组织和明显挫伤的创缘组织，彻底止血，伤口周围皮缘不整齐者切除0.2~0.3cm，并随时用无菌盐水冲洗和观察。

（2）深层伤口：应彻底切除失活的肌肉和筋膜，勿切除有活力的肌肉，以免影响功能。处理较深伤口时，可适当扩大伤口和切开筋膜，清理伤口直至比较清洁及显露出血液循环较好的组织。

3. 修复组织

（1）血管：非重要血管伤均可结扎。重要动、静脉伤须及时修复，如血管吻合、修补、缝合、移植。

（2）神经：重要功能的神经断裂，先用锐利刀片修齐断端，然后对齐，在无张力情况下，用5-0丝线间断缝合神经鞘。

（3）肌腱：污染不重，清创彻底时，可一期修复离断肌腱；若缺损过多，则行肌腱移植；如污染严重，处理较晚时，可将断端缝在附近肌肉上，待伤口愈合后1～3个月行二期修复。

（4）骨：污染不重，清创彻底时，可直视下行骨折复位和内固定。

（5）关节囊：污染不重，清创彻底可行一期缝合。

4. 缝合伤口　可根据伤口损伤情况、污染程度及实施清创的时间选择伤口是一期缝合还是延期缝合。按组织解剖层次一期缝合创缘。如仍有少量渗液，可留置软胶管、橡皮片等引流；如伤口污染重，可只缝合深层组织，在伤口内放引流物24～48小时无感染后再将伤口关闭（延迟缝合）。

考点　清创术的操作步骤

（三）注意事项

1. 引流物在24～48小时后，可按分泌物的质与量决定是否更换、取出敷料。

2. 严格执行无菌操作规程，认真进行清洗和消毒。

3. 清创术前需综合评估病情，如有颅脑伤或胸、腹部严重损伤，或已有轻微休克迹象者，需及时采取综合治疗措施。

4. 缝合时注意组织层次对合，勿留无效腔，避免过大张力。

5. 清创需彻底，异物需彻底清除。

第4节　换　药　术

换药又称更换敷料，用于处理创伤伤口、感染性伤口、术后伤口及溃疡窦道等。其目的是动态观察伤口变化，控制局部感染，保持引流通畅，保护并促使肉芽组织和上皮健康生长，促进伤口尽快愈合。

换药术适合各种缝合的清洁伤口，伤口有积血、脓性分泌物、坏死组织、异物等污染或感染伤口，放置各种引流管或引流条的伤口，各种陈旧性的窦道、瘘管等。

（一）换药前准备

1. 用物准备　两个无菌换药碗（分别盛放适量无菌敷料和乙醇棉球）、引流物、两把镊子、纱布、盐水棉球等。

2. 患者准备　患者取舒适体位，充分暴露创面，并注意保暖。严重损伤的患者，必要时在换药前应用止痛剂或镇静剂。

（二）常规换药操作

1. 去除敷料　用手揭去外层绷带和敷料，用无菌镊子取下内层敷料。揭除敷料的方向应与伤口纵轴方向平行。若敷料与创面黏着，可用盐水棉球湿润敷料后揭除。

2. 清洁、消毒及其他处理　换药时用双手持镊操作法，左手镊子从换药碗中夹取灭菌物品，传递给右手镊子，右手镊子可直接接触伤口，两镊不可接触。由创缘向外擦拭消毒伤口周围皮肤两次（化脓伤口则由外向创缘消毒），消毒范围大于敷料范围。用盐水棉球清洗伤口分泌物，然后根据伤口情况做其他适当处理。如肉芽过度生长的伤口，肉芽轻度水肿时可用3%～5%高渗氯化钠溶液湿敷。

3. 无菌敷料覆盖　覆盖大小和厚度适当的无菌纱布敷料，用胶布固定。

4. 换药后处理　换药结束后，所有器械浸泡在消毒液中预处理，再进一步消毒灭菌；更换下来的各类敷料集中于弯盘，倾倒于污物桶内；特殊感染的敷料应焚烧销毁。

考点　换药后器械及敷料的处理

（三）不同伤口的处理

1. 缝合伤口　拆线换药一般在缝合后2～3天，如无感染，消毒伤口及周围皮肤后用无菌纱布覆盖并固定，直至拆线。对有缝线脓液或缝线周围红肿者，可挑破脓头或拆除缝线，按感染伤口处理，定时换药。

2. 其他伤口换药

（1）浅、平、洁净伤口：用无菌盐水棉球拭去伤口渗液后，覆盖凡士林纱布。

（2）肉芽过度生长伤口：肉芽色泽呈灰暗或淡红，表面呈粗大颗粒状，水肿发亮且高于创缘，将其剪除，再将盐水棉球拭干，压迫止血。也可用10%～20%硝酸银液烧灼，再用等渗盐水擦拭；若肉芽轻度水肿，可用3%～5%高渗氯化钠溶液湿敷。

（3）脓液或分泌物较多的伤口：宜用消毒溶液湿敷以减少脓液或分泌物。可视情况而选湿敷药物，可用1∶5000呋喃西林或漂白粉硼酸溶液等。每天换药2～4次。也可培养创面的不同菌种，选用敏感的抗生素。对于有较深脓腔或窦道的伤口，可用生理盐水冲洗，伤口内放引流物。

（4）慢性顽固性溃疡：首先找出原因，改善全身状况，局部可用生肌散等促进肉芽生长。

考点　肉芽过度生长伤口的处理

（四）注意事项

1. 严格执行无菌操作技术　凡接触伤口的器械、敷料等物品，均须无菌。防止污染及交叉感染，各种无菌敷料从容器内取出后，不得放回，污染的敷料须放入弯盘或污物桶内。

2. 换药次序　首先换无菌伤口，然后换污染伤口，再换感染伤口。特异性感染伤口，如破伤风、气性坏疽等，应在最后换药或指定专人负责。

3. 特殊感染伤口的换药　如破伤风、气性坏疽、铜绿假单胞菌等感染伤口，换药时必须严格执行隔离技术，除必要物品外，不带其他物品，用过的器械做特殊处理，敷料要焚毁或深埋。

自 测 题

A₁/A₂ 型题

1. 处理肉芽轻度水肿的创面可选用
   A. 3% 氯化钠　　　B. 2% 硝酸银
   C. 0.01% 苯扎溴铵　D. 3% 过氧化氢
   E. 0.02% 呋喃西林

2. 错误的换药操作是
   A. 用生理盐水棉球轻轻拭去伤口内分泌物
   B. 用手揭去外层敷料和内层敷料
   C. 用乙醇棉球消毒伤口周围皮肤
   D. 两把镊子分别接触伤口和换药碗
   E. 揭除敷料的方向应与伤口纵轴方向平行

3. 取用无菌溶液时，应先核对
   A. 瓶签　　　　　　B. 瓶身有无裂缝
   C. 瓶盖有无松动　　D. 溶液有无沉淀
   E. 溶液有无浑浊

4. 无菌容器打开后，应记录开启的日期、时间。其有效时间不超过
   A. 4 小时　　　　B. 12 小时
   C. 24 小时　　　 D. 8 小时
   E. 48 小时

5. 成人正常脉率为每分钟多少次
   A. 60～80　　　　B. 80～100
   C. 60～100　　　 D. 60～90
   E. 90～100

6. 测量成人肛温时，应将体温计插入肛门
   A. 0.5～1.0cm　　B. 1～2cm
   C. 3～4cm　　　　D. 6～8cm
   E. 10cm 以上

（李　硕）

参 考 文 献

陈孝平，汪建平，赵继宗，2018. 外科学. 第9版. 北京：人民卫生出版社
傅一明，2012. 临床医学概要（上册）. 第3版. 北京：科学出版社
葛均波，徐永健，王辰，2018. 内科学. 第9版. 北京：人民卫生出版社
郝伟，陆林，2018. 精神病学. 第8版. 北京：人民卫生出版社
贾建平，陈生弟，2018. 神经病学. 第8版. 北京：人民卫生出版社
江景芝，王海平，2016. 疾病概要. 第2版. 北京：科学出版社
李兰娟，任红，2018. 传染病学. 第9版. 北京：人民卫生出版社
马建强，2016. 临床医学概要. 北京：人民卫生出版社
沈洪，刘中民，2018. 急诊与灾难医学. 第3版. 北京：人民卫生出版社
唐少兰，杨建芬，2015. 外科护理. 第3版. 北京：科学出版社
万学红，卢雪峰，2018. 诊断学. 第9版. 北京：人民卫生出版社
王改芹，2016. 临床医学概要. 北京：科学出版社
谢幸，孔北华，段涛，2018. 妇产科学. 第9版. 北京：人民卫生出版社
尤黎明，吴瑛，2017. 内科护理学. 第6版. 北京：人民卫生出版社

自测题参考答案

第1章
1. C 2. C 3. E 4. E 5. D 6. C 7. E
8. C 9. E 10. D 11. B 12. A 13. D 14. D
15. B 16. D 17. C 18. E 19. C 20. D

第2章
1. E 2. A 3. B 4. D 5. C 6. D 7. B
8. E 9. D 10. C 11. D 12. B 13. A 14. A
15. B 16. A 17. C 18. E 19. D 20. B
21. D 22. A 23. C 24. D

第3章
1. C 2. E 3. E 4. B 5. A 6. C 7. B
8. E 9. C

第4章
1. D 2. C 3. E

第5章
1. E 2. C 3. C 4. D 5. A 6. B 7. A
8. A 9. E 10. D 11. B 12. C 13. E

第6章
1. C 2. B 3. A 4. C 5. B 6. A

第7章
1. D 2. A 3. C 4. E 5. E 6. B 7. E
8. C 9. D 10. C 11. A 12. B 13. A 14. C

第8章
1. B 2. C 3. A 4. D 5. A 6. D 7. C
8. C 9. D 10. D 11. D 12. B 13. A 14. D
15. C 16. E 17. C

第9章
1. D 2. A 3. C 4. E 5. B 6. C 7. B
8. A 9. C

第10章
1. D 2. D 3. B 4. D 5. C 6. A 7. E
8. A 9. C 10. D 11. B 12. C 13. A 14. D
15. D 16. A 17. B

第11章
1. D 2. A 3. C 4. E 5. B 6. C 7. D
8. C 9. B 10. C 11. B 12. B 13. B 14. C
15. B 16. B 17. A 18. C

第12章
1. C 2. A 3. D 4. B 5. D 6. D 7. E
8. A

第13章
1. A 2. B 3. D 4. C 5. B 6. C 7. A
8. B 9. E 10. B 11. B 12. D 13. C 14. E
15. D 16. D 17. C 18. C

第14章
1. D 2. C 3. A 4. D 5. D 6. A 7. B
8. A 9. E 10. B

第15章
1. D 2. A 3. E 4. A 5. E

第16章
1. D 2. B 3. E 4. A 5. C 6. D 7. E
8. A 9. D 10. D 11. B

第17章
1. A 2. C 3. B 4. C 5. D 6. C 7. E
8. B 9. E 10. B

第18章
1. D 2. D 3. A 4. E 5. E 6. C 7. B
8. A

第19章
1. A 2. B 3. A 4. C 5. C 6. C